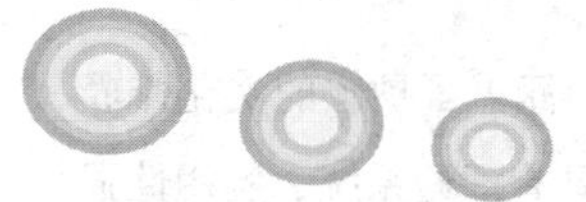

高等学校“十四五”创新规划教材

护士人文修养

（供护理专业用）

主　　编　张红菱

副 主 编　马　莎　孙东晗　张军乔　高　星

编　　者　（以姓氏笔画为序）

马　莎（昆明医科大学海源学院）

朱　薇（皖南医学院）

孙东晗（湖北医药学院）

纪敬敏（河北中医药大学）

汪　娟（湖北科技学院）

张军乔（荆楚理工学院）

张红菱（武昌理工学院）

陈　雨（佳木斯大学）

周　霞（武昌理工学院）

高　星（海南医学院）

覃　慧（荆楚理工学院）

编写秘书　周　霞

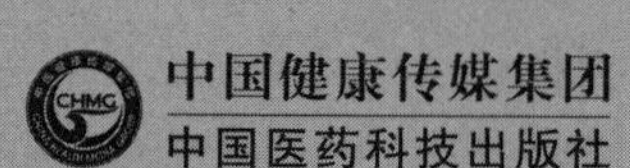

中国健康传媒集团

中国医药科技出版社

内容提要

本教材系根据护士人文修养的教学大纲基本要求和课程特点编写而成。全书共分为七章，涵盖了护士的文化修养、护士的社会学修养、护士的美学修养、护士的人际沟通修养、护士的礼仪修养等内容。本教材具有理论系统、实用性强、便教易学等特点。本教材为书网融合教材，即纸质教材有机融合电子教材、教学配套资源（PPT、图片等）、数字化教学服务，使教学资源更加多样化、立体化。

本教材主要供高等院校护理专业教学使用，也可供医疗机构各级护理人员自学、规范化培训或继续教育使用。

图书在版编目（CIP）数据

护士人文修养/张红菱主编. —北京：中国医药科技出版社，2023.8（2025.1重印）

ISBN 978-7-5214-4081-2

Ⅰ.①护… Ⅱ.①张… Ⅲ.①护士－修养－高等学校－教材 Ⅳ.①R192.6

中国国家版本馆CIP数据核字（2023）第144481号

美术编辑 陈君杞
版式设计 友全图文

出版 **中国健康传媒集团** | 中国医药科技出版社
地址 北京市海淀区文慧园北路甲22号
邮编 100082
电话 发行：010-62227427 邮购：010-62236938
网址 www.cmstp.com
规格 889×1194mm 1/16
印张 12
字数 354千字
版次 2023年8月第1版
印次 2025年1月第2次印刷
印刷 大厂回族自治县彩虹印刷有限公司
经销 全国各地新华书店
书号 ISBN 978-7-5214-4081-2
定价 48.00元

版权所有 盗版必究

举报电话：010-62228771

本社图书如存在印装质量问题请与本社联系调换

获取新书信息、投稿、为图书纠错，请扫码联系我们。

前 言

随着生物医学社会的医学模式的转变，医学领域向心理、社会领域不断拓展，护理人员的人文素养越来越重要，护理人员的言谈举止、交流沟通等都会对服务对象的身心健康产生直接或间接的影响，影响医疗与护理的效果。人文关怀是护理的核心和精髓，因此强化护理专业人文教育、培养具有人文精神的护理工作者非常重要。

本教材的编写以护理的岗位需求为目标，以人文精神和人文技能为基本内容，优化提升了护士人文修养的教学框架，强调了护理人员维护健康、敬佑生命的责任，体现了以能力为本位，以技能为核心，力求符合生源特点与就业的需要，确保准确、必需、够用，同时还兼顾执业护士资格考试的要求。

本教材结构完整，图文并茂，内容通俗易懂，通过礼仪知识的学习及沟通案例的模拟训练使学生提高社会适应能力，掌握人际沟通的实际内涵，也希望能对培养、提高临床护理人员的职业礼仪素质，强化护理情景下的人际沟通起到指导作用，力求学生在学习本课程后，能养成良好的行为习惯，具有较好的人文素养，为就业打下坚实的基础。

本教材由张红菱担任主编，具体编写分工如下：第一章由孙东晗编写；第二章由马莎编写；第三章由陈雨编写；第四章由张军乔和覃慧编写；第五章由纪敬敏编写；第六章由汪娟和周霞编写；第七章由高星和朱薇编写。全文的审定由张红菱负责。

本教材在编写过程中，得到了编者所在单位的大力支持，也吸收和参考了许多专家学者的研究成果，在此一并表示衷心感谢。限于编者水平与经验，书中难免存在疏漏与不足之处，恳请各位专家、同行和读者批评指正，以便我们修订时改正。

编　者

2023年5月

目　录

PPT

第一章　绪　论

学习目标

知识目标

1.掌握并解释“人文”“人文修养”等有关概念和内涵。

2.熟悉护士必备人文修养的内涵。

能力目标

1.能够描述导致近代科学与人文分裂的因素。

2.能够比较医学科学与医学人文的属性及相互间的辩证关系。

素质与思政目标

理解护理学的人文内涵，树立正确的护理价值观，让护理回归人文的本源。

第一节　人文与人文修养的概述

一、人文相关概念

（一）人文与人文科学

1.人文　一词的中文，最早出现在《易经》中贲卦的彖辞：“刚柔交错，天文也。文明以止，人文也。观乎天文，以察时变。观乎人文，以化成天下。”北宋理学家和教育家程颐在《伊川易传》中这样注释：“天文，天之理也；人文，人之道也。天文，谓日月星辰之错列，寒暑阴阳之代变观其运行，以察四时之迁改也。人文，人理之伦序，观人文以教化天下，天下成其礼俗，乃圣人用贲之道也。”在这里，人文指的是礼乐教化方面的人类文明。在《辞海》中，对“人文”一词的解释是：人文指人类社会的各种文化现象。在这里，“人文”涵盖了除原始的、天然的现象之外的人类自己创造出来的所有文化现象。

在西方，“人文”一词源于拉丁文“humanus”，英文中humanity表示“人文”，含有人道或仁慈、人性、人类几层意思，强调以人为中心，重视人生幸福与人生责任。

可见，无论东方还是西方，“人文”一词都包含两方面意思：一是“人”，即关于理想的“人”或“人性”的观念；二是“文”，是为了培养这种理想的人（性）所设置的学科和课程。综上所述，可以认为，人文是指人类文化中的先进部分和核心部分，即先进的价值观及其规范；其集中体现的是重视人、尊重人、关心人和爱护人。

2.人文科学　是指以人的社会存在为研究对象，以揭示人的本质和人类社会发展规律为目的的科学。人文科学最早出自拉丁文“humanitas”，是指人性、教养。15世纪欧洲始用此词，指有关人类利益的学问，以区别于曾在中世纪占统治地位的神学，后其含义不断演变。15~16世纪，欧洲提出人文科学教育，旨在对抗反动、极端的神本主义和宗教蒙昧主义对人性的禁锢，强调要学习古典语言（希腊文、拉丁文），要扩大课程门类，如社会科学、文化艺术以及自然科学。人文科学的基本任务：探讨人的本质、建立价值体系、塑造精神家园。正是在这些基本任务上，人文科学显示出自身的特质。这一特质，如用中国哲人的话说，就是“为己之学”，而非“逐物之学”；用西方哲人的话说，就是“认识你自己！”

（二）人文修养

1.人文修养的概念 修养是指理论、知识、艺术、思想等方面的一定水平，以及养成的正确的待人处事的态度，通常也是一个人综合能力与素质的体现。人文修养（humanity cultivation）是指一个人在人文思想、人文知识、人文技能和人文精神等方面的综合水平，是一个人成其为人和发展为人才的内在品质。如果说生理机制是一个生命体成其为人的物质条件，那么人文修养则是决定这个生命体是人还是非人，或者是人才还是非人才的主要内在因素。

2.人文修养的组成

（1）人文思想　特指人文科学领域中所内含的思想精髓，主要以人对于生命意义与人生方向的看法为核心。现代人文思想的核心是“人”，即“人本观念”“人本位”。“本位”者，标准也，人是衡量一切的标准。现代人文思想强调以人为本，关心人、爱护人、尊重人，对于人性、人伦、人道、人格、人之文化及其价值充分尊重。

（2）人文知识　是与自然知识和社会知识相对应的一类知识，是以语言（符号）和行为模式对人文世界的把握、体验、解释和表达。人文知识可分为两类。①感性的人文知识：主要通过人们的日常生活获得，是零碎的、肤浅的、不系统的，主要表现为社会生活习俗的人文知识。②理性的人文知识：主要通过学习、实践和反思获得，是系统化的、理论化的人文知识，是一种高水平、高层次的人文知识。理性的人文知识即人文学科知识，主要包括文学、历史、哲学、艺术、语言、法律、美学、伦理学、心理学、宗教等人文学科知识。人文知识是一个人提升人文修养的底蕴。

（3）人文技能　是指与人共事的一种能力，是在综合掌握人文知识的基础上，用人文的方法思考和解决问题的技能。从某种意义上说，人文是人类文饰自己的方式。文饰的方式有很多，技能就是一种很好的文饰，是人文的艺术化、可操作化。与专业技能强调精确性和普适性不同，人文技能重在定性，强调体验，并且与特定的文化相联系。护理人员在职场中需要的人文技能主要有观察分析技能、思维判断技能、人际交往技能、沟通协调技能、写作表达技能、心理支持技能、教育引导技能等。

（4）人文精神　是在历史中形成和发展的由人类优秀文化积淀凝聚而成的精神，是一种内在于主体的精神品格。这种精神品格在宏观方面汇聚于民族精神之中；在微观方面体现在人们的气质和价值取向之中，如有崇高的理想和坚定的信念、崇尚优秀道德情操、热爱和追求真理、向往和塑造健全完美的人格，养成和采取科学的思维方式等，都是人文精神的体现。人文精神的化育能使社会充满温暖的人情味与协调的人伦秩序。现代意义上的护理人文精神，应以人类可持续发展的健康生存为价值观，一切护理活动实践都应是这种价值观的具体体现。

人文修养不是虚幻的空中楼阁。在人文修养的四个组成部分中，人文思想是根基，人文首先是一种思想，一种理念；人文知识是基础，具备人文修养必须有人文知识底蕴；人文精神是人文修养的核心要素，护理人员必须领会并付诸实践的精神范式；人文技能则是人文修养的外显部分，是理念与精神的外化，是理论联系实际的体现。

3.人文修养的层次 为了便于把握人文修养不同的表现状态，可将人文修养大体分为三个层次，即基本层、发展层和高端层。

（1）基本层人文修养　表现为珍惜生命，有同情心，羞耻感，责任感，愿意助人，有一定的自制力，做事较认真；做到己所不欲，勿施于人；能顺利运用母语，思维顺畅清楚，有逻辑性和个人见解，言行基本得体；懂得一些“文、史、哲”基本知识等。

（2）发展层人文修养　表现为积极乐观，崇尚仁善，热情助人，热爱生活，有较强的责任感，有明确的奋斗目标和较强的自制力，做事认真；能准确、流畅地运用母语，思维清晰、灵活，逻辑严密，有独到见解，言行得体；有一定“文、史、哲”知识或文艺特长，能品评艺术等。

（3）高端层人文修养　表现为关爱所有生命和自然，厚德载物，道济天下，有高度的使命感，百折不挠；能生动自如地运用母语和熟练应用一门外语，思维敏捷，深刻，善于创新，言行得体且优雅，有魅力，对“文、史、哲、艺”有较高的造诣等。

这三个层次的发展并不一定与年龄、学历成正比。任何年龄段、任何学历的人都有人文素质培养和修炼的问题。

人文修养的四个方面可相辅相成、和谐发展，但不是每个个体都能做到均衡发展，有的个体在某方面可能已达到较高境界，而在其他方面还处在基本层。任何一个方面一定是逐层发展的，必须具备基本层，才可能上升到发展层；必须通过发展层，才可能进入高端层。

（三）护理人文与人文护理

1.护理人文　语意上有两个含义：一是护理学中的人文内核，即解释护理学的人文性与人文化趋势；二是护理学与人文，即揭示护理学与人文学科的交集和互动关系，是从社会、文化、认知及政治的维度考察健康、疾病和护理，通过关注个体生物性与文化性的关联，在人文学科、社会科学与自然科学间建立一个联系的桥梁。

护理人文的研究范畴是推进护理人文化、护士人性化的学科群，包括护理发展史、护理哲学、护理伦理学、护理心理学、护理美学、护理社会学、护理文化学、护理人类学、护理管理学、护理教育学、护理人际学、卫生经济学、卫生法学等。可见，护理人文学科主要围绕护理实践的主体护士的认识论、方法论、价值观和审美观，以及护理学与社会文化诸方面的关系展开，是考察护理学与社会相互关系，旨在提高护理活动主体的素质和社会功能的学科群。护理人文是护理理论基石的组成部分，是护理学科前进过程中的人性化指引，是近20年来发展迅猛、成就斐然的一个研究领域。

2.人文护理　目前从理论上对此概念的界定尚不十分清晰，有学者把人文护理看作“护理人文”的同义词；有学者把人文护理理解为与“生物医学”相对应的一种护理模式，其特点是改变“以疾病为中心”的传统护理理念，转变为“以人为中心”的整体护理。研究护理学如何将人的生命和人的价值等因素置于核心地位，重视生物、心理和社会因素相互作用对人体健康影响，用道德法律和哲学思辨等社会价值观指导临床护理，将人文关怀贯穿于整个护理过程中。人文护理是护理人员在护理过程中以人道主义的精神对病人的生命与健康、权利与需求、人格与尊严的真诚关怀和照护，借助专业化护理服务，以满足病人的身心健康需求，体现对人的生命关爱。人文护理揭示了护理学区别于其他自然科学的特殊性，即以人为本。

人文护理的本质就是对生命和健康的终极关怀。人文护理的特征是生命至上追求真善美，弘扬优秀传统文化，科学精神与人文精神互通互融，是一个追求“优护”的过程。鉴于此，人文护理应包含三大体系：知识体系、技术体系及服务体系。可见，护理人文与人文护理是不同层面、不同视角的概念。

（四）医学的人文本质

《辞海》对医学的定义是“研究人类生命过程以及防治疾病、保护健康的科学体系”。医学从本质上讲是人学，它关注的是在病痛中挣扎的、最需要关怀和帮助的人。医学技术的目的是解除病人的痛苦，在竭力为病人寻求治疗和缓解病痛方案的同时，也注重对待病人的态度和行为方式，通过对病人的同情、关心、安慰等，给予病人情感的照护。因此医学被认为是极具人文精神的学科，医生、护士是极富含人情味的职业。

我国传统医学是人文主导型医学，具有丰富的人文精神资源。它十分重视医疗实践的伦理价值，强调医疗护理活动以病人为中心而不是以疾病为中心，把病人视为一个整体的人而不是损坏的机器，在诊断治疗过程中贯穿尊重病人、关怀病人的思想，主张建立医、护、患之间的合作关系，将“医乃仁术”作为医学的基本原则。这些宝贵的医学人文精神遗产在现代社会也同样闪耀着光芒。

1.从医学对象的本质属性看医学的人文社会属性 医学的直接对象是人，人具有三种属性，即自然属性、社会属性和精神（心理）属性。自然属性，即人的生物肉体性；社会属性，是指人的社会性群体性；人的精神属性，是指人的思想性和思维能力，人具有精神能力和精神需求。在这三种属性中，自然属性是后两者的载体和基础，社会属性是人的本质属性，精神属性虽以自然属性为基础，但它反过来又可调控、制约人的自然属性。既然人的本质属性是社会性，那么以人为对象直接服务于人的生命和健康的医学，其人文社会属性则应是本身固有之义。

2.从医学的职责功能看医学的人文社会属性 医学的功能是治病救人、维护人的生命和健康。何谓健康？世界卫生组织关于健康的定义是“健康是一种身体上、精神上（心理上）的完满状态以及良好的适应力，而不仅仅是没有疾病和衰弱的状态。”这说明健康的内涵包括精神上的饱满愉悦社会关系的和谐以及较强的社会适应性。因此从医学的职责讲，要维护人的健康，只有自然科学知识是不够的，还必须有丰富的人文社会知识。

3.从现代医学模式看医学的人文社会属性 20世纪70年代，以乔治·恩格尔为代表的学者提出了“生物—心理—社会医学模式”，这种崭新的医学模式，是对原有的生物医学模式的否定，当然这种否定不是全盘否定，而是一种扬弃。它保留了医学中自然生物属性部分，同时又特别强调并充实了现行医学中缺失的人文社会属性部分。它要求医学在看待病人、看待人时，既要看到“自然人”，更要看到“社会人”；在研究人的疾病和健康问题时，既要从自然科学角度去认识，又要从社会科学，从人的心理活动和社会背景的角度去认识。

综上所述，医学本来就包含着人文社会属性，是自然科学和人文社会科学的统一体。因为医学的端口连接着人的生命，所以医学是自然科学中富含人文性的学科。

（五）医学人文学

医学人文学（medical humanities）是一个探讨医学源流、医学价值、医学规范以及与医学有关的社会文化现象的学科群，包括医学史、医学哲学、医学伦理学、医学心理学、医学社会学、卫生法学、卫生经济学等。

1.医学人文学为解决医学困境提供理论参照 医学发展不可避免地遇到诸多医学自身难以解释和解决的社会问题。例如，当医院的经济利益或规章制度与救死扶伤的责任发生冲突时；当医患关系紧张甚至产生医疗纠纷时；当医学新进展给传统伦理道德带来冲击而导致新的恐慌时……医学将何去何从？这些问题不得不借助于医学社会学、医学伦理学等医学人文学科来解决。医学人文学可揭示医学的人文属性，研究和反思医学现实，防止医学的片面发展和工具主义泛滥，为处理医学困境提供理论参照。

2.医学人文学为医学人才的成长提供阶梯 医学以人为服务对象，其职业属性决定了从医者自身必须是人性丰满的人。否则，尊重人、理解人、抚慰人、关爱人，都会因人文素质缺乏而化为空谈。这种素质单靠学习专业知识是无法具备的，必须同时从人文学科那里汲取有关知识。医学是复合的科学，自然科学及生物技术不足以充分表达医学的本质，而人文学科可以帮助从医者更好地理解医学的属性。医学人文学还为从医者的临床活动和医学研究提供方法学的支撑，可协助医生作出最有利于病人的决定；能帮助医生理解病人的行为，提供有效的沟通，为构建和谐医患关系及和谐医院服务。

二、科学与人文概述

（一）科学与人文分野的历史背景

1.近代科学的发展孕育出科学主义 当人类步入工业文明后，随着近代科学的建立和发展，自然科学开始居于人类认识世界的主导地位，科学主义由此出现。科学主义把科学绝对化，认为理性是世间所有知识的源泉。科学主义把科学捧到人类文化至高至尊的地位，成为文化之王。它藐视人文知识，排斥人文科学所倡导的普遍价值，制造科学能解决一切问题的神话，结果引起了事实与价值的分离、智慧与道德的分离。与之相对应，人本主义则宣扬和夸大人的意志、情欲、生命和潜意识等非理性主义，反对科学主义主张的理性至上。科学主义和人本主义从两个极端割裂了科学与人文。

2.现代科学技术发展带来的冲突 20世纪是科学与人文的冲突更加剧烈的年代，科学技术的发展速度令人惊诧，然而地球在人类科技手段的作用下，变得伤痕累累，满目疮痍。科学技术使人类在通向幸福之路的同时，也出现了日益尖锐的社会问题：核武器这把“达摩克利斯之剑”时刻高悬于人类的头顶。克隆技术对人类伦理道德的挑战，基因技术对人类生命和道德潜在的威胁，信息技术迅猛发展中电脑黑客的泛滥，生物种类减少的速度加快，有毒化学品的污染和越境转移，生态环境的持续恶化和自然资源的日趋紧缺……科技发展的同时诱发了一系列精神危机，亲情淡漠、道德滑坡、信仰迷失等，人的外部生存环境和内部精神世界都陷入了危机。

（二）科学与人文分野的现状

1.自然科学与人文科学的发展态势不平衡 自然科学技术愈演愈烈的学科分化和扩张，使人文学科的领地日渐狭窄。科学与人文的分裂在近代并不是两个旗鼓相当的阵营之间的分裂，作为传统知识主体的人文学科日渐缩小成一个小的学问分支。文理科的发展不对称，理工农医科的规模越来越大，而人文学科越来越小。不仅在学科规模方面，在教育思想方面，科学教育、专业教育、技术教育也压倒了人文教育。

2.自然科学与人文科学的学科地位不平衡 相对于科学的突飞猛进，人文的发展相对式微，逐渐失去了昔日作为人类精神家园的地位；学科普遍的科学化和功利化倾向，使人文学科的地位进一步下降。近代以来，运用自然科学的方法来解决社会问题的学科日渐兴起，它们一步步挤占了传统人文学科的地盘。

3.自然科学与人文科学的关注程度不平衡 在现代社会，科学似乎比人文有着更多的拥护者和支持者；自然科学自诩的道德中立，使科学研究中的道德评价和人文精神淡化。某西方国家的学会章程里曾说，“我们不关注伦理道德这些东西，我们只讲事实。”意思是“我只管进行科学研究，至于研究成果如何用与我无关”。这种所谓的道德中立，其实是背离科学研究中人文精神的借口。

（三）科学与人文相异共生

1.理性的产物——科学 科学是理性的产物，以宇宙为尺度，追求客观真实，推崇理性至上，探索无禁区，对事物侧重于“事实判断”，所要解决的是“是什么”的问题，所以它是求真的。科学精神尊重科学技术的价值，强调依靠科学技术来推动社会的发展。显然，科学不带感情色彩，不以人的意志与感情为转移，人们的活动越符合客观世界及其规律就越科学，就越真。所以，科学是关于客观世界的知识体系、认识体系，是逻辑的、实证的、一元的，是独立于人的精神世界之外的。

2.人性的产物——人文 人文是人性的产物，以人类自身为尺度，向往美好，推崇感性和多样化，认识有禁区，对事物侧重于“价值判断”，所要解决的是“应该怎样”的问题，所以它是求善的。人文精神尊重人的价值，强调调动人的积极性来推动社会发展。因而人文不同于科学，往往是非逻辑的、非实证的、非一元的，是同人的精神世界密切相关的。例如，“这位贫穷的、身患绝症的老年人为什么应该得到救治？”显然，这个“应该”就带有强烈的“终极关怀”的感情色彩，对这个问题的回答也不可能是唯一的、确定的。人们的活动越符合社会、国家、民族、人民的利益就越人文，就越善。所以，人文不仅是一个知识体系、认识体系，还是一个价值体系、伦理体系。科学与人文，“本是同根生”，同源共生，存在着“交集”。例如，“我们要征服癌症”，既真又善，是科学与人文的“交集”；“我们应该大力开发绿色食品”，既善又真，也是“交集”。

（四）科学与人文相依共存

1.社会离不开科学与人文 社会由人和物组成。人通过探索身外之物以及各种现象，逐渐形成反映各种事物和现象的本质与规律的知识体系，科学由此而产生。如果没有自然科学，就没有电灯、楼宇、飞机、轮船，就没有现代物质文明，人类将处于愚昧、黑暗之中。对于人类社会而言，没有科学的世界是无法想象的，科学已经渗透在人类的一切领域之中。

人通过探索自身，逐步形成恰当把握自己以及人与人之间关系的学问，这就产生了人文。如果没有人文社会科学，就没有文学、艺术、理想、道德，就没有现代精神文明，人类将处在孤寂、混沌之中。由此可见，自然科学和人文科学两者均不可缺少。

2.人生离不开科学与人文 虽然每个人的人生不尽相同，但做事和做人是其亘古不变的内涵。做事离不开科学，做人离不开人文。对个人发展而言，科学与人文同样重要。研究表明，人的左脑主要从事严密的逻辑思维，同科技活动有关；右脑主要从事开放的形象思维，直觉、顿悟、灵感在其中，同文艺活动有关。

研究还表明：大脑的左、右两半球是不可分割的统一体，人的两类思维也同样组成一个思维整体。科学教育主要促进左半脑发育，人文教育主要促进右半脑发育。所以，单纯的科学或人文教育都不可能使人脑得到协调发展，只有两者融合才能够培养出知、情、意、行和谐发展的人。

（五）科学与人文相通互补

科学求真，却不能保证其本身方向正确，科学越是向纵深发展，产生的问题越凸显。例如采用基因技术，将人与黑猩猩进行某种杂交，肯定会出现一种新的生物，这种新的生物是否比人更聪明、更敏捷、更健康？这显然是一个科学问题。但这个研究绝对不能进行，因为它比克隆人还更加反伦理、反人类。因此，科学需要人文导向，求真需要求善导向。有人这样比喻：科学是桨，人文是舵，无桨则无法前行，无舵则迷失方向。

另一方面，人文要解决“应该是什么”的问题，但这个“应该”必须要合乎“真”，也就是说人的一切活动必须建立在合乎客观规律的基础之上，否则必遭失败。例如，过去曾在我国某沙漠地区进行绿化，此举自然属于“应该”；然而，由于当时没有弄清沙漠下面水的情况，树种下去，开始有水，蓬勃生长，后来有限的水源吸尽，树全死了，比绿化前还糟，沙漠下面的水都没有了。可见，人文求善，但不能保证其本身基础正确，只有基于求真基础之上的求善，方能达到目的。人文需要科学奠基。护士的人文关怀也应植根于科学基础之上，否则，极易出现“好心办坏事”的结果。

从某个角度来看，科学是在讲“天道”，人文是在讲“人道”，虽然“天人合一”在更深层的意义上是指“天道人道合一”，但也可看作科学与人文的互动、互补、交融、合一。由此可以看出，科学和人文尽管它们的关注对象、研究路径不同，追求目标也有差异，但是两者并非截然对立。科学与人文在源头上是相互交融的，两者共生互动，相融互通，相异互补，和而不同，和而创新。作为人类活动，无论是科学还是人文，都是人类本质力量的表现。科学与人文，相融则利，相离则弊。科学与人文相融，是社会发展之必需，是人类发展之必需。

三、医学科学与医学人文的概述

（一）医学科学精神与医学人文精神

1.医学科学精神 是随着近代实验科学的兴起得以确立并逐步深入人心的，是科学精神在医学领域中的具体体现，它包括实证精神（求真求实的精神）、理性精神、创新精神、质疑批判精神和为科学献身的精神。医学科学精神以求真、求实和推崇理性为特点，强调医学知识和技术在医疗过程中的作用，强调尊重临床客观事实、尊重医学规律、依循实证方法、遵循规范的程序，强调临床发现的客观性、准确性和效用性。医学科学精神的焦点是科学理性所揭示的客观规律，它借助于实践的、实验的、逻辑的手段去证伪或证实医学知识的真实性、合理性、科学性。医学科学精神使人类对健康与疾病的认识走出了蒙昧的状态，促使生物医学得以蓬勃发展。

2.医学人文精神 是人文精神在医学领域中的具体体现，其核心理念是以人为本。医学人文精神以求善、求美和关注情感体验为特点，强调尊重病人的情感世界和意愿，依循整体观念、遵照仁术的信条，强调临床的感受。追求医学的人性化，就会重视情感因素的注入，重视人的人格尊严和权利，提倡对人的理解、同情、关心，注重人与人、人与自然、人与社会多重关系的和谐。在整个医学过程中，生命的价值和人的感受被置于重要地位。

（二）医学科学精神与医学人文精神的对立统一

在不同的历史条件下，在医学发展的不同阶段，医学科学精神与人文精神两者地位不同，凸显程度不同，但从来就不是截然对立的。如当瘟疫流行、传染病肆虐之时，施展医术，挽救生命维系健康，既是医学科学精神的张扬，也是医学人文精神的体现。医学科学和医学人文的使命，任一方面都不可能单独完成现代医学的完整建构。

1.医疗科学技术为病人的康复提供保证 如果说医学人文关怀为病人的心身康复提供了精神支持，那么医学科学技术解决的则是病人的躯体痛苦；医学人文关怀将生命的价值赋予病人，医学科学则为病人康复提供了技术保证，将病人从病魔的阴影下挽救出来，将健康的希望带给病人。

2.医学人文精神为医学的发展指明方向 临床实践证明，在医疗活动中，如果只重视医学的科学精神，忽略医学的人文本质，只注重对躯体疾病的诊治，忽略病人的心理需求与感受，其结果要么是直接影响临床疗效，甚或加重病情，要么引起不必要的医疗纠纷。医学人文精神为医学科学精神的发展指明方向，使医学肩负起生命终极关怀的使命。

（三）当今医学中的人文流失

1.关注“技术”而忽视了人 技术是人们改造社会及自然的直接手段，直指物质利益，故而其本身具有功利性，负载着伦理价值。医疗护理工作常以技术作为工具和载体予以实施，因此，技术早已深深植根于医学、护理学的土壤。这样的土壤很容易滋生的错误是：让本应只担任“工具”角色的技术，成为医学、护理学的统治者。于是，医患双方均把恢复健康完全寄托于医术，形成了“技术至上”的观念。医学的科学技术性与人文社会性被割裂肢解，病人的感受被漠视。部分医护人员产生了对技术的过分依赖，有时甚至是“不用病人开口”，就开出一串检查单，医生的“常规武器”——“望闻问切”不再是常规，反而被束之高阁，这不仅增加了医疗费用，同时也降低了诊疗护理过程中人文关怀的水准。

2.关注“疾病”而忽视了人 生物医学模式的长年统治，使部分医护人员变得只注重“病”不注重“人”，只注重躯体症状，而忽视病人的精神心理及其他需求；不尊重病人的权益（如隐私权、知情权、选择权）；把病人仅看作是疾病的载体，是一系列指标数据的集合体，是一台等待修理的“机器”，而医院则是“修理”病人的车间，医护人员的任务是对坏损的零件进行维护修理甚至更换。这些理念也限制了护理工作者人文关怀能力的发挥和提高。

3.关注“物欲”而忽视了人 在市场经济的大潮中，每个人都身处多元化价值观的碰撞之中，如果守不住基本的道德规范底线，对物质的占有欲就会过度膨胀。在这种情况下，就有可能把病人看成是牟取私利和增加自身收入的对象。医院、制药商、中间商、广告商组成利益共同体，诱导医疗消费，刺激就医市场，追求利益最大化，导致医疗负担加重。强大的市场效应，使过度医疗成了世界性问题，消磨着医患并肩作战的互信。

（四）探源医学人文修养流失的原因

1.人文教育弱化的影响 建国初期，中国迫切需要大批科学技术人才，于是在学校改革和院系调整中，许多综合性大学改为专业学院，并大大压缩了人文课程，造成了人文教育的薄弱。医学院校的生源多来自理科生，或多或少存在着“重理轻文”的倾向，考入大学后，很容易出现只注重专业、外语等课程的学习，忽略对人文知识的摄取。近些年，医学院校开始重视人文教育，但对于人文教育的研究和人文精神的渗透还停留在较浅的层面上，这使得医学生的“专业素质”和“人文素质”水平，仍处于不平衡的“跛脚”状态。

2.高新技术异化的影响 不断更新的诊疗技术导致了医务人员花费更多的时间在仪器旁而不是在病人床边聆听病人的陈述并与之交谈；计算机技术和数字医学的问世更加拉开了医患之间的距离，病人资料可以通过网络传输，甚至医生可以在千里之外进行治疗，整个医疗过程中医患之间没有面对面的直接接触，医患之间的交流减少，医患情感淡化，从而弱化了医学的人文关怀。

3.市场功利倾向的影响 处于改革开放转型期的中国社会，医学在公益和功利间摇摆，为了提高效率和效益，给予病人的时间不得不压缩，在这种管理模式下工作的医生护士，人文关怀必然十分有限。市场化的运作使医疗这个特殊行业得以利用医患信息不对称的特点，以各种方式去诱导或误导病人进行医疗消费。

4.人被物化思潮的影响 探究医学人文属性缺失的深层根源，不得不追溯到工业文明的负面作用。工业文明在给人类带来丰厚物质财富的同时，也带来了商品拜物思潮。人变成了资本的构成部分，人和人的关系表现为物与物的关系。这种人被物化的思想渗透到医学领域时，医学视野中的人就等同一般生物体，成为与一般动物如小白兔、小白鼠相类似的肉体化的“生物人”，而不再是具有人性的“社会人”，病人只是疾病的物质载体。于是，关于人的概念意识、感情和心理反应、心理需求在医生护士的视野里逐渐淡化，人性服务、人文关怀被“退居二线”。

第二节 护士必备人文修养

一、护理学的人文内核

（一）充满人文特征的护理专业

1.护理的定义 中华护理学会课题组和香港理工大学护理学院合作，通过问卷调查、专家访谈等方法，经专家多次讨论和修改，于2005年提出适合我国国情的护理定义：护理是综合应用人文、社会和自然科学知识，以个人、家庭及社会群体为服务对象，了解和评估他们的健康状况和需求，对人的整个生命过程提供照顾，以实现减轻痛苦、提高生活质量和健康的目的。中国护理定义的提出对我国护理学的属性、实施主体和客体、护理目标进行了界定，明确地将人文科学作为护理工作者必须具备的相关科学知识，顺应了世界医学界人文回归的主旋律，充分体现了护理学以“对生命的关怀照顾”为己任的人文精神。人文精神是护理学源远流长的思想基础和理论内涵。

2.护理学的本源 自从有了人类，就有了护理工作的轨迹，照顾老弱病幼，是护理最早的萌芽。可以说，护理贯穿于人的生老病死全过程。追溯护理学发展史，仁爱与技术从来是并驾齐驱。追寻与反思护理的目的，显然不只意味着驱除病魔，还需帮助病人恢复生理与精神心理的完整性；护患关系中，也不意味着护士只需关注技术操作的准确，还应考虑病人的感受和意愿，给病人以温暖。重视专业技术与人文知识、人文精神的融会贯通，是护理学的本源本色。

3.护理学的性质 护理学是一门关于人的学科，它研究的是护士如何关怀和照顾病人。护理学不仅要在个体、系统、器官、组织、细胞、分子等微观层面上，更要从家庭、社会，生物界乃至地球、宇宙等宏观环境上，去揭示和把握生命、健康、疾病、衰老、死亡等基本现象的本质和相互联系。因此，护理学不可避免地含有心理学、社会学、经济学、法学、伦理学、哲学等人文社会科学的学科内容，并以其作为实现护理目的的学科基础。

4.护理学的目的 就护理学本质属性而言，其核心目的只有一个：守护健康，满足人对健康的需求。而人对健康的需求是多方面、多层次的，不仅包括躯体健康，也包括心理健康和完好的社会适应能力。因此，护理作为与人的生命质量密切相关的专业，特别强调关怀和照顾整体的人，关怀和照顾是护理学不同于其他专业和学科的根本所在。由此可见，护理学是关心他人，发扬人道的专业，本身具有人文内核和人文追求，其人文特征是自身内在的，而不是外部强加的。

5.护理学的未来 近年来，中国的护理事业快速发展，在“以人为本”理念指引下开展的整体护理及优质护理服务取得显著成效。如果说整体护理、优质护理服务是棵大树，那么人文精神则是其赖以生存的土壤，人文精神是护理内在发展的动力和灵魂。强化护士的人文关怀、完善护理程序、提升护理管理品质等都是护理向纵深发展不可缺少的促进要素，贯穿这些要素的，是人文精神这根主线。在护理实践中，人文精神体现在对病人的价值，即对病人的生命与健康、权利和需求、人格和尊严的关心和关注。

由此可见，护理既是高科技、高技术含量的知识密集型行业，又是一项最具人性、最富人情的工作，它必须是科技性和人文性的完美结合和统一；它不仅是一门科学、更是一门艺术，是一门关于仁爱的艺术，是人文关怀的崇高境界。

（二）护士角色的人文属性

护理学中的人文属性，是护理学发展历史长河中积淀下来的人文精神，常常外化为护士的价值感召、职业情感与情怀。

1.护士角色的人文本质 正因为护理专业的人文属性，所以从事这个专业的人——护士应是富于人文精神、善于人文关爱的人。过去那种认为护士仅仅是医生的助手，没有权力和能力对病人的关怀照顾作出决策的观念也正悄然改变。护士不单纯致力于疾病和病症护理，而是从整体人的角度出发，使护理涵盖人的生理、心理、社会、精神、环境等诸方面的健康需求；护士的角色也相应地从护理的实施者，扩展为教育者、咨询者、健康生活方式的倡导者等。因此，护士是融知识技术和人文素养为一体的高素质专业工作者。

2.护士角色的人文要求 护士要将科学与人文交融，就必须具有完备的知识基础、优秀的思维品质、有效的工作方法、和谐的相互关系、健康的身心状态。如是，才能将自己塑造成为真正的护士。在护理过程中，要能够全面整体地观察人、认识人、理解人、尊重人、关爱人，在此基础上运用护理知识和技术去服务于人，做到有“四性”。①仁性：仁心、仁术，爱人、爱业。②理性：客观、循证，冷静、沉稳。③悟性：反思、求索，探寻、省身。④灵性：适时、应变，技巧、创新。

3.护士角色的人文践行 护理学的人文属性意味着在护理实践中，一切护理技术、手段与治疗、一切护理效果与评价、一切护理制度与政策、一切护理改革与方法，都要以对人的身心健康和生命质量的考量作为出发点和落脚点。临床护理中要遵循两个原则：一是科学原则，针对病情，即疾病的病理、生理、治疗护理方法、技术手段；二是人文原则，针对人情，即考虑病人的心理、意愿、生活质量，以及个人与家人需求。

二、护士必备的人文修养

（一）护士人文修养的内涵

护士要适应护理事业发展的需要，有效地实施人文关怀，具备的人文修养至少应包括以下几个方面。

1.伦理道德修养 良好的人际关系必须以社会认同和遵循的伦理观念和道德行为准则为基础。今天，医学和护理学都面临着前所未有的伦理道德问题的挑战，护士要面对平等、公正、权利、信仰、尊严、需要等伦理问题，要处理病人的健康价值、护理的道德价值及经济价值之间的冲突，提高伦理道德修养已迫在眉睫。在护理实践中，护士的职业道德修养主要体现在护理人文关怀。

2.社会学修养 人是社会的人，社会是护士的人生舞台，护士要与服务对象交往，要建立团队合作，社会学知识不仅有助于护士明晰自身的社会角色及职业规划，更有助于提升护士扮演社会角色的能力；护士应该了解护理与社会的关系以及护理工作的社会性，熟悉社会群体与社会组织的特征，了解社会分层、社会流动对护理领域的影响，并通过社会文化的内化和角色知识的学习，形成良好的社会适应能力。

3.人际关系修养 医学、心理学专家曾指出：人类的心理适应，最主要的就是对人际关系的适应。良好的人际关系修养有利于提高人的健康水平，运用人际关系知识，能为服务对象提供及时有效的帮助，也有利于提高工作效率和完成工作目标，使自己在人际互动过程中，逐渐养成健全的个性和人格。

4.语言文字修养 语言文字可以进行信息传递和人际交往，语言文字修养包括了基本的口语交际能力、阅读能力和写作能力。在信息时代，它是人们生存的重要工具，因此语言文字修养是护理工作者最基本的修养之一。

5.文化传统修养　优秀的文化传统是人类文明的瑰宝。护士通过提高文化传统修养，可以了解来自社会不同职业、不同阶层、不同地域、不同民族服务对象的社会关系、经济条件、政治文化背景和宗教信仰，领会文化背景对其人生观、价值观的影响，更好地为他们服务。

6.美学艺术修养　是通过审美活动逐步培养的，护士美学艺术修养的提高，有助于学会欣赏美和创造美，有助于学会观察人、认识人和理解人，有助于陶冶情操、丰富情感、健全人格、提升品位，成为美的化身和美的使者。

7.科学思维修养　这是人文修养中最高层次的修养。科学思维修养主要表现为观察各种现象时善于发现事物间的内在联系，透过现象看本质，找到规律；在思考问题时善于进行综合分析和推理概括：在解决问题时善于联想和思维发散。科学思维修养对提出护理问题、进行护理干预和实现护理创新非常重要。

人文修养包括的内容还很多，存在许多交叉，例如心理素质、创新素质、管理素质都与人文修养水乳交融。可以说人文修养如同人之血液，渗透在人的各个方面。

（二）人文修养与护理

1.人文修养，护理人员执业的根基　护理实践中，不仅需要护士具备理论知识和技术能力，同时需要人文执业能力。因为护士在护理过程中，始终要围着护理服务对象转，要与之沟通；要了解国家的医疗政策、法规与其他有关规定；要了解与护理相关的伦理、社会、法律、经济方面的知识及如何实际运用这些知识；要处理护患、医护、护际之间的种种关系。而对这些问题的处理，必然需要护士具备一定的人文修养，形成人文执业能力。护士除了需要专业精深还需具备正确科学的价值观、端正的职业态度、良好的沟通能力、团队合作能力、管理能力和心理适应能力等。这些能力强弱不仅关系到护士个人的发展，更关系到病人的治疗效果及医院的发展。

实践活动

活动组织：课前布置预习。以小组为单位，收集2～3位南丁格尔奖章获得者的事迹，讨论作为一名护士，应该如何理解“人文精神”在实践中的体现。

将小组研究性学习的结果在课堂上汇报，形式不限，可采用小品/诗朗诵/小演讲等方式。

教师启发引导：要成为一名优秀护士，首先应具备什么素养？

2.人文修养，温暖护理专业的能源　护理学本质上是一门人学，护理专业与护理人文的结合，有赖于护士对人文缺失弊端的深刻了解，以及对人性化的护理实践的探求，而这一切取决于护士的人文修养的高低。可以说，护士人文修养的水平决定着护理实践的人文水平。护士人文修养的提升，有助于护理专业打捞被冰冷的“技术至上”滤掉的温度，修补护理学的价值和功能。

3.人文修养，防范人文风险的盾牌　人文风险是由组织内部人的因素所引起的非技术风险，是组织因素、工作因素、个人因素共同作用的结果。通过对护理风险、护患纠纷及护理不良事件等负面事件的分析，人们发现，有部分风险和负面事件与护理人员的人文缺失有关，如缺乏人文精神导致的冷漠、缺乏人文知识导致的失误、缺乏沟通技巧导致的抱怨、缺乏科学思维导致的疏漏等。通过加强护士的人文修养，以及对护理风险和不良事件的认知、态度、行为等人文因素的分析，采取综合管理手段，对影响护理质量的人文因素进行控制，能最终达到提高护理质量的目的。

（三）护士人文修养的培养与提升

人文修养具有根本性、终身性。提升人文修养，亦如“磨刀”与“充电”，而且它与一般知识更新不同，这种磨炼带有根本性，往往有益于一生。

1.注重人文思想的渗透 人文思想是支撑人文修养的基本理念及其内在逻辑。要在护理教学和临床实践中注重人文思想的渗透，体现一切以人为本，宣扬尊重人性，理解个性；追求人格平等，反对等级观念；崇尚理性，反对蒙昧。

2.加强人文知识的学习 人文修养的提升离不开人文知识的传授。如只学习专业知识，过分专门化，会导致知识结构单一，这不仅是知识的分裂，而且是文化的分裂和人格的分裂，不仅是教育的危机，而且是一种文化危机和社会危机。所以，高等院校必须加强通识教育，注重复合性知识和技能的学习，鼓励文理交叉渗透，在专业教育中辅之以一定量的人文教育，培养复合型人才。

3.重视人文技能的掌握 对于护理人员来说，人文技能方法与专业技能同等重要。例如在进行护理操作练习时，不但要学技术，同时要学会尊重、关爱病人，学会语言沟通和信息交流；在确定护理方案时，要学会分析判断和科学决策，学会合作学习和互帮互助。这些无疑有利于提高护理人员科学思维能力、人际交往能力和语言文字能力。

4.注重人文精神的养成 做人的根本不是技巧问题，而是人文精神的养成。单纯的技巧是低级的，言行仪态只是人文精神的外显反映。内心没有的东西，外表就无法显露；内心有了，外在自然而然就能表现出来。慧中方能秀外，人的心灵美好，气质才会美好；人的内心卓越，行为才能卓越。正如韩愈劝诫后辈所说，青年人“无望其速成，无诱于势利，养其根而俟其实，加其膏而希其光，根之茂者其实遂，膏之沃者其光晔，仁义之人，其方蔼如也。”人文精神的培养不同于一般的道德教育和法制教育，它始于人性的自觉，着眼于情感的潜移默化。不是强迫人要怎样，而是启发人从心灵深处自悟应该怎样。护理人员应注重自我修炼、灵魂陶冶，从根本上领悟做人之道。

（孙东晗）

第二章　护理人文关怀

PPT

学习目标

知识目标

1.掌握护理人文关怀的概念。

2.熟悉护理人文关怀的主要内容。

3.了解护理人文关怀能力的培养方式。

能力目标

1.通过对护理人文关怀能力培养方式的学习，培养健全的护理人文关怀能力。

2.通过学习掌握护理人文关怀知识，践行对病人的生理关怀、心理关怀以及文化关怀。

素质与思政目标

弘扬社会主义核心价值观，把马克思主义伦理学思想运用于护理人文关怀的实践，在护理人文关怀中体现为人民服务、为社会主义服务的理念，推进健康中国建设。

1983年7月在人民大会堂，作为护理大军中的杰出代表王琇瑛从邓颖超手中接过国际南丁格尔奖章——国际护理学界的最高荣誉奖。这是1949年以来，我国医学界首次获得这项国际荣誉。她的一生无论身处哪里，身兼何职，总是放下个人的物质享受，踏踏实实做好本职工作，把她毕生的精力和心血都贡献给了中国护理事业。

党的二十大报告指出全面建成社会主义现代化强国要坚持马克思主义在意识形态领域指导地位的根本制度，坚持为人民服务、为社会主义服务，以社会主义核心价值观为引领，发展社会主义先进文化，弘扬革命文化，传承中华优秀传统文化，推进健康中国建设，把保障人民健康放在优先发展的战略位置。《“健康中国”2030规划纲要》指出创新医疗卫生服务供给模式就要加强医疗服务人文关怀，构建和谐医患关系。医疗工作的服务属性使得医护这一群体大多离不开与病人接触，如何处理好与病人的关系始终离不开人文关怀的作用，护理工作者如果不能认识到人文关怀的重要性，就不可能做好医疗服务工作，难以实现优质护理的目标。认识护理人文关怀的重要性，掌握护理人文关怀的实践策略有助于每一个护理工作从业者成长为一名合格的护士、优秀的护师。

第一节　护理人文关怀概述

我国护理教育专家姜安丽教授在2006年《护理人才培养模式改革研究与实践报告》中提出护理学要重视对学生专业人文精神与专业价值观的培养。护理教育专家沈宁也曾提出“护理专业的核心价值就是关心、尊重和帮助，护理教育应该充分体现出护理的人文关怀精神”。2007年时任卫生部副部长马晓伟在护士节大会上提出“要将人文关怀融入护理工作中，服务于细微之处，营造关心病人、爱护病人、尊重病人、帮助病人的氛围”。2010年，当时的卫生部在全国公立医院开展“优质护理服务示范工程”活动，其核心的指导思想和目的就是在充足配备临床一线护士基础上，严格按照能级对应的责任制整体护理模式和分级护理标准，全面落实护士的岗位职责，体现人文关怀，提高病人的满意度。

一、护理人文关怀的概念

当护士看到卧床发热的病人望着水杯的一个眼神，便及时心领神会地将温度适宜的开水带着吸管送到病人干裂的唇边，一边喂病人一边轻声细语地说："慢慢喝，轻轻咽，小心呛着！"待病人喝完后，又用纸巾轻轻拭干病人的嘴角，再替他掖好被子，转身又去照顾另一位病人，一切那么自然，毫无造作和粉饰，无需病人和家属道谢或感恩，专业使然。护理工作者虽非圣贤，但却是具有高尚职业情怀的专业人士，当我们按照专业的准则和要求践行者专业关怀时，常常需要具有内不昧心、外不拜物的圣洁情怀，内心向善，信守"尊重、不伤害、公平、保密"的伦理原则，即便永远只是一片绿叶，但同样享受着绿叶的默默相守和无声的快乐。基于对生命的敬畏和病人的尊重，所有的护理、日复一日的相守均为自觉自愿和职业使然，这是每一位职业护理人都应该追求的精神境界。

美国护理理论家Leininger与 Watson分别于1975年和1979年提出"人文关怀是护理学的本质"的观点，并将护理学拓展到以"关怀整体人的生命健康"为本的人文关怀的发展阶段。Watson在她的著作《护理：关怀的哲学和科学》中首次应用了"人文关怀"一词。Jean Watson认为护患之间存在各自对对方的期望。病人期望护士遵从医嘱，同时也期望护士的行为是人性化的、关怀性的。人是一个需要被照护、被尊重、被理解和被帮助的有价值的个体，同时也是一个具有完备功能的整合性的自我，且整体产生的价值大于并有别于个体部分功能之和。那么，无论是健康人，还是疾病状态中的人，都期望把自己看作一个和他一样有独特价值的个体，能够被尊重、被理解和被培养，给予人性普遍需要的关怀照护与互动调节。病人不仅有治疗疾病的需要，而且有爱和归属的需要，想成为所属群体的一部分。尤其在应激和疾病状态下，病人更需要护士能够关注和体验到他们在疾病、应激下的这种需要。考虑到心理社会因素对疾病发生和转归的重大影响。给予病人的不仅仅是躯体的治疗，还有家庭、社会的支持，所有与病人相关人员间的协调，将病人当作一个整体来关怀照护，才能真正促进康复。

护士作为病人的关怀者，必须认识到健康照护不等于医疗照护。医疗照护包括诊断疾病、治疗疾病等内容，而健康照护是整体的，包括生理、心理、社会、精神等全方位的照护，尤其是病人的独特价值，需要得到理解和尊重。不能因为工作任务的紧迫、精力的有限，而只注重完成技术性的工作任务，忽略了最重要的人的精神心理。

关怀是护理为人类提供的最有价值的实践活动。护士通过对病人的心灵体验，感知病人人性化的关怀需求，给予病人相应的关怀照护，才能得到病人的认可与满意，体现护理的专业价值，真正在护患之间架起心与心沟通的桥梁。护士通过健康教育减轻病人的应激反应和减少矛盾冲突，为个体提供整体健康照护，并且帮助病人获得自我照护的知识和能力，促进病人的自我学习，获得自控感、自我康复的能力。因此，关怀是护理学的核心，是护患关系的体现。

Jean Watson没有将人文关怀加以概念化，只做了简要的描述：人文关怀是护士通过具体行为得以证实的有意愿、有目的、有责任的一种价值观或态度。实质上是护理职业人道主义博爱、奉献的价值观念。Jean Watson提出了跨人际的关怀理论，主要包含了三个内容，即关怀时机、关怀关系、关怀过程。关怀过程中融入十大关怀要素，也就是护士应该具备的关怀品质修养特征：人性化及利他性的基本价值体系；激发信心和希望；培养对于自我及他人的敏锐度；发展助人-信赖的关系；增进及接受正负向感受之表达；有系统使用科学性问题解决方法来作决定；促进人际教与学之互动；提供支持性、保护性、纠正性的生理、心理、灵性及社会文化之环境；满足人类需要；允许存在现象学的力量。

护理人文关怀的价值越来越被业内人士重视，在这样的背景下，越来越多的学者也提出了他们对于护理人文关怀的观点。

Madeleine Leininger从跨文化的角度出发认为：虽然关怀是人的天性，但是人有不同的文化背景，有不同的关怀体验。所以，护理需要用适应不同个体或群体文化背景需要的关怀表达方式来有意识地协助、支持与促进病人改善生存状态、生活方式与面临死亡，满足其健康需要而达到专业性治疗的目的。因此，护士需要具备跨文化的知识与技能。

实践案例

护士小李，今年刚刚参加工作，成为一名骨科护士，她负责护理的病人张某病情恢复慢，且情绪低落。经了解，病人因为骨折住院接受手术治疗，术后的疼痛和肢体制动给病人带来了生活上的诸多不便，导致情绪烦躁、焦虑，睡眠不佳，食欲不振，营养不良，伤口愈合缓慢。小李作为责任护士，应用“日出模式”对病人进行了详细的护理评估。了解到张某是蒙古族，来到外地务工不慎跌倒发生右下肢骨折，有着浓厚的民族习俗，同病区共同在院治疗的病友均为汉族；作为个体，病人以往体健，术后生命体征平稳，每日睡眠4小时左右，自觉疲乏，很少与他人交流；其家人未能前来照顾，由医院的护工照顾日常生活。

小李为张某下载了马头琴音乐，定制了蒙古族膳食，这份爱心送到病人床旁的那一刻，病人仿佛回到了家乡，心情逐渐变得平静下来，配合治疗的程度也越发高涨，在小李的关怀照顾下，张某术后的恢复逐渐有了起色。

这个案例告诉我们，给病人带来痛苦的不仅仅是身体上的病痛，还包括文化不同和生活方式改变引发的诸多不适。护士小李从民族习俗入手，积极改造病房环境，满足病人的心理社会需求，应用文化关怀护理措施为病人提供优质护理服务，多角度为病人提供了帮助。

Simone Roach认为关怀是人类的一种存在模式，是人类基本需要的一种情感表达方式。“当人遇到某种特定的痛苦境况时，就会自觉意识到自己与他人之间存在着某种无形的联结，是一种关怀他人超过关心自己的情感体验，就会产生自觉的关怀行动。”护理给予的是一种专业关怀，护士需要具有同情心、良心、责任心、胜任力和信心。

Boykin和 Schoenhofer认为关怀是人类生存的根基，伴随生活的每时每刻。每个人对关怀的认识不同，如果不理解他人的需要与意图，给予对方关怀，将达不到关怀的效果，有时甚至会给人带来烦恼。护理即关怀，因此，护士应该具备：有责任、勇气和时间去体验人的关怀需要；有意培育自己联络、温暖与爱人的品质；有意与病人相互了解，分享情感、经历与体验；在他人需要关怀的时刻能够理解病人独特性的关怀需要，随时将关怀呈现出来，创造性地解决病人存在的问题，给予真诚的、有目的的个性化支持、鼓励、肯定与帮助，达到治疗的效果。

实践案例

一位83岁的病人因心脏病住进医院的重症监护室（ICU）。由于ICU病房的探视时间很短，病人在病房中非常寂寞，还曾因为情绪低落，两次提出要放弃治疗。病人以前做过幼教工作，喜欢孩子，也喜欢音乐。实习护士小王轻轻哼着歌从病人的窗前经过，歌声深深打动了躺在病床上的病人。看见病人开心，从小就喜欢唱歌的小王便经常用自己的歌声给病人解闷。经过一段时间的“歌声治疗”，病人的心情好了很多，从此再没提过要放弃治疗。从这个案例中可以看出护士人文关怀对病人整体健康目标的实现具有非常重要的作用。

护理人文关怀是指在护理过程中，护士以人道主义精神对病人的生命与健康、权利与需求、人格与尊严的真诚关怀和照护，即除了为病人提供必须的诊疗技术服务之外，还要为病人提供精神的、文化的、情感的服务，以满足病人的身心健康需求，体现出对人的生命与身心健康的关爱。

护理学始终传递或倡导的就是一种不是亲人胜似亲人的“超越性的爱与关怀”。可见，爱与关怀是护理学的本质属性，是护理学的核心与精髓，是区别于其他职业的根本所在。正如南丁格尔所言“护士必须要有一颗同情的心和一双愿意工作的手”，那么，爱与关怀也如同一个人的心和手一样，需要协调一致的表达，才更加形象地体现出“护士是没有翅膀的天使”这一称呼的深刻内涵。

二、关怀的内涵与责任

“尊重病人，敬畏生命”，这是第四十六届南丁格尔奖章颁奖大会给予杨惠云的颁奖词，这也是她从事护理工作30多年来的职业理念。刚参加工作不久，杨惠云所在的病区收治了一位不到20岁、患有急性淋巴细胞白血病的小伙子。刚入院，小伙子有思想包袱，情绪异常低落，总是控制不住发脾气，护士们都不愿意去护理，成了科里的“老大难”。这时，年纪轻轻的杨惠云主动请缨，当她微笑着把药递给病人时，看起来文质彬彬小伙扬手让其走开，杨惠云没有气馁，顿了一下，耐心地进行劝慰，小伙子的心情渐渐地平静了下来。这之后，杨惠云利用晨间护理、静脉输液的机会，与小伙子谈心，悉心照料，问寒问暖。终于，她用自己的耐心和专业感化了这位病人，治疗越来越顺利。出院后不久，小伙子主动联系杨惠云，激动地告诉她自己已经光荣入伍了。

护理学的核心目的是守护健康，满足人对健康的需求。关怀是护理专业的核心概念之一，护理作为与人的健康、人的生命息息相关的专业，特别强调关怀和照顾整体的人。护理的对象不仅仅是具有生理属性、病理属性的人，更是具有精神属性、社会属性的人，病人不仅仅需要疾病的治疗与护理，更加需要精神的慰藉和情感的呵护。医学高科技的发展有助于解决人类肉体上的各种疑难杂症，但无法解决病人在疾病状态下所经历的恐惧、焦虑，这就需要护士具有关怀能力，护理技术与关怀能力如鸟之两翼，缺一不可。

（一）关怀的内涵

1.词语解析

（1）体察性的关注、忧虑和牵挂　关怀，一方面指所关注、忧虑和牵挂的人或事，另一方面指外人无法看出的心灵遭遇与痛苦。

（2）责任性的忧虑　关怀是一种处于不确定性担忧与社会责任混杂在一起的焦虑状态。责任性就是其对自己在任何关系、人事上的抱怨都有100%的负责意识，是要为自己的关系负责的基本态度。抱怨则是心中怀有不满，责怪别人。所以有无责任性就要看其是否抱怨和抱怨得多少。

（3）意愿性、尊重性的行动　关怀包括敬重、付出、察看、维护、监管等。意愿性就是甘心乐意、主动积极的态度，与薪水多少没有关系，而是变成一种乐趣，更好地发挥内在的潜能。尊重性是对生命本身的敬畏、敬重，与对方的优点或缺点没有关系，包括称呼、倾听的姿态、时间的给予、责怪与过分告知的语音、语气等都能传递对他人的尊重。

关怀一词具有洞察性、责任性、意愿性与尊重性的特征，但主要还是源于一种对人类的苦痛或事况的体察，以至于采取有责任、有意愿与尊重的关怀行动。那么，关怀的前提就是对他人痛苦与遭遇的体察，表现在内在的关注、忧虑与牵挂的情感中，与外在的甘心乐意、勇于担当、敬重他人的辛苦付出、悉心察看、尽力维护与监护等具体行为或行动中。

2.伦理学解析　美国关怀伦理学家Nel Noddings认为关怀是一种“融人入己”的接受式关怀，是情感、理性与行动的融合，是一种爱、责任与道德理想的融合。同时她还认为关怀最重要的意义在于它的关系性，最基本的表现形式是两个人之间的一种连接，一方付出关怀，另一方接受关怀。要使关系成为一种关怀关系，双方必须满足两个条件：对于关怀者来说，需要专注地观察、感受和接受对方，也需要抱有正确的关怀目的，并能够理解对方；对于被关怀者来说，需要在被关怀后给出接受、确认和反馈。关怀关系的建立需要双方的努力，即关怀的相互性。

3.哲学解析　德国哲学家马丁·海德格尔（Martin Herdegger）认为关怀是人类的一种存在方式，既是人性的表现，也是一种美德，同时还是人类的爱；既是对生命所表现的同情态度，也是人在做任何事情时严肃的考虑。是最深刻的渴望，是一瞬间的怜悯，是人世间所有的担心、忧患和苦痛。由此，进一步证明关怀体现了人性的共通性，是情感、理智与道德境界的融合。

综合起来，关怀是指对他人痛苦与遭遇深刻体察基础上的一种关注、忧虑、牵挂等情感与理智的融合及道德境界的升华，体现在有责任、有意愿、有敬重地用心付出、悉心察看、倾心维护与监护等一系列具体行为或行动中，并获得有积极反馈的接受和确认。

（二）关怀的责任

人之所以跟其他生物不同就是因为人有良知，这是一种自然关怀。

1.职业良知的自然表现　职业良知就是指一种出于职业的本能而不知不觉去帮助的内在感受与行动自觉，而不是为了完成任务，是自然的关怀。

（1）恻隐之心　当人看到一种处在贫困、饥饿、悲伤或烦恼等不良境地中的人，便自然从心底里生发出一种同情、怜悯和恻隐之心，就是人性的基本良知。护理与其他职业不同，不能只有表面的微笑服务，更重要的是作为护士要感受到人的这种独特性。护理对象往往是生理、心理、生活和社会上的相对的弱势群体，更需要护士能够感受他们的这种特殊感受，敏感地知道他们心理真实的关怀需求，常存同感、同情的恻隐之心。

（2）将心比心　人有不同的精神追求与思维方式，如直觉、灵感、抽象、形象等。将心比心指的就是拿自己的心去衡量别人的心，引申为做事应该替别人设想。人的生命是脆弱的，甚至是无常的。但护理这个职业，能让人在最脆弱的时候得到帮助，这份工作给予了护理存在的真实价值。

2.角色关怀的责任意识　作为护士，首先要对自己所担负的责任有强烈的意识，清晰的认识，主动关怀病人。没有清晰的认识便不能做好本职工作。所以，首先要树立这个意识，把自己的位置摆好。

护士不仅要对自己的行为负责任，也要对病人的病情负责，杜绝抱怨，应想方设法解决问题，这是做事情最基本的态度。关怀行动时：①要与病人建立一种信任关系，定位自我为关怀者的角色；②要有目的性地评估病人情况，才能有责任心去帮助病人，且时刻都要有这种需求评估意识；③要明确自己所负责任的范畴，疾病的体察及疾病所导致的系列反应都是护士的工作范畴，并不只是解决生理上的问题，还包括心理和社会问题。

例如，处理一个肿瘤患儿问题时，除了要处理有关肿瘤的治疗护理外，还要关注患儿父母的心情，做好安抚工作。

三、护理人文关怀的主要内容

（一）尊重病人的生命价值

护士人文关怀的核心是关心病人的健康需求，尊重病人的生命价值、尊严与权利。护士作为人文关怀的提供者，不论在何种情况下，都应尽最大力量拯救病人的生命；通过与病人的互动，帮助病人在遭受疾病痛苦且心情沮丧时认识到自身生命的存在价值，使其获得心理上的愉悦与整体的和谐，从而提高病人的生命质量。这就要求护士有更高的职业素养，除了掌握护理专业知识与技能之外，更需具有人文关怀的价值观，能促进病人生成“坚信自身生命具有存在价值”的精神力量。可见，尊重病人的生命价值是病人从失望走向希望的力量源泉，也是护士专业素质的核心体现，更是护理人文关怀行动的灵魂所在。

（二）理解病人的文化背景

不同文化背景的人，有不同的关怀体验，需要不同的关怀表达方式。例如，对一般高热者，护士可用触摸其额头的方式来表达关注和关心，但对某些少数民族病人，则不可以碰其头部。可见，护士在实施关怀照护措施时，必须考虑到病人的文化背景，建立适合文化现象的护患关系，满足病人的文化需求。对文化背景的理解，是护士提供人文关怀照护的基础。

（三）表达护士的关爱情感

护理人文关怀的实质是一种充满爱心的人际互动，是护士将获得的知识经内化后自觉给予病人的情感表达。作为护理人文关怀的提供者，必须具备关注、关心与尊重的个性特征；对自己及他人要有关怀敏感性，在临床护理实践中，要主动关心并帮助病人。护士的职业情感是护理人文关怀行动的内在动力。

（四）满足病人的个性需要

病人在疾病状态下，对人文关怀的需求会因不同的情境而有所差异。如同样是分娩过程中胎儿死亡，有的产妇希望看看孩子，留下孩子的足印以作留念；有的则不忍见到；有的产妇愿意亲友陪伴，多与她交谈分担悲痛，有的则希望个人独处，默默地消化悲痛。因此，护士在实施关怀行动之前，首先应对病人的需要作出准确评估，然后给予针对性的帮助，让每个服务对象在需要某种帮助时，恰到好处地得到应有的支持、鼓励与肯定。

（五）协调护患的人际关系

护士在护患之间建立一种帮助信赖的关系，能促进与接受病人正性与负性情绪的表达，能为病人营造一个维护、改善与支持其健康的环境。例如，护士在接待新入院病人时，应帮助其尽快熟悉环境，告知治疗护理程序，查房时主动关心病人病情，注意病人的感受和信息反馈，同时帮助病人之间建立友好互助关系，令病人感到亲切和踏实，更自觉主动参与和配合治疗护理活动。由此可见，人际关系的协调是护理人文关怀实践的保证。

南丁格尔在《护理札记》中提出护理工作应遵循的指导思想和原理：在照顾“虚弱的、病入膏肓的和已垮掉的病人”时，“必须在温度上给予适当的注意和照顾，要不时地用手去测量病人脚和腿的温度。南丁格尔奖获得者章金媛也曾说：“在很多人眼里，护理工作是没有改革创新的，但是只要用心钻研，就能发现新的规律。”

作为护士，首先就是要对自己所承担的责任有强烈的意识、清晰的认识，把其放在第一位，在这一前提下，去关怀他人，做他人的精神关怀者，如果没有清晰的认识就不可能做好自己的工作。不仅要对自己的行为负责，也要对他人负责，这是做事情最基本的态度，这也是与病人建立信任关系最重要的基础，是构建和谐护患关系的重要途径。

第二节　护理人文关怀能力培养

一、人文关怀知识的储备

人文关怀知识是指护士实施护理人文关怀行动所需要的相关知识，由专业知识和人文知识两个部分组成。

（一）专业知识

专业知识是指与护士察觉、分辨护理对象关怀需求及满足护理对象关怀需求所需要的专业知识，由基础知识和护理知识所组成。

1.基础知识　是护士分辨病人关怀需要产生关怀理念的理论基础，护士掌握扎实的心理学、行为学、精神学与健康评估等方面的知识，尤其是疾病心理学，就可以从病人的行为变化与态度中察觉、体验与理解护理对象的心理状态与需求，了解病人正常与异常状态下的生理、病理、行为反应及心理问题，采取更好的方法解决问题或是促进不健康的行为改变。

2.护理知识　是护士满足病人关怀需要产生关怀理念的理论基础，护士掌握心理、精神、成年人、母婴、老年人等护理知识，并与具体实践紧密结合综合帮助不同年龄、不同职业、不同身份的病人协调由于心理社会因素导致的不健康行为。专业知识是护士关怀实践的基础，是关怀能力产生的基础，也是关怀理念内化的基础。

这些专业知识将在大学的不同阶段得以学习，但围绕着护理的核心关怀要素而学习，主要目的放在察觉和分辨病人的关怀需求，更好地满足护理对象的需求。

（二）人文知识

人文知识是指与护士对人的生命价值形成护理专业价值观，体验和理解护理对象关怀需求，促进其生命整体和谐所需要的人文知识。由生命伦理知识和社会人文知识所构成。

1.生命伦理知识　是护士专业价值观形成的理论基础。学习哲学、伦理学、人类学、美学、文学、史学等学科知识，有助于护士对人的生命价值的理解、职业道德情感与关爱品质的形成、理解人与人的差别及人生的丰富性，促进关怀责任意识与人道主义关怀信念的内化。

2.社会人文知识　是护士分辨病人关怀需求类别、促进生命整体和谐、关怀能力产生的实践基础。护士应扩大知识面，学习社会学、经济学、法学、宗教学、人际沟通、多元文化、教育学与管理学等学科知识。社会人文知识是护士关怀实践的基础，是综合解决病人问题的关怀综合能力形成的基础，是关怀理念内化的基础。

这部分知识更加体现了人文的关怀效应，特别需要关注病人的文化背景与生命价值，能够从整体人的个性需要角度促进生命健康与和谐。

二、人文关怀能力的训练

人文关怀能力是指护士实施人文关怀实践所需要的相关能力，包括关怀体验能力和关怀行为能力。

（一）关怀体验能力

关怀体验能力是指护士能察觉、体验、理解与分析护理对象的情感及行为反应，识别其关怀需求内涵的能力，包括行为观察能力、同理体验能力、专业感悟能力、情景分析能力。

1.行为观察能力 指护士观察护理对象的语言或非语言行为反应以体验其关怀需求的能力。护士有意识地通过观察病人的表情、眼睛、手势等语言或非语言行为反应来洞察病人心理，来体验病人的关怀需求，进而发现一些医疗之外影响治疗疾病进程的因素。并且随着观察经验的不断加深，形成护士独有的内在专业特征。

2.同理体验能力 指护士能够站在病人的角度去体验、思考和理解病人的思想、情感与行为，并设身处地体会病人的喜怒哀乐，满足病人的关怀需求，从而建立良好的信赖关系。并且通过生活阅历与实践经验的丰富，有意换位体验不同角色与文化背景人的不同感受，转化为专业的心理特征。

3.专业感悟能力 是指护士对病人的一举一动都能敏感地感知、体验、领会与领悟，包括对病人的需求敏感、对人的各种反应敏感、复杂情况变化敏感，如人生经历、病情变化、家属反应等。进而通过实践经验的累积变得越来越敏感的一种不需要再思考就可以感知的直觉，叫感悟。

4.情境分析能力 是指护士透过不同病人社会角色、文化背景及个性特征等背景综合分析病人反应与行为变化，并识别病人的关怀需求，确定实施护理人文关怀行动方式。

护士通过观察、同理、感悟、分析四种方式的体验，最终要明确的是准确识别病人的关怀需求，并分析出需求背后的真实原因。关怀体验是关怀行为或行动的前提保障，需要不断地与生活中各种各样的人磨合与实践。

（二）关怀行为能力

关怀行为能力是指护士能依据护理对象的情感、精神、文化与人际关系等各方面的关怀需求，主动实施因人而异的人文关怀行动的能力，包括情感沟通能力、精神支持能力、人际协调能力和问题解决能力。

1.情感沟通能力 护士运用语言或非语言的交流方式把自己收集到的病人需求进行归纳，并能够用合适的语言与护理对象分享彼此的思想、情感及愿望，使护理对象感受到被关注和被理解，释缓心理应激，产生信赖感。

2.精神支持能力 护士运用自身同情与关爱的情感、正性的情绪、幽默语言、自信心与意志力感染护理对象，给病人带去轻松欢乐，让其摆脱痛苦，与疾病抗争，恢复健康与适应环境，甚至建立带病生存的勇气。这就是护士自身的品德，理念内化的结果，也是一种能力。

3.人际协调能力 护士从满足护理对象关怀需求的角度出发，有效地协调自身与护理对象及其家庭成员、护理对象与家庭成员及其他医疗系统相关人员，共同为病人恢复健康创建一个和谐的人际环境。

4.解决问题能力 护士不仅能够发现病人存在的问题，而且能够将所学知识与实践中遇到的问题紧密结合起来，采取符合护理对象个性特征、生活处境与社会文化背景需求的人文关怀方式，有效地帮助病人解决关怀需求方面的问题，促进生命整体和谐。并且随着经验的不断累积，逐步内化为自身稳定的一种心理特征，养成一种独特解决问题的能力。

三、人文关怀感知的回应

人文关怀感知是指护士实施护士人文关怀行动后，所获得的对自身和护理对象的感觉状态与情感体验相融合的感性认识，包括护理对象感知和护士自我感知两个部分。

（一）护理对象感知

护理对象感知是指护士实施人文关怀行动后，能感知护理对象的回应，及其接受关怀后的感觉状态和情感体验，包括安全信赖感、温暖和谐感和认同希望感。

1.安全信赖感　主要是体现护士在关怀责任意识的推动下能够从病人个体差异的角度了解病人最重要最需要的事情，并且通过自身的行为举止与语言态度表达出来，让病人感到真诚后，就会产生一种亲人般的信赖。有关怀责任意识的医护人员就会感到病人对自身的安全信赖感，如果失去病人的这种安全信赖感，关怀责任意识也便成了无源之水。

2.温暖和谐感　主要是指护士融入自己的关怀情感去关爱病人，为病人创造一个温暖、舒适的整体治疗环境，病人的感觉就会不一样，如一位护士讲述“同样给高热的病人降温，有的护士做得非常好，有的护士机械地做……她融入了自己的情感后，她就会一边给病人做好保温，一边给病人作好解释，让病人更加温暖舒服”。同时医护人员也会感知到病人的这种温暖和谐的情感变化，从中被这种感知所启发而进一步意识到自己角色所拥有的关怀责任的可贵。

3.认同希望感　护士在职业活动中能够适时从病人需要的角度出发展现关爱，让病人感觉到护士的解答正是自己疾病发展的状况，正是她所疑惑和想知道的答案，赢得病人对自己工作的认同。与此同时，病人从护士的鼓励、引导、肯定与支持的行为举止中得到了价值的认同、生命的希望，获得了治疗疾病的信心与生活的勇气。如护士感知到病人的认同希望感，从中在自己的内心深处获得了对护理对象持久的关爱信念，是不能用经济利益来论证的，这会推动专业的人道主义关怀精神的产生，是任何力量无法比拟的，这也是关怀感知对关怀理念内化的原始推动力量。

（二）护士自我感知

护士自我感知是指护士接受或实施人文关怀行动后，自身所获得的感觉状态和情感体验，包括职业成就感、道德愉悦感和向善使命感。

1.职业成就感　护士对病人的理解与帮助越具体，给病人的指导越大，护士尝到的成就感也就越深刻。

2.道德愉悦感　护士实施人文关怀行动后未必一定要求回报或看到结果，但看到服务对象在自己的关怀照顾下一天天好起来，获得了健康、幸福与快乐，就会在内心里产生一种良知满足、人格净化。如临床护士所言“经济期望值很高，这些都不足以满足我们的需要，从中获得的道德感和成就感会使我们认为有意义，更内在的，更能支撑我们做下去”。

3.向善使命感　是护士在长期的人文关怀实践中，不断经历关怀，不断地实践关怀，自然而然悟到的一种精神超越的使命感，一种感到被召唤的使命感，一种为社会服务的精神追求。这些感觉会让护士更加热爱自己的本职工作，给予病人更多的关怀，更加从内心接受和认同专业的关怀理念，逐步形成一种关爱生命、无私奉献的职业精神，一种对自身职业和人类社会美好发展前景的向往与追求的人生境界与崇高的人道主义信念。

关怀知识储备、关怀能力训练、关怀感知回应三个要素贯穿于人文关怀的过程始终，促进人文关怀理念的形成、内化与升华，同时也离不开人文关怀理念在行动过程中的统领与指引，产生关怀责任意识与内化为自身的人道主义信念，四个要素缺一不可，成就了护士的人文关怀品质与胜任力，真正将人文关怀理论与实践有机融合，发挥护理专业独有的特长，体现护士天使般的独特价值。

四、护理工作中的爱与尊重

护理是一门应用性很强的学科，服务对象是人。护士既要积极、认真地观察病人的病情，为病人提供其所需的护理服务工作，还需安慰和疏导病人，鼓励其树立战胜疾病的信心。完成这些日常护理工作需要护士奉献自己的爱与尊重，同时，护士也需要收获爱与尊重，才能继续更好地开展工作。

（一）对自己的爱与尊重

1.热爱并尊重自己

（1）关心爱护自己的身体　爱自己、尊重自己，首先需要关心自己的生理健康。俗话说，身体是革命的本钱。人一旦没了健康，就几乎失去了对任何事物的发言权。护理工作需要昼夜轮班，护士要积极利用工作之余和休息时间好好调养自己的身体，不让身体超负荷运转；要利用所学的专业知识保障自己日常营养的供给，荤素搭配，注意钙质和膳食纤维的摄入；要注意身体发出的疾病预警信号，比如疲乏、疼痛、注意力不集中等亚健康症状，及时找出原因、寻找对策；要定期体检，以及时对疾病进行筛查和诊断。

（2）关心爱护自己的心灵　现代社会的生活节奏日益加快，护理工作中的压力更是不容忽视，很多护士都感到心理不堪重负。心理健康需要做到能正视现实、接受现实；正确评价和悦纳自己；接受他人、善与人处；乐观进取、反应适度；智力正常、人格完整。要做到心理健康，护士需要将工作与日常生活区分开，不将工作中的压力带回家，也不把家庭中的不良情绪带入工作；要有自己的社会支持系统，除了工作中的同事和生活中的亲人外，还有朋友可以倾诉、理解和支持自己；要建立自己的情绪舒缓方式，即使是一个人的时候，也可以慢慢走出不良情绪，如阅读、看电影、品尝美食等。

只有身体和心灵都保持健康，护士才能更好地做好护理工作。只有切实地去爱自己和尊重自己，才能更好地收获别人给予的爱与尊重。

2.热爱并尊重自己的家人　家是每个人的港湾，而家人就是港湾里永远相信自己、支持自己、关心爱护自己的人。研究表明，热爱家人的人心理健康指标非常平均，更有可能达到活过百岁的目标。因为热爱家人能让自己产生对健康的责任感。同时，多些时间与家人相处，适当提高效率、减少工作时间，能有效消除日常的消极想法和紧张情绪。

3.热爱并尊重护理工作　对个人来说，人需要融入社会，人的本质具有社会属性，对社会来说，需要每个人的参与，社会才能进步，而工作是融入社会最重要的方式。

每位护理工作者都应该思考清楚两个问题：护士是什么样的职业？我热爱这份工作吗？人们几乎都能回答第一个问题，但却无法坦然地应对第二个问题。工作有三个境界，第一是谋生的手段，第二是当作值得一生去追求的事业，第三是因为工作激发了自己的责任感，愿意为了让自己和更多人生活得更好而工作。如果仅仅为了工资报酬而工作，那么当薪水的多少已经不成问题时，工作的动力和热情也会锐减，自我满足感与自我实现也将无处安放。所以，应该热爱自己的工作，只有热爱并尊重自己的工作，才能更好地获得别人的爱与尊重，实现自我价值。

（二）对病人的爱与尊重

1.对病人生命和健康的爱与尊重　每个人的生命都是有尊严的，生命健康权也是病人最重要的基本权利之一。如果说生命是地球上最宝贵的财富，那么健康就是承受这份财富的托盘。不管是什么职业、什么职务、什么病情，都是把最宝贵的财富交给了医务工作者，希望能得到帮助。所以，我们应该尽全力施以援助，将真诚的爱与尊重回报给病人。

对病人生命的爱与尊重体现在将每个病人都视为生物—心理—社会三要素构成的整体。传统生物医疗模式下，护士只是配合医生完成每日的既定治疗方案、做完必须的护理操作即可，现在则更加注重病人的心理和社会文化需要。

2.对病人权利的尊重　随着生活水平的提高和社会的进步，人们对医疗服务提出了更高的要求，突出的一点是病人的维权意识日益增强，对医疗服务透明度的要求也越来越高。在医疗实践中，谁能切实做到以病人为中心，充分尊重病人的权利，谁才能在激烈的市场竞争中占据主动权。根据我国有关法律规定，病人具有生命健康权、隐私权、平等医疗权、知情同意权、自主决定权等。

（1）尊重病人的生命健康权　生命健康权包括生命权和健康权。生命权是指自然人的生命安全不受侵犯的权利。公民的生命非经司法程序，任何人不得随意剥夺。健康权是指人体器官及各系统乃至身心整体的安全运行，以及功能的正常发挥。

（2）尊重病人的隐私权　隐私权实际是病人人格权的一部分。隐私资料的公开将严重地侵犯病人的名誉权、人格权，给病人的政治生命、工作、家庭生活、爱情等方面造成经济上和精神上的损害。护士在与病人的交谈、询问病史或体检过程中，会得知病人一些隐私；或在开展心理护理时，病人基于对护士的信任，将困扰自己的心理问题，包括个人的隐私倾诉出来，有些甚至连病人的配偶、父母都未曾知晓。这就要求护士应以高度的责任感保护病人的隐私，不能把病人隐私当成传闻或闲谈的资料随意泄露给别人，更不能在公开场合散播。

（3）尊重病人的知情同意权　知情同意权是指病人有权知晓自己的病情，并可以对医务人员所采取的防治医疗措施决定取舍。知情同意的实质是病人方在实施病人自主权的基础上，向医疗方进行医疗服务授权委托的行为。病人有权请求治疗和护理，也有权拒绝，有权知道对自己进行治疗和护理（包括人体试验）的作用与成功率，或可能发生的不良反应及危险，将要进行的治疗和护理在病人同意后方可实施。护士对病人实施的每一项操作都应该解释说明目的、过程、要求病人如何配合、注意事项等，使病人知情后愿意接受，并自觉配合护士操作。而绝不能在不作任何解释的情况下强迫病人接受治疗。

（4）尊重病人的自主决定权　自主决定权是病人权利中一项最基本的权利，是保障其生存与健康的基本条件，是医疗活动中权力制衡、防止医务人员滥用权力的重要因素，也是医学人道主义的重要内容之一。病人的自主权并不是无限制性的，而是必须服从国家针对性的法律法规。当病人受到一些条件限制而缺乏选择或作出不合理选择时，护士要履行帮助、劝导，甚至限制病人选择的责任。当病人拒绝接受治疗与护理，而这种拒绝将会导致不良后果时，医务人员要耐心劝说，陈述利害关系，引导病人及家属作出恰当的选择。

3.对病人家属的爱与尊重　病人家属在病人患病后需要投入很大的精力给予照顾，增加了负担，也会产生相应的心理压力。病人的心理反应和行为变化，会对家庭成员的心理造成影响，也会加重其精神和心理负担。如果病人所患的是传染病或不治之症，对其家属的影响则不言而喻。

（1）家属的个人需求会推迟或放弃　亲人患病对于一个人的生活和工作具有极大的冲击，亲人的离世更是生活中最强烈的应激事件，家属此时会因悲伤的情绪，压抑个人的需求，由此导致身心损害。

（2）家属的角色与职务的需要调整与再适应　病人患病后，家属不仅要承担病人原来的角色功能，还要承担起照顾病人的责任，这也将是巨大的压力。

（3）家属的压力增强，社会互动性减少　家属在照料临终病人期间，因心理的悲伤、体力和财力的消耗会感到心力交瘁。长期照料病人减少了家属与其他亲人或朋友间的社会交往。如果病人罹患恶性疾病需对病人隐瞒病情时，家属既要压抑自我的悲伤，又要努力隐瞒病情，此时家属的心理压力会更大。

（4）家属承担了病人主要的照顾工作　大多数病人家属愿意主动承担起对病人的生活照料。这时，护士首先应满足家属照顾病人的需要。医生或护士与家属会谈，使家属正确了解病人的病情进展和身心状况的变化，让他们与病人一起参与制定护理计划。其次，护士应指导家属对病人进行生活照料和力所能及的护理，如翻身等。既使病人得到心理满足，又使家属在护理过程中心理的压力得到释放。最后，护士还应鼓励家属表达情感。护士应积极与家属沟通，建立良好的关系以取得信任，耐心倾听，鼓励家属说出内心的感受和遇到的困难，积极解释病人生理、心理变化的原因，减少家属的疑虑。

（三）对同事的爱与尊重

尊重是与对方平等对话的前提条件，同事是每天都要面对和交流的对象，同事之间应相互尊重，谦虑、周到地对待每一个人，创造融洽的工作氛围，愉快的环境能够激发工作热情和工作潜能。尊重同事是一种工作态度，也是职场必备素质。

1.尊重同事 相互尊重是处理好同事关系的基础，而同事之间的关系是以工作为纽带的，一旦失礼创伤难以愈合。所以处理好同事之间的关系，最重要的是尊重对方。

2.热情对待同事 对方会感受到被尊重，要热情主动关心帮助同事，对力所能及的事应尽力帮忙，这样会增进双方之间的感情，使关系更加融洽。

3.宽容同事 包容是人与自然的和谐之道，也是人与社会的和谐之道，更是人与人之间的和谐之道。同事之间如有误会，应该积极解除误会，原谅对方，宽容对方。

4.不在背后议论同事的隐私 每个人都有“隐私”，隐私与个人的名誉密切相关，背后议论他人的隐私，会损害他人的名誉，引起双方关系的紧张甚至恶化，因而是一种不光彩的、有害的行为。对于有异议的问题，应该当面问清楚，当面解决，不要背后评议同事。

（四）获得他人的爱与尊重

社会生活中，人们都希望能获得他人的爱与尊重，护士也是如此。在紧张而繁忙的临床工作中，护士要与很多其他医务工作者密切合作。但因为分工不同、对医疗护理工作的认识不同，都渴望能得到应有的理解和尊重。

护士要想在工作中获得他人的爱与尊重，除了要做到尊重爱护自己、尊重爱护病人和尊重爱护同事之外，还要特别注意自身专业素质的增强。

随着“生物—心理—社会”医疗模式的进一步转变，人们比以往任何时代都更加关注健康，无论是医院还是社区，护士所服务的对象已从单一的病人转变为全体人民。病人需要恢复健康，大众需要保持健康、促进健康。传统医疗模式下，护士大多是机械地执行医嘱，完成所有的治疗和护理工作，对病人所提出的问题较少给予解决，对病人的心理护理也较少关注。而现在，护士在完成治疗和护理工作外，还要承担更重要的病情观察、健康教育和健康促进工作。

第三节　护理人文关怀的践行

关怀即关心、关爱、关照，是一种人文情感，来源于人对生命的“爱”，体现人性，本质是人道主义的奉献。而爱和奉献自始至终贯穿于人生命的全过程，是人的本质属性要求。关怀照护是护理学不同于其他学科或专业的根本所在，根据现代“生物—心理—社会医学模式”，护士不仅要关注病人的症状，帮助减轻痛苦，更要重视其心理—社会状况。此时，关怀与照顾成为护理工作的主旋律，将人文关怀融入护理技术，丰富其内涵，达到“随风潜入夜，润物细无声”的效果；护理技术饱含人文关怀，更能彰显其独立性、专业性、人文性。

一、生理关怀

（一）舒缓疼痛

2001年国际疼痛学会（International Association for the Study of Pain，IASP）对疼痛（pain）的定义是：疼痛是一种令人不快的感觉和情绪上的主观感受，伴有现存的和潜在的组织损伤。在临床工作中，疼痛已成为继体温、脉搏、呼吸、血压四大生命体征之后的第五生命体征，并日益得到重视。从分类来看，疼痛一般可以分为急性疼痛、慢性疼痛和癌性疼痛三大类。帮助病人舒缓疼痛是护理工作者必须掌握的知识以及必备技能。

1.相信病人提供的疼痛信息，鼓励病人说出疼痛 首先，护士应相信病人提供的疼痛信息，对于病人所受到的疼痛给予同情和理解，进行心理安慰、鼓励，使其从精神上摆脱恐惧，从而有效地配合治疗。其次，鼓励病人说出自己的疼痛，及时准确地了解病人疼痛的特点、部位、诱发因素，迅速采取相应的有效措施以减少病人的痛苦。

2.药物治疗为主，理疗为辅，有效控制疼痛

（1）准确运用药物治疗 药物治疗是疼痛治疗中的主要手段，也是最基本、最常用的方法。世界卫生组织（World Health Organization，WHO）推荐了止痛药应用的5个要点：口服、按时、按阶梯、个体化、注意细节。口服给药方便、经济，既可免除创伤性给药的不适，又能增加病人用药的独立性。按时给药可使止痛药物在体内保持稳定的血药浓度，保证疼痛得到持续有效的缓解。按阶梯给药是指根据疼痛强度选择不同阶梯的止痛药。个体化给药指因为个体对麻醉性止痛药物的敏感度差异加大，而使阿片类药物的使用没有标准用量。注意细节指对用止痛药的病人要密切观察药物不良反应和程度，如发生便秘、恶心等。

（2）配合物理疗法减轻疼痛 不同的疼痛部位，可使用不同的穴位行针灸疗法，使人体经脉疏通、气血调和，针灸尤其对于神经系统引起的疼痛，疗效较为显著。应用冷热疗法也可较好地减轻局部组织的疼痛，推拿、按摩和理疗等也对疼痛的缓解起到一定的效果。

（3）采用综合性措施，缓减病人疼痛

1）分散注意力，适当锻炼 为了更好地缓解病人疼痛的困扰，可采用综合性的措施使病人达到舒适。如与病人共同讨论感兴趣的问题等以分散病人的注意力，转换思维方式，去除病人的烦躁、忧虑，减轻病人的疼痛和心理痛苦。对于慢性疼痛病人来说，适当的锻炼显得很重要，如太极拳、散步等，可使得肌肉力量得到增强，并活动强直的关节，帮助恢复身体的协调与平衡，增加病人的舒适感。但同时应注意锻炼要适度，要循序渐进量力而行。

2）选择合适体位 改变体位也是预防和缓解疼痛的常用方法，合适舒适的体位因人而异、因病而异。护理人员可协助病人取其舒适体位，例如腹痛时取半坐卧位，以减小腹壁张力，舒缓疼痛。

3）改善环境，增加舒适度 在环境因素方面，可提供优美舒适的环境，如提供舒适整洁的床单位、保证良好的采光和通风、调节适宜的室内温度和湿度，这些都使可疼痛病人获得安全感、舒适感，增加生活内容和人生乐趣，满足病人对于舒适的需要，从而减轻或解除疼痛。

（二）减轻呕吐

恶心（nausea）是病人一种紧迫欲吐的不适感，常为呕吐（vomit）的先兆，是延髓呼吸中枢受到刺激的结果。恶心或与呕吐同时出现，严重时可伴有迷走神经兴奋状态，如脸色苍白、头晕、心跳过缓、乏力、呼吸窘迫等。引起恶心呕吐的因素有很多，较常见的是由药物引起，其他因素有消化道梗阻、电解质紊乱等；如果是不明原因的恶心呕吐或者是喷射性呕吐，需排除肿瘤引发呕吐的可能，某些部位的放疗也可导致恶心呕吐的发生。

1.根据不同诱因，选取合适药物，积极止吐 使用药物能够使得恶心呕吐症状达到一定程度的缓解，如甲氧氯普胺为推荐的一线止吐药，可增加胃肠运动，同时作用于中枢化学感受器，起到抗多巴胺的作用。苯海拉明或抗组胺药用于减轻对其他止吐药不能耐受或完全肠梗阻病人的恶心、呕吐。氟哌啶醇是有效的抗多巴胺物质，肠梗阻时可以使用。止吐药物最好预先给予，以口服为佳，发生恶心呕吐时则采取栓剂或注射药物，以便迅速达到相应的血药浓度，起到迅速缓解症状的效果。如肠梗阻合并腹痛，可使用丁溴东莨菪碱。对于严重呕吐的病人，应按时服用止吐药，必要时可使用恩丹西酮或格拉西酮。

2.呕吐的关怀照护

（1）选取舒适体位，保持口腔清爽　呕吐时，护理人员在床旁扶助病人，指导病人缓慢深呼吸，协助其坐起或侧卧位，膝部弯曲，使其头部偏向一侧，取容器接呕吐物。呕吐后用温开水漱口，擦洗面部，取舒适体位，使用病人喜欢的漱口水漱口，保持口腔的清爽。漱口之后，进行口腔清洁，消除口腔内残留物的刺激。护理时，护理人员应避免刺激舌、咽喉、上颚等以免诱发再次恶心呕吐。

（2）恰当关爱病人，保证环境清洁　恰当地使用语言和肢体动作能消除病人不安情绪，护理人员应给予病人安慰和帮助，应用放松技术分散其注意力，态度上要对其表示关心。保持环境的清洁安静、空气清新，避免引起病人不愉快的事物或不良气味的食物。恶心呕吐严重时，应暂禁食或减量。

（3）合理运用中医，调节饮食　在中医方面，适量的拍背或穴位指压内关穴和足三里穴位，能起到一定的缓解效果。在平时的饮食方面，注重调整食物的色香味，选择富有营养并且清淡易消化的食物，多吃薄荷类食物，忌食过热、粗糙、辛辣食物。

3.控制腹泻　腹泻（diarrhea）是指个体正常排便习惯的改变，表现为排便次数增加，粪便松散稀薄甚至呈稀水样，并带有黏液、脓血，或未消化的食物。一般成年人每日排便1至3次，粪便为成形正常软便。若由于某种原因引起肠蠕动加快，食物快速通过胃肠道未被完全吸收，造成水分吸收障碍，同时，肠液分泌量增加，致使粪便稀薄，则会引起腹泻。腹泻的原因也多种多样：饮食不洁净或食物过敏、中毒、食物过于油腻增加胃肠道负担等都可诱发腹泻；胃肠道或内分泌疾病如甲状腺功能亢进症，使得肠蠕动增加引发腹泻；除此之外，药物的滥用或过度紧张等精神因素也可引发腹泻的出现。腹泻时，可伴有腹痛、乏力、恶心、呕吐、肠鸣音亢进及排便难以控制的感觉，持续严重腹泻者还会有水电解质紊乱、营养不良及休克现象的出现。

（1）对症止泻，防止水电解质紊乱　腹泻发生后，可在医生的指导下，使用止泻剂，如洛哌丁醇以缓解症状；为防止因腹泻导致水电解质紊乱，可口服补盐液或静脉补液。需要注意的是止泻只是对症治疗，病因治疗才是根本。因此，止泻补液的同时，应重视对原发病的治疗。如果是感染性腹泻，应选用敏感抗生素来控制感染；如果是消化不良所致，应从调理饮食入手；如果是胃肠功能紊乱引起的，可选择调节自主神经功能的药物及镇静剂等。

（2）调节饮食，注重腹部保暖　腹泻期间，饮食方面应进食清淡流质或半流质低纤维素饮食，以助于吸收。持续严重腹泻时，酌情暂停进食，通过肠道外给予营养物质。腹泻停止后，短期内进食软食，避免辛辣、油腻、高纤维食物摄入，鼓励病人多饮水，以补充机体流失的水分。同时，注意腹部保暖，减少肠机械性蠕动，缓解腹泻腹痛症状，建议多卧床休息，以减少机体热能消耗。

（3）做好肛周皮肤护理　每次便后用温水清洗肛门及肛门周围，并以干净柔软的布轻轻擦拭皮肤，同时进行湿热敷，涂擦氧化锌软膏保护肛门周围皮肤，避免皮肤因反复擦拭而出现发红、破溃，引起感染。可酌情使用烤灯照射肛周皮肤，保持局部皮肤干燥，每天可使用2~3次，每次20~30分钟。

（4）保持环境干净整洁　腹泻是令人感到窘迫的问题，粪便污物和异味会使病人感到尴尬及不适，护理人员应及时更换被污染的衣裤、床单和被套，保持环境的干净整洁，促进病人的舒适并维护其自尊。

4.疏通便秘　便秘（constipation）属于排便异常情况之一。便秘是指粪便在肠腔内滞留时间超过三天，由于粪便在大肠中停留时间过长，大量水分被肠壁吸收，导致粪便干燥、坚硬，排便不畅，甚至排便困难。便秘主要因素包括活动量减少、液体和食物纤维摄入减少或器官衰竭。同时心理方面，比如焦虑和抑郁状态也可能引起或加重便秘现象，表现为腹胀、腹痛，可触及腹部包块，粪便呈干硬结状，并可伴随全身症状如头痛、乏力、食欲不佳等。治疗原则为促进肠蠕动及增强肠道功能。

（1）多管齐下，有效缓解便秘

1）一般便秘　适当使用缓泻剂缓解便秘。可使用口服缓泻药物，如番泻叶、果导片和蜂蜜等。缓泻剂虽可减少粪便水分的吸收，刺激肠蠕动，可暂时解除便秘，但长期使用或滥用会引起药物依赖性而出现慢性便秘，因此需在医生的指导下使用温和性质的缓泻剂。此外，肛门用药可解除便秘，此法适用于长期卧床的便秘病人，如用开塞露、甘油栓、肥皂栓软化粪便，解除便秘。

2）疑难便秘　恰当运用手法疏通若大体积（面积）的硬结粪便堆积于直肠，一般通便方法无效时，可用手抠法。病人取侧卧位，操作者戴手套，涂上润滑油，示指或中指轻轻插入肛门，由浅逐渐深入，将其松动捏碎，抠出粪块。结束后，用温水清洗局部，必要时可给予湿热敷，帮助肛门括约肌回缩。但由于人工取便易刺激迷走神经，心脏病、脊椎受损者应慎用，若病人出现心悸、头昏等症状，应立即停止操作。必要时，护士还可以使用灌肠通便。

（2）正确引导，做好健康教育

1）养成良好饮食及排便习惯　护理人员帮助病人养成良好的排便习惯，做到排便规律，定时排便，排便时集中精力，避免排便时间过久。饮食上，护理人员应指导病人多吃富含膳食纤维的食物，如蔬菜、水果、粗粮等。适当进食一些麻油，也可起到通便的作用。同时，增加每日饮水量，少食辛辣等刺激性食物也可预防便秘的发生。

2）增加活动量，利于排便　护士应帮助病人适当增加活动量，以促进肠蠕动，同时保持良好的精神状态，培养和建立积极乐观的人生态度，养成健康的生活方式，消除紧张因素，克服不良情绪。此外，腹部环形按摩也利于排便。排空尿液后，可于起床睡觉前和排便时，用手自右顺结肠方向向左环形按摩数十次，增加腹内压力，此方法利于粪便的排出。

（三）缓解失眠

失眠（insomnia）属于睡眠失调中常见的一类，是个体长期存在入睡和维持睡眠困难或低质量睡眠的一种症状。依据引发失眠的原因，可分为原发性和继发性，它可能是生理或心理疾病的信号，在女性中发生频率较高。人们可能因情境性应激，如家庭工作学习方面的问题而发生暂时性失眠，这种失眠发生率比较高。然而，由暂时性失眠引起的担心和焦虑也会加重失眠，并可能发展为长期睡眠不足。失眠病人深睡减少，即使入睡，醒后仍会感觉困乏、疲倦，并伴有沮丧和忧虑。

1.改善症状，促进舒适

（1）完善基础护理　对于失眠的治疗，可以通过改善病人症状、提高病人的心理健康水平、建立良好睡眠习惯、改善病人睡眠环境四方面入手。改善病人疼痛、腹胀、便秘等症状，可以促进病人舒适，有利于其入睡。

（2）注重心理护理　病人失眠的心理护理，首先应通过交谈和观察收集资料，找出影响病人休息与睡眠的心理因素，通过有效沟通、正确引导等措施，使其能正确应对压力，减轻焦虑、烦躁不安的情绪。

（3）建立良好的作息制度　护士应指导病人日间进行适当的活动，减少卧床时间，中午控制午睡时间，以利于晚间正常入睡。帮助病人建立良好的入睡习惯，睡前不做剧烈运动，不参加过多兴奋的娱乐活动，不饮各种刺激性饮料，如咖啡、浓茶、可乐等。此外改善病人睡眠环境如采取减轻噪声、降低室内灯光亮度或关掉电源等措施，可以在某种程度上提高睡眠质量。

2.合理借助药物，改善症状　当病人主诉无法入睡时，应首先考虑以上四种方法促进睡眠，必要可考虑药物帮助睡眠，首选的是苯二氮䓬类药物，如地西泮、艾司唑仑。如果病人是入睡困难者通常选用艾司唑仑。对于老年病人来说，水合氯醛也是一种安全、有效的治疗睡眠障碍的药物，其特点是起效快、无蓄积作用，清醒后无明显的宿醉感。失眠药物治疗的用药原则是：尽量选择吸收快、作用时间短、体内清除快、无毒副作用的药物。值得注意的是，应告诫病人服药量不要擅自超过处方剂量，也不要长期使用，大剂量或滥用使用药物可产生耐受性和习惯性，且停药后可发生反弹性失眠。因其有导致畸胎的危险并随乳汁排泄，孕妇和哺乳期妇女应避免使用苯二氮䓬类药物。

3.加强健康教育，建立良好睡眠习惯 对于失眠病人的健康教育，护理人员应从建立良好的睡眠习惯、保持良好的心态及寻找适合病人的入睡方式，如热水浴、做柔软操等方面进行教育。此外对于使用药物辅助睡眠的病人也应进行相应的用药指导。

除以上主要生理症状之外，还有其他如尿潴留、呃逆、惊厥、厌食等影响舒适的症状也需要引起护士重视关怀。世界卫生组织（WHO）提出："健康不仅是指没有疾病和衰弱，而是指保持体格方面、精神方面和社会方面的完美状态。"这便要求护士加强对于病人精神心灵方面的关怀，促进病人身心各方面的舒适度。南丁格尔誓言中写道"终身纯洁，忠贞职守，尽力提高护理专业标准。"爱心、细心、良心等是护理人文精神方面的核心要素。因此，作为现代护士，要懂得更多地与病人的交流，从内心深处关心病人，设身处地为病人着想，促进病人身心和谐健康发展。

二、心理关怀

思政导学

2008年汶川大地震中，一名年仅17岁的北川男孩，在地震中失去了包括母亲在内的多位亲人。送到医院时，有很严重的震后心理创伤，对于救治态度十分消极，总是蜷缩在病床上，消瘦的身体还不时颤抖，喃喃自语："妈妈，妈妈……"

每当看到这个孩子，第45届国际南丁格尔奖获得者赵庆华总是不自觉地掉眼泪。她每天和她的团队轮流给孩子送鸡汤，抽时间尽可能多地陪伴他，持续不断地鼓励他，告诉他病房里其他孩子康复的近况以及他可能感兴趣的消息，引导向人倾诉。渐渐地，孩子的病情有了起色，开始主动与她交流，并开始配合治疗。

赵庆华用她的言行诠释了护士为病人开展心理关怀工作的必要性，也让人们看到了护理工作者的崇高、无私与伟大。

（一）心理关怀的定义

心理关怀（psychological nursing）指在护理实践中，护士以心理学知识和理论为指导，以良好的人际关系为基础，按一定的程序，运用各种心理学方法和技术消除或缓解病人不良心理状态和行为，促进疾病转归和康复的方法和手段。

（二）心理关怀的目标

心理关怀的总体目标为促进病人的认知、情感和行为朝向有益的方向发展，最终达到适应社会的目的，具体包括以下方面。

1.提供良好的心理环境 提供良好医疗环境的同时应提供良好的心理环境，良好的心理环境有助于护患关系的建立，是开展各项护理的前提条件。

2.消除病人的不良情绪 早期识别病人的不良情绪，采取积极有效的措施以减轻或消除不良情绪，是心理关怀的重要内容。

3.满足病人的合理需求 需要是人心理活动的源泉，及时有效地了解、分析和解决病人的合理需求有助于病人的康复。

4.提高病人的适应能力　有效地心理关怀，能够调动病人战胜疾病的主观能动性，促进和维护健康行为，增强病人的适应能力，提高生存质量。

5.调整病人的社会角色　患病后，病人需要从原来不同的社会角色转化为病人角色，这一过程中需要克服很多困难，通过心理关怀，可以帮助病人尽快调整角色。

（三）心理关怀的原则

心理关怀有其特殊的规律和专业的要求，为了实现护理目标，在护理实践中还应遵循相关的护理原则。

1.交往原则　心理关怀是以良好的人际关系与人际交往为基础，通过交往可以协调关系、满足需要、减少孤独和增进感情。

2.服务原则　护士以解除病人痛苦为己任，为病人提供健康护理服务，服务宗旨是以病人为中心，目标是使病人及家属满意。

3.平等原则　新型的护患关系是平等合作的关系，平等是建立良好护患关系的前提条件，在心理关怀过程中，护士应以真诚友善的态度对待病人、一视同仁、公平对待。

4.主动原则　对病人进行心理关怀，需要护士具有主动性，积极为病人服务。另外，护士也要调动病人的主动性，使其参与到心理关怀活动中。

5.尊重原则　护士与病人的人格是平等的，因此，在心理关怀过程中护士都要尊重病人的人格，真诚热情、措辞得当、语气温和、诚恳礼貌，使病人感到受尊重。

6.针对性原则　护理人员应当根据每个病人在疾病的不同阶段所出现的不同心理状态，有针对性地对病人存在或潜在的心理问题进行指导，做到因人而异。

7.自我关怀原则　自我护理是一种为了自己的生存、健康及舒适所进行的自我实践活动，护士应根据病人的情况，采取不同的关怀措施，突出病人在疾病预防、诊治、康复及护理过程中的主体作用，协助病人满足自理需求，恢复和提高其自理能力。

8.启迪性原则　护士在对病人进行心理关怀时，应当运用学科知识对病人进行健康教育，给病人以启迪，消除病人对疾病的错误观念，使其对待疾病和治疗的态度由被动转为主动。

9.保密原则　由于心理关怀的特殊性，常涉及病人的隐私和秘密，护士应遵守职业道德，尊重病人的隐私，为病人保守秘密。

10.重视病人社会支持系统的原则　病人住院后容易产生紧张、焦虑和恐惧的心理，此时，病人的社会支持系统包括亲属、朋友等，他们在很大程度上可以影响病人的心理反应，应利用社会支持系统帮助病人调整心态。

（四）心理关怀的应用范围

心理关怀涉及的研究范围比较广泛，从应用学科的角度来探讨心理关怀在护理学中的具体应用问题，主要包括以下方面：①防治心身疾病；②研究护理工作中的心身互相作用规律和机制；③研究心理行为因素在临床护理工作中的作用规律；④各种疾病病人和不同疾病阶段心理行为变化及心理干预方法；⑤研究如何将心理学知识和技术应用于护理临床实践中。

（五）心理关怀的特点

1.统一性　人同时具有生理和心理活动，健康是生理与心理的统一。生理关怀与心理关怀是相互结合、相互依存、互相影响的。心理关怀不仅可以解决病人心理上的问题，还可以通过身心互动，达到良好效果，促进生理的康复。

2.复杂性 疾病本身、患病后的心态以及病人个性的复杂性决定了心理关怀的复杂性。

3.可操作性 随着心理关怀理论和方法的发展，心理关怀的程序、步骤和方法将越来越规范，操作性越来越强。

4.广泛性 在对病人实施护理的整个过程中，每个阶段、每种事物和任何护理操作，都包含着心理关怀的内容，都会对病人产生心理上的影响。

5.个体性 由于不同病人对事物的认识具有差异性，所以，护士必须根据每位病人的特点，了解病人在疾病发展中所表现的认知、情绪、行为反应的个体特征后，制订个体化方案，对病人实施心理关怀。

6.预见性 病人的心理变化与很多因素有关，护士应通过早期预防性评估、分析病人潜在的心理问题，制订相应的计划，及早实施心理关怀，以取得良好的效果。

7.进步性 人的心理是不断变化发展的，如何真正了解病人的心理，需要护士不断学习，提高心理关怀能力。

（六）心理关怀的方法

心理关怀主要针对病人的认知活动特点、情绪问题以及行为和个性改变情况，同时还要考虑不同疾病、不同年龄和性别对病人生理、心理的影响，采取综合性的干预措施，临床上主要采用以下几种方法。

1.支持疗法 是指护士应用心理学理论与技术为病人提供精神支持的心理治疗方法。具体包括倾听技术；共情技术；解释、建议和指导技术；安慰与开导技术；沟通技术；暗示技术等。在进行心理关怀时，护士要耐心倾听病人的痛苦与忧伤，发现病人的心理问题，帮助病人疏导不良情绪。为病人和家属提供疾病和康复信息，建立良好的护患关系，指导病人调整各种不良的生活方式与饮食习惯，帮助病人科学地安排生活，消除心理压力，鼓励病人培养积极乐观的情绪，帮助病人建立社会支持系统，树立战胜疾病的信心。

2.认知疗法 是通过认知和情绪技术手段来改变病人对事件不合理的认知、解释和评价。具体包括Ellis理性情绪疗法和Beck认知疗法技术。首先要帮助病人识别自己的不良情绪和认知存在的问题，然后通过各种认知疗法技术，帮助病人改变观察问题的角度，赋予问题不同的解释，纠正病人的不良认知，将科学、客观和正确的康复知识介绍给病人，使病人的情绪和行为问题得到改善，努力达到纠正错误认知，重建合理的信念的目的。

3.行为疗法 是通过学习和训练矫正情绪障碍和生理功能失调的一种治疗方法。具体包括：系统脱敏疗法、厌恶疗法、正强化技术、示范技术、生物反馈与松弛技术。病人患病后常出现各种情绪问题及生理功能失调，及时应用行为治疗技术，使病人通过学习和训练，提高自我控制能力，消除和减轻症状。

4.其他疗法

（1）集体心理干预疗法 是指为了解决某些共同的心理问题，将多个病人集中起来加以干预的一种心理干预方法。集体心理干预有助于病人之间相互沟通、相互影响，节时省力，效果好。

（2）家庭干预疗法 病人出现心理问题，很大程度上都与家庭有关，家庭成员个人的身心健康可以影响家庭功能，反过来家庭功能障碍也会影响个人身心健康。针对这一情况，家庭干预疗法是对整个家庭成员进行心理干预，从而达到改善整个家庭的功能。

（3）音乐治疗法 是近几年新兴的康复治疗方法，它以音乐为载体对人的心理状态实施系统干预，通过运用一切与音乐有关的活动达到改善病人心理状态的目的，从而提高病人合理认知以及自我评价的水平。

（七）不同病人群体的心理关怀

1. 儿童期病人的心理关怀

（1）心理关怀的原则 关注儿童的心理需要，营造温馨的病房环境，有条件的医院还可设立母子病室。加强护患沟通，构建和谐护患关系，使患儿获得安全感，使家长放松紧张、焦虑的情绪，配合治疗与护理。保护患儿自尊，当患儿出现反抗行为时，护士要尽量安慰、鼓励患儿，不要训斥责骂，尊重儿童的人格，满足儿童的自尊心理需要，解除或缓解患儿的恐惧情绪，让患儿快乐起来，让患儿有机会、有途径宣泄自己的情绪。

（2）心理关怀的方法

1）帮助患儿获得愉快的情绪 对于新生儿期患儿，护士的各种护理操作应动作轻柔，以减少不必要的刺激。满足患儿的各种生理需求，使用柔和的目光，轻声细语，温柔地抚摸。

2）满足患儿的情感需求 婴儿期患儿尽量母亲陪护，如若不能，护士尽可能多抚摸、拥抱、亲近患儿。允许患儿带玩具，护士可通过简单的语言、亲切的笑容、丰富的肢体语言使患儿感到愉快、满足、安全和信任。

3）与患儿建立良好的护患关系 幼儿期患儿住院期间应允许带相片、玩具、画册等物品。护士还应掌握患儿的特殊嗜好、非语言行为的意义，以及生活习惯和方言等，通过给患儿读书、讲故事、做游戏等方式与患儿建立良好护患关系。

4）化解患儿思念情怀 对于学龄前期儿童，护士应主动接近患儿，态度和蔼，动作轻柔，沟通感情。病情允许的情况下，可陪伴患儿做游戏、绘画、看电视、讲故事等，以此来分散他们的思念心理。对性格脆弱和有退化行为的患儿多加照顾、鼓励为主，增强其心理承受能力。

5）对患儿多鼓励、不指责 对于学龄期儿童，护士应耐心进行解释和安慰，取得患儿的信任。告知患儿住院的大概情况，让患儿理解治疗的重要性，做好心理准备。在治疗过程中，对患儿多鼓励，多表扬，引导好的行为，鼓励患儿坚强、勇敢，强化他们自尊、自爱的心理。在住院期间，病情允许情况下，可组织患儿参加一些集体活动。

2. 青年期病人的心理关怀

（1）心理关怀的原则 充分了解，投其所好，主动接近病人，耐心交谈；合理引导，鼓励病人合理宣泄情绪；保护病人自尊，宽慰病人；建立良好人际关系，消除病人的寂寞感；鼓励病人自我护理，稳定病人情绪。

（2）心理关怀的方法 适时与病人交谈，鼓励病人通过书写、运动、哭泣等方式宣泄情绪。尽量把青年病人安排在同一病房，促使他们相互交流，激发他们对生活的兴趣。引导病人参与到自己的治疗和护理工作中，做力所能及的事，帮助病友，参与病区的公益活动。

3. 中年期病人的心理关怀

（1）心理关怀的原则 减少病人心理牵挂，消除其后顾之忧；尊重病人人格，多听意见；耐心开导病人，尽力消除疑虑；鼓励病人建立信心；调动病人主观能动性，鼓励病人参与到治疗和护理活动中来。

（2）心理关怀的方法 嘱咐病人家属经常到医院探望，建议家属将其治疗情况告知工作单位。多倾听病人的意见和要求，尽量满足病人的合理需求。向敏感多疑型病人介绍有关疾病的诊断、检查结果等，消除病人疑虑。介绍治疗成功的案例和不耐心治疗导致疾病迁延的案例，劝导他们重视疾病，安心治疗。

4.老年期病人的心理关怀

（1）心理关怀的原则　常怀敬人之心，与病人建立良好护患关系；为病人提供良好的诊疗环境；注意交谈方式，选择合适的方式和技巧；加强病人与社会支持系统的联系，消除孤独情绪；使病人保持平稳心态，克服不良情绪。

（2）心理关怀的方法　多与病人交谈，语速稍慢，声音稍大。病区应设置自助设备，日常用物的摆放应方便病人拿取。维护病人的自尊心，态度尽量顺从，鼓励病人回忆美好往事。嘱咐家属经常陪护，充分给予病人情感支持。

5.孕期及产褥期病人的心理关怀

（1）心理关怀的原则　对于妊娠期妇女应该营造和谐环境，关心爱护病人；加强健康教育，让病人获取保健知识；支持病人宣泄不良情绪，保持平和的心态；加强对家属宣教，缔结护理同盟；对于产褥期妇女应该保证病人充分休息，并提供养护知识；形成良好家庭氛围，鼓励家人关爱产妇；引导理性归因，进行心理指导。

（2）心理关怀的方法　对于妊娠期妇女应告知妊娠期女性孕期的情绪反应属于正常现象。鼓励孕妇抒发内心感受和想法。加强对孕妇家属的教育，为孕妇及胎儿营造温馨的环境。对于产褥期妇女应满足母婴两方面的护理需要，提高产妇自我护理以及照顾婴儿的能力。耐心倾听，疏导产妇负性心理。为产妇提供与其他产妇的沟通机会。教育、指导丈夫体贴产妇，减少或避免对产妇的精神刺激。必要时，请心理咨询师或精神科医师治疗。

6.围绝经期病人的心理关怀　围绝经期（perimenopausal period）是生命周期中从中年向老年过渡的阶段，是生育能力由旺盛走向衰退的时期。围绝经期随着体内内分泌激素的变化，会出现一些自主神经系统功能紊乱的症状，表现为精神状态和心理状态的改变。紧张、焦虑是围绝经期常见的一种情绪反应，这种情绪反应是自主神经系统受到刺激的结果。负性事件的发生会引起病人心情不愉快、情绪不稳定、自私、唠叨等，甚至会出现嫉妒妄想、迫害妄想、疑病妄想、抑郁症。

（1）心理关怀的原则　加强宣传和教育，增强康复的信心；鼓励病人扩大交往，维护良好人际关系；避免不良刺激，保持精神愉快；坚持体育锻炼，加强身心保健；关爱病人，预防自杀。

（2）心理关怀的方法　护士有意识地为病人提供治疗信息，使病人以科学的态度对待围绝经期的生理变化，减少思想负担，保持乐观情绪。鼓励病友之间进行交流，扩大社会交往。建议病人坚持体育锻炼，提高机体免疫力。嘱咐病人家属包容、爱护病人，营造温馨的家庭生活环境。

7.临终期病人的心理关怀　临终关怀是对已失去治愈希望的、生存时间有限（6个月或更少）的病人在生命即将结束时所实施的一种积极的综合护理。其目的是尽最大努力、最大限度地减轻病人痛苦，稳定情绪，提高生存质量，缓和面对死亡的恐惧与不安，维护其尊严，让病人平静地面对死亡，帮助病人在亲切、温馨的环境中离开世界，安然度过生命的最后时刻。临终关怀学的先驱Kubler Ross进行大量研究后，认为在临近死亡的时候，病人的心理活动一般要经历以下5个阶段：否认期、愤怒期、协议期、抑郁期、接受期。五个心理反应阶段，因人而异，有的可以重合，有的可以提前，有的可以推后，也有的可以始终停留在否认期。

（1）心理关怀的原则　对于否认期病人的心理关怀要允许病人有否认的阶段，不强求病人面对现实；对于愤怒期病人的心理关怀要对病人的愤怒表示接纳和理解；对于妥协期病人的心理关怀要鼓励病人说出内心的感受，积极教育和引导病人；对于抑郁期病人的心理关怀要评估病人的抑郁情况，密切观察病人，给予同情和照顾，允许病人自由地表达其悲哀情绪；对于接受期病人的心理关怀要尊重病人的选择、信仰、权利和人格，使病人有安全感和舒适感。

（2）心理关怀的方法　在否认期应劝说家属顺应病人内心需要，耐心倾听病人诉说，嘱咐家属和朋友多陪伴病人。在愤怒期应疏导病人负性情绪，必要时辅助药物，平息愤怒情绪。在妥协期应鼓励病人说出内心感受，为病人减轻疼痛等症状。在抑郁期应给予病人同情及照顾，允许家人陪伴，尽量帮助病人完成未完成的心愿。在接受期应让家属继续陪伴病人，设置安静、舒适的病房环境，不过多打扰病人。

8.急危重症病人的心理关怀

（1）心理关怀的原则　介绍环境，舒缓情绪；允许否认，健康教育；耐心讲解，纠正依赖。

（2）心理关怀的方法　快速、有序地进行救治，向病人介绍监护室的环境和入住重症监护室的必要性和暂时性，安慰和鼓励病人，发挥病人社会支持系统作用。对于处于否认期的病人，允许病人在一段时间内采取否认防御机制，让病人有一个过渡时期，但如果持续时间过长，则应引起注意。逐渐减少病人在监护室所受到的特殊照料，为撤离监护室做好心理准备。

9.手术病人的心理关怀

（1）心理关怀的原则　提供相关信息，消除其陌生感；建立良好护患关系，实施心理干预；强化社会支持系统，建立其战胜疾病的信心，保证充足睡眠。

（2）心理关怀的方法　病人入院后，向病人介绍医护人员的业务水平和以往手术成功的经验，指导病人积极配合手术治疗。指导病人家属在精神、情感、经济诸方面给予大力支持，必要时按医嘱给予抗焦虑、镇静安眠药物。手术中，当病人在清醒状态下手术时，医护人员应注意言谈，不谈论与手术无关的话题，不闲谈嬉笑，不窃窃私语，以免病人误解。手术后为病人减轻术后疼痛，避免不良刺激，分散病人对疼痛的注意力，采取暗示、想象等方法减轻疼痛。必要时遵照医嘱使用止痛剂。对手术导致生理功能受损、体像改变、残疾等病人要给予足够心理支持，安慰并帮助病人树立信心，接受现实，配合治疗，尽快恢复生活自理与工作能力。

10.慢性病病人的心理关怀

（1）心理关怀的原则　调整生活方式，提高疾病适应性；维持最佳心理状态，树立战胜疾病的信心；应用各种技术，疏导负性情绪；加强社会支持，维护健康心理；积极调整认知，消除错误观念。

（2）心理关怀的方法　教会病人及其家属在多个方面进行积极调整，如工作、学习、饮食、生活方式等。鼓励病人倾诉，指导病人运用自我积极暗示、转移注意力、自我调控等技术，帮助病人有效控制负性情绪。发挥社会支持系统的积极作用，帮助病人消除不合理信念，重建对慢性病的正确认识。

11.肿瘤病人的心理关怀

（1）心理关怀的原则　倾听病人诉说，有效疏导情绪；减少不良刺激，合理心理干预；加强沟通交流，重建健康生活。

（2）心理关怀的方法　观察病人的心理变化，耐心解答病人提出的问题，对病人给予同情和鼓励。减少不良刺激，结合放松疗法、音乐治疗法等消除或降低焦虑和恐惧的情绪。病人出现否认和愤怒情绪时，协助病人宣泄不良情绪。鼓励病人表达抑郁情绪，提供心理支持。鼓励病人与他人交往，主动参加社会活动。鼓励病人自我护理，减少依赖情绪。

三、文化关怀

（一）文化关怀的意义

1.文化关怀是护理工作的基本内容　护理学是一门关于人的学科，是关怀和照顾的学科，这是护理学不同于其他专业和学科的根本所在。护理的服务对象是人，而人是文化的载体，因此文化的需求成为人类社会生活的重要组成部分，文化关怀也成了护理工作的基本内容之一，与生理、心理、社会、精神、环境等诸方面的护理照顾共同发挥作用。

2.文化关怀是全人护理的重要标志 护理学的目标是帮助人们获得生理、心理、社会的最佳状态，要把病人看作是“全人”，文化关怀是全人护理的标志。

3.文化关怀是整体护理发展的必然结果 护理工作模式从单纯的疾病护理到全人护理，从功能制护理到责任制整体护理，经历了不断发展进步的过程，文化关怀体现了病人不同文化背景下的不同需求，护理文化关怀满足了病人的特殊语言、习俗、信仰、民俗等方面的需求，文化关怀是整体护理的重要组成部分。

（二）文化关怀的原则

护理文化关怀表现在对服务对象的文化、人种、性别和性观念等保持敏感性，给不同文化背景或处境的服务对象，提供系列的、适当的、有效的和合适的健康关怀。在护理实践中，应从情感、态度、认知和行为四个维度上进行把握。

1.情感的体验性 护理的内涵拓展为具有文化特色的照顾和关怀，要求护理人员在护理活动过程中，面对不同民族与国度、不同语言与风格和不同宗教信仰等具有多文化因素的服务对象，既要为其提供适合他们需要的共性护理服务，又要保证适应个体文化背景需要的特殊性护理服务，护理人员要以换位思考的情感体验，为病人提供文化关怀。如国外病人不习惯吃中餐，护士应了解并学习西餐礼仪，在饮食护理工作中予以实施西餐礼仪文化关怀。

2.态度的平等性 面对不同的文化背景，护理人员应端正服务态度，不可对病人的生活习惯、民族风俗、宗教信仰等持有偏见，要保持平等的心态看待病人的文化需求。例如，回族病人有头戴围巾的习俗，在进行床上洗头操作时，护士要在操作结束后为病人戴好头巾，以实施文化关怀。

3.认知的深入性 护理人员要在日常生活中注意观察，了解各类文化背景，丰富自己的文化常识，在工作中，对不明确的文化背景和病人的文化需求要虚心学习，满足病人的合理需求。

4.行为的一致性 对文化学习和掌握是一个潜移默化的过程，文化经过情感、态度、认知的内化过程，需要付诸护理实践。实施文化关怀过程中要保持内化于心、外化于行，保证护理行为与文化关怀相契合。

5.文化关怀的护理程序

（1）护理评估 包括对病人的身体、心理和社会文化进行完整、全面、正确的评估，是护理程序的首要环节，是保证护理质量的先决条件。随着跨文化护理模式的推广，文化评估成为护理评估的重要内容，文化评估有利于护士了解病人的文化背景、掌握文化习俗、实施文化关怀。

1）文化需求评估的内容 围绕日出模式的Ⅰ、Ⅱ级层次内容进行评估，包括病人受教育的层次、方法、学历、成长的文化环境、文化修养水平、民族特点、语言表达方式、人生态度、宗教信仰、价值观念等。其中价值观、态度和信仰、风俗和习惯是个人文化的核心要素，直接影响人们分析问题、认识问题的思维方式和人们对健康和疾病的认识，关系到病人接受治疗和护理的态度。因此，价值观、态度和信仰、风俗习惯是个人文化需求评估的重要内容。

2）文化需求评估的方法 ①直接提问法。护理人员以广泛收集反映病人文化要素的资料为目的，采取提问的方式与病人交流，在一般性内容交谈的基础上，有针对性地提出了解病人的文化状况的问题，深入浅出地让病人对一些现实问题充分发表看法和意见，使其潜在意识中的价值观、态度和信仰能通过回答问题、陈述看法、沟通交流直观地反映出来。例如，询问病人的饮食情况可以获得病人的营养状况、病因组成、病史等信息，可以通过询问“你平时经常性的食物包括哪些？”，了解到犹太教和伊斯兰教不吃猪肉，印度教不吃牛肉，佛教徒是素食者。了解病人饮食禁忌，尊重病人的饮食习惯，同时为制定饮食护理计划做好文化需求准备。对于病人提出其他开放性问题还包括：病人使用哪一种语言？病人的宗教信仰是什么？病人对有关健康和疾病的认知是什么？病人的社会支持系统有哪些？病人的日常活动方式是什么？病人的教育背景是什么？病人的沟通方式是什么？护士针对病人的主诉，将全面和深刻反映病人文化要素特征的问题集中整理，从而对病人的文化背景做到心中有数。②间接分析法。通过与病人家属的沟通和交流，获得对病人籍贯、学历、职业、民族、成长环境、宗教信仰和习俗特点、人生境遇的了解，综合分析病人对健康和疾病的认识和态度、是非标准、价值取向、态度体系，从而勾画出病人文化模式的大致类型，为制定护理计划提供可靠的资料。例如，不同民族的人对于数字有着特殊喜好和禁忌，日本人忌讳“4”，欧美人忌讳“13”，中国人喜欢“8”，了解到这些习惯，可以在为病人安排病房，择期手术等工作时选择病人喜欢的数字，以促进心理护理。

（2）提出护理诊断　针对日出模式的Ⅲ级层级内容，围绕一般关怀系统、专业关怀系统和护理关怀系统三个健康系统，提出关怀相关问题与需求。

1）焦虑　与健康状况和角色功能改变、环境和日常生活改变及语言交流障碍有关。

2）语言沟通障碍　与文化和语言差异有关。

3）知识缺乏　与文化和语言差异所致的信息交流不畅有关。

4）不合作（特定的）　与病人的文化背景和健康信念有关。

5）社交障碍　与社交环境改变有关。

6）迁居应激综合征　与医院文化环境和背景文化有差异有关。

（3）制定护理计划　针对日出模式的Ⅳ级层级内容制定护理计划。发挥护理关怀决策和行为层的积极作用，进而实现维持文化的护理关怀、调适文化的护理关怀和重建文化的护理关怀三种护理关怀行为，提供与文化相适应的护理关怀策略。①帮助病人适应医院文化环境；②建立适合文化现象的护患关系；③提供适合病人文化环境的护理。

（4）实施文化关怀的护理措施

1）采取与文化背景相符合的语言沟通方式　对待外籍病人尽量使用外语沟通，也可借助电子翻译设备，对待本国其他民族或地区有方言的病人，尽量使用普通话沟通，或采取书写的方式，将护患沟通的要点提前拟好写在写字板上，必要的医疗护理文件可设置双语版本，临床查房和晨会可采用双语交接班，确保语言沟通顺畅。

2）安排适宜的私人空间　对于特殊文化背景的病人首选安排单间病房，并设置一定的文化元素，如外籍病人病房可装饰油画，如果采取多人病房，尽量安排相同或相近文化背景的病人居住同一间病房。

3）帮助病人熟悉医院环境　病人来到医院会有陌生感，尤其是外地病人，护士要做好入院介绍，必要时引领病人体验医院环境。

4）提高价值观念差异的认同感　病人由于文化背景不同，对于健康、疾病、死亡、护理、环境等医院要素的价值观念可能会存在差别，护士应对病人的想法有一定的认同感，理解病人的行为，在认同的前提下与病人交流文化，交流认知，帮助病人逐渐建立正确而有利于治疗的思维方式。

5）尊重病人的风俗习惯　对于病人的特殊风俗习惯要予以尊重，如俄罗斯病人喜欢吃巧克力，日本病人喜欢喝茶，韩国病人喜欢吃泡菜，护士应在饮食护理中给予正确的指导，耐心分析营养素的搭配，结合病人病情，制定既适合病人文化又有利于疾病康复的饮食方案。

6）组织文化融合活动　为帮助医院内不同国籍、不同民族、不同语言的病人实现文化融合，护理人员可定期组织文化交流活动，如以春节、圣诞节、万圣节、中秋节等中西方传统节日为契机，组织病人联谊会，促进文化融合。

（5）文化关怀的护理评价　对文化关怀效果进行评价，围绕病人文化背景建立评价体系，观察病情进展情况及病人心理状况，从而评价目标是否实现，分析总结文化关怀实施过程中的经验与不足，对文化关怀计划重新修订。

6.文化关怀的能力培养

（1）增强文化关怀意识　在护理工作中由于语言沟通障碍、不了解病人宗教习惯或禁忌而导致的护患矛盾时有发生，与临床护士缺乏多元文化护理意识和知识有关。临床护士必须认识到病人可能在语言、宗教信仰、风俗习惯、饮食文化等方面存在差异，并且应理解这些差异，增强对多元文化的认知和意识，在提供护理服务前了解病人的文化背景，在掌握多元文化护理知识和方法的前提下给予病人人性化的照护，最终实现对病人生理、心理、社会、文化等多层面的护理。

（2）加强文化关怀培训　护生人文素养教育是培养文化关怀能力的有效途径，在护理学专业培养方案中设计人文特色课程、文化修养课程、文学鉴赏课程等内容，为提高护理学专业学生的文化素养奠定基础。同时，对于走上工作岗位的护理人员实施文化素养教育，在掌握护理操作技能的同时掌握民族习俗、文化礼仪、文化思维等内容，加强护理学与社会学、人类文化学、宗教学、语言学等人文学科的融合，培养文化认同感。

（3）开展文化关怀交流　通过走出去、引进来的方式，开展多元文化交流，鼓励临床护士参加我国护理各级各类专业学术团体和文化学社会团体，鼓励承担学术兼职，成为多元文化的传播者和承载者，例如，在全国护理学学术会议上介绍多元文化背景下护理工作的实施策略，让更多的护理人员获得多元文化，让更多人的病人得到文化关怀。

（4）创造文化关怀环境　充分考虑病人的文化背景，设计个体化文化关怀方案，并从医院物理环境、社会环境、人文环境着手，体现文化特色，为病人营造良好的就医环境。

（马　莎）

第三章　护士的文化修养

PPT

学习目标

知识目标

1. 掌握文化、文化修养、护士文化修养的概念；文化的功能、特征、结构。
2. 熟悉文化修养对护士的影响。
3. 了解多元文化的概念及相应的护理策略。

能力目标

1. 能够运用多元文化理论分析护理工作的内涵。
2. 学会应用日出模式评估病人的文化需求。

素质与思政目标

培养护士文化修养；树立人文关怀的工作理念。

第一节　文化修养概述

文化与人类社会发展的脚步相伴而行，从圣经故事到一千零一夜，从女娲补天到嫦娥奔月，文化创造了丰富的物质财富和精神财富，随着社会的发展，一带一路给中国带来了世界文化之交融，改革开放让世界认识了华夏文明之璀璨，当代社会呈现出“一枝独放不是春，百花齐放春满园”的文化盛世。任何一种文化，其本身必然有一种内在理想，人们随着此理想发展自我，而成为此文化体系中的理想个人，此谓文化陶冶，中西文化所孕育出的文化思想是人们精神品格的重要来源。护理学是人类共同的需求，没有国界的距离、没有种族的区别、没有语言的障碍，但因为病人文化背景的不同对护理理念和工作模式的要求也不同，因此，文化关怀在《全国护理事业发展规划（2016—2020年）》中作为大力推进优质护理服务的工作理念被着重指出，文化修养成为护理职业品格的重要组成部分。

一、文化的概念

何谓文化？人类在充满文化的社会中生存，人的世界在某种意义上就是文化的世界，但对于文化的解读却存在许多说法。著名哲学、人类学家蓝德曼指出：文化创造了比人们迄今为止所相信的更加广阔和更加深刻的内涵；我国著名历史学家钱穆认为，文化本是人创造的，没有人就没有文化，但文化也能改造人；文化决定了人们成为一个什么样的人，文化也决定人们如何看待这个世界。人从刚刚来到这个世界时的一无所知到慢慢拥有了语言、价值观、道德观，有了关于宗教、爱情、空间使用等的看法，有了自己的行为方式，它们深深根植于人们的内心世界并深刻地影响着人们，每一个人都生活在某种文化体系处于主导地位的社会中，接受着文化的培育和熏陶，从而成为一个具有特定文化的社会人。

（一）文化的概念

在中国，“文”字在甲骨文中就已经存在，指道德、礼乐、典章制度。“化”字意思是变化，后来引申为教化、风化、感化。中国古代最早将文、化二字放在同一句子的文献是《周易》，其《贲卦·象传》记载：“关乎天文，以察时变，观乎人文，以化成天下。”，其中“文”与“化”连用的基本含义是“以文教化”，强调摒弃武力征服的野蛮行为，而代之以人类文明的道德伦理和礼仪去发挥规范和教化功能，从而达到习性开化和文明教化的目的。

在西方，文化（culture）一词，来源于拉丁文“cultura”，原意是种植、耕耘、培养、教育、发展的意思。英国文化人类学家泰勒（Edward Burnett Tylor）认为：“文化或文明，就其广泛的民族学意义来说，是包括全部的知识、信仰、艺术、道德、法律、风俗以及作为社会成员的人所掌握和接受的任何其他的才能和习惯的复合体”，这是迄今为止最具影响的文化的定义。

英国哲学家埃尔佛雷德·诺思·怀特海说，狭义的文化属于思想活动，天下之美，仁爱之情，皆敏于濡染；德国著名的法兰克福学派哲学家阿诺德说，文化的核心与精华是让世界变得更加美好，让世人变得更加幸福和崇高，它可以实现人性所特有的尊严、丰富和愉悦，这里的文化所指的都是文化的精神方面，即精神文化，它是文化的所有层面中，最具有内在性、最能体现文化的超越性和创造性本质特征的文化。

《辞海》中对文化的解释是“从广义指人类社会的生存方式以及建立在此基础上的价值体系，是人类在社会历史发展过程中所创造的物质财富和精神财富的总和。狭义指人类的精神生产能力和精神创造成果，包括一切社会意识形态：自然科学、技术科学、社会意识形态”。著名哲学家梁激溟从民族生活的角度对文化加以阐释，认为：“所谓文化不过是一个民族生活的种种方面。概括起来，不外三个方面：一是精神生活方面，如宗教、哲学、艺术等；二是社会生活方面，如社会组织、伦理习惯、政治制度及经济关系等；三是物质生活方面，如饮食、起居种种享用”。

（二）文化的内涵

文化与人密切相关，它是人的非生物学组成部分，文化是人在改造世界的活动中使自身的本质力量得以展开和实现的一个最终结果；人是文化的载体，但不是文化本身，人通过改造自然的实践活动所创造的物质财富及精神财富才是文化；文化是人创造的，反过来文化又可以塑造人，影响人对自然的改造；文化是人类创造的复合体，文化产生的前提是人与自然的关系，所有文化创造活动都是在人与自然的统一中展开并通过一定的载体表达的，如音乐、绘画等可表达作者情感。

（三）文化的结构

1.文化的层次结构 文化分为四个层面：物质文化、行为文化、制度文化和精神文化，它们之间既相对独立，又相互制约，从而构成了一个意义与价值共存的文化世界（图3-1）。其中物质文化是文化的基础，它决定了文化的表现方式；行为文化是文化的外壳，它是各种文化动态的反映；制度文化是文化的关键，它把其他三种文化统一为一个整体；精神文化是主导及中心，它决定着其他文化的变化和发展方向。

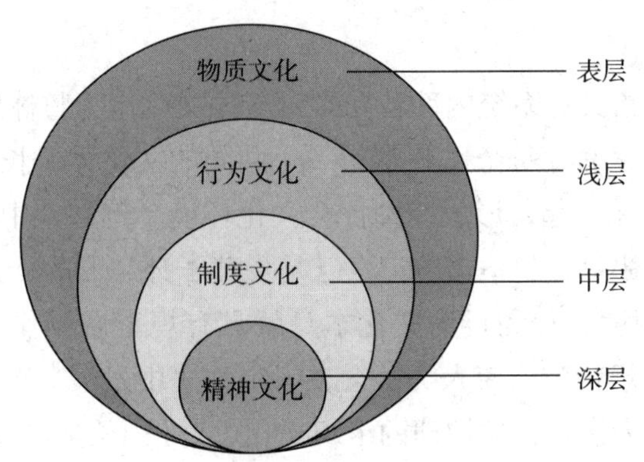

图3-1　文化的层次结构

(1)物质文化　又称显性文化，是人类利用自然界的条件进行生产活动及其劳动生产的总和，是可触知的具有物质实体的文化事物，是构成整个文化的基础，可满足衣、食、住、行等人类最基本的生存需要，包括饮食文化、服饰文化、居住文化、科技文化、网络信息文化等。物质文化最容易被人们直观感受到，在护理工作中护士的服饰、病房的布置均属于物质文化的范畴。

(2)行为文化　属于实践文化、现象文化。它是在意识与行为的统一活动中生成的文化，是以动态形式作为存在方式的活动文化，包括人们的言行举止，风俗习惯，如在见面礼节中，中国古代的拱手礼仪、法国的拥抱礼仪、日本的鞠躬礼仪，均显示出不同的行为文化。在护理实践中，行为文化表现为护士的坐立行走、举手投足、待人接物等护理服务行为和技术，是护理人员精神风貌的动态体现。

(3)制度文化　又称方式文化。指人类在社会实践中形成的各种社会规范，制度文化是管理文化的一种有形载体，它更多地强调外在监督与控制，是行业倡导的文化底线，常以各种规章、条例、标准、纪律、准则等形式表现出来。制度文化对人的调节方式主要是外在的、硬性的调节。护理行业的制度文化通过各种护理规章制度及条例规范表现出来。

(4)精神文化　也称社会意识，是人类在社会实践和意识活动中长期演化出来的，意识因素占主导地位的文化。精神文化形成深层内化的形态结构，表现为极为稳定的状态，人的道德观、价值观、审美观等方面所持有的态度和思想，主要是通过内在的文化自律与软性的文化引导来对人进行调节，如公民道德基本规范所阐述的“爱国守法、明礼诚信、团结友善、勤俭自强、敬业奉献”。

2.文化的空间结构　按照文化的空间范围，文化的结构分为文化区、文化区域、文化圈以及边际文化。

(1)文化区　是文化空间分布的最小单位，是一个大文化中具有相同或相似文化特色的区。例如，在同一所医院，内科、外科、妇产科、儿科等不同科室可形成不同的文化区，并且各自有其独特的设计风格。

(2)文化区域　是指共享一种文化模式的区域，由多个文化区组成，如医院内部虽然各个科室的职能和服务对象不同，但救死扶伤、以人为本的文化理念是相通的，由此构建了医院的整体文化区域。

(3)文化圈　是指不同的文化模式之间存在的空间范围，其空间地域比文化区域更广阔，如2010年，我国提出优质护理服务工作理念，全国各地医疗机构的护理单元逐步开展优质护理，并实现病区的全覆盖，打造了中国的护理文化。

(4)边际文化　是指两种或两种以上文化区域的边际处产生的混合文化，展示了两种文化的冲击与融合，如中国乐器与西洋乐器的融合形成了现代音乐，如我国少数民族区域的医疗机构收治的病人涵盖多个民族，护理工作形成了多元文化。

（四）文化的功能

文化功能也称文化价值，指文化系统内部各要素对于该文化作为整体所发挥的作用和效能。

1.凝聚功能 文化具有凝聚力，每个民族都是一个共同的文化体，长期历史积淀下来的对民族文化的价值认同感把人们紧紧联系在一起，形成一种社会文化环境。例如，中华文化深深植根于所有中国人的血液中，中华儿女无论走到哪里，都不会忘记自己是炎黄子孙、龙的传人。

2.规范功能 文化中的制度文化和行为文化本身就具有规范性，作为文化的价值观提供人们辨别是非的标准，规范着人们的思想行为，使人类社会在一定秩序中发展。若违反法规，将会受到制裁或惩罚，不同的文化产生不同的行为模式，如护理的组织文化可对护士的行为起到规范作用。

3.认知功能 文化在人类认识外界环境中产生，人创造了文化，文化时时刻刻又影响着人类的生活。每个人、每个民族都在前人的基础上生存和发展，通过文化再造文化，因此，文化是具有认知功能的，人类可借用前人的文化成果，来提高人类对自然的认知能力。

4.载体功能 随着“互联网+”时代的到来，人类交际方式不断丰富，文化作为载体对人类的发展起到越来越重要的作用，如护士通过各种融媒体学习掌握救死扶伤的护理技能，同时被优秀的护理文化所影响，提高了护理人员的综合素质。

5.塑造功能 刚出生的婴儿，是生物学意义上的人，并不是完整意义上的人，必须通过文化教育及文化熏陶，才能成为真正的社会人，儿童在经历家庭、学校的教育后，逐渐学会待人接物、礼貌用语、文明行为等社会技能，塑造了自己的人格。文学及艺术作品具有强烈的感染性，人们通过创造和欣赏这些作品来丰富自身的内涵，培养自身的情操，提升自身的人文素养。

6.经济功能 文化可以创造财富，在市场经济条件下，文化的经济功能越来越突出。音乐家的钢琴曲、文学家的文艺作品、画家的绘画作品，都直观体现了文化的经济功能。另外，文化可作为一种软实力渗透到市场竞争过程中体现其价值，如医院文化建设会有助于医院树立良好形象，进而带来良好的社会效益和经济效益。

文化的功能涵盖人类生活的方方面面，21世纪，文化将在人类社会发展历史上扮演前所未有的重要角色，文化促进了人类社会发展和进步。

（五）文化的特征

文化的特征可以概括为超自然性、社会性、时间性、空间性、民族性、阶级性、共同性、时代性、继承性、融合性等。本节从文化的普同性和差异性两方面来探讨文化的特征。

1.文化的普同性 人类作为文化创造者及承受者，自从进入群居社会，无论是东方还是西方，无论是古代还是现代，无论人们的地域、习俗和民族有多大的差异，都无法掩盖人在制造工具、劳动、运用符号等需求上的一致性，这些在文化本质特征上的一致性形成了人类文化的普同性。如春节是中国的传统节日，全国各地的节日习俗各不相同，北方吃饺子、南方吃汤圆，都是对美好生活的向往。

2.文化的差异性 源于人类生存的自然环境、社会环境等的不同。文化是靠社会群体积累传承和推广的，存在于社会群体的每个人的文化素养受其所处社会环境的影响而有所差异，从而形成不同的文化。

文化的普同性和差异性之间有着密切的联系，同中有异，异中有同。关于护理工作，世界上所有的人都希望护士帮助他们维护健康，但由于他们文化背景的不同，希望获得的维护健康的方式也会有所不同，这就是文化的普同性和差异性带给护理工作者的难题和挑战。护士在护理工作中，需要充分理解服务对象的文化普同性，同时考虑到差异性，才能做好个性化的优质护理服务。

（六）文化学

1. 文化学的定义　最早提出“文化学”这一术语的是德国的物理化学家、诺贝尔化学奖获得者威廉·奥斯特瓦尔德，他把文化学定义为研究文化本质规律的科学，他认为“把人类种系与其他动物物种区别开来的这些独特的人种特性，都被包括在文化一词中。因此，对这门关于人类特殊活动的科学可能最适于称作文化学。”文化学是研究人类文化现象的发生、发展及变化规律的科学，文化学从宏观的角度探讨文化本身以及诸文化相互关系、文化与社会及自然的相互影响。

2. 文化学的内容　包括对文化学学科本身的研究，对文化形态的研究，对文化史的研究，对交叉文化的研究。

二、护士的文化修养

（一）文化修养的概念

文化修养是指掌握科学知识和人文知识，崇尚科学、反对迷信和伪科学，对人文文化、科技文化中的部分学科有了解、研究、分析、掌握的技能，可以独立思考、剖析、总结并得出自己的世界观、价值观的一种素养。文化修养是通过参与文化活动、接受文化知识教育以及对社会生活的体验而逐步培养出来的。

伟大的古希腊文化、古罗马文化造就了以希波克拉底为代表的西方医学文明；不朽的黄河文化铸就了中医学的灵魂。博大的中华文化是中国医护人员人文修养的源泉，“大医精诚”的宏论千年不古，“医者仁心”的训导代代相传，如今的医德修养无不根植于中华民族丰富的历史文化之中。传统文化中的仁爱观、诚信观等均深刻影响着中国医学界的人文精神。

（二）文化能力

文化能力是在20世纪中叶由美国学者提出的，了解文化能力有助于人们理解文化修养的内涵。

1. 文化能力的组成　文化能力（cultural competence）也称文化理解力、文化敏感性、跨文化效能和多文化性。是指个体在与他人沟通交流的过程中，运用自己所拥有的文化知识，用客观的、批判的、开阔的眼光去评价他人的文化，并对他人的语言、行为、态度等背后存在的文化根源具有理解和洞察能力。如语言表达是一项基本的文化能力，人们通过准确的语言来描述自己对事件的体会。

2. 护士的文化能力　是指护士在护理工作中显示出的对其服务对象的文化根源所具有的洞悉及理解能力，是护士人文修养的重要组成部分。护士的文化能力主要包括文化自觉、文化知识、文化敏锐度、文化技巧。文化自觉是指护士能深入地自我检视个人和专业的文化背景；文化知识则是指护士能寻求、取得关于不同文化及族群的知识；文化敏锐度指护士能欣赏与尊重护理服务对象的信念及价值观，重视他们的文化，理解他们因文化不同而表现出的不同行为；文化技巧则是护士执行文化评估，顺利与服务对象进行沟通，抛弃个人偏见，为服务对象提供适合其文化背景的照护措施。这些文化能力是一种可持续性发展的能力。

思政导学

第39届南丁格尔奖章获得者巴桑邓珠在甘孜州人民医院从事护理工作30余年，医院住院病人80%是藏族，医护人员70%是汉族。一年冬天，一位来自偏远牧区的病人因消化道溃疡大出血入院，由于语言不通，病人不知该去哪个科室看病，正在焦急万分的时候，巴桑邓珠出现在他的身旁，马上把病人妥善地安置在病房。当时冬天十分寒冷，巴桑邓珠看到这位牧民衣着单薄，就立即回家抱来了毛毯盖在病人的身上，病人术后由于语言不通，无法准确完成医护讲解的术后注意事项，巴桑邓珠在病人手术后住院期间又对这位病人进行了无微不至的讲解和照顾，病人痊愈出院时对巴桑致以藏族最高致谢礼。

巴桑邓珠还志愿担任了医院的藏语老师，在院内举办藏语言培训班，在医护人员中教授藏族日常用语。退休后，又在州医院当起了翻译和导医，用草原人民特有的文化方式守护着高原百姓的健康。

巴桑邓珠在从事护理工作过程中，面对汉族与藏族病人，着眼于跨民族文化的不同，志愿为病人翻译语言，为病人顺利就医提供帮助，体现了护理工作中的文化融合。文化关怀为护理工作插上了温暖的翅膀，闪耀着白衣天使的光芒。

（三）文化修养对护士的影响

1.有助于提升护士的综合素质 通过加强护士的文化修养，增强护士的关爱、仁爱品质，提升护士的人文关怀和沟通能力等，不断提升护士的综合素质。

2.有助于塑造护士个人及群体的美好形象 提高每一位护士的文化修养，让护士更有爱心、责任心，给予病人更全面的照护，得到社会的认可，体现护理工作的价值，有助于形成个人及群体良好的形象。

3.有助于促进病人护理质量及身心健康 通过对护士真、善、美的培养，树立修身意识、学习意识、创新意识，提升护理内涵和护理质量。同时，良好的文化修养有助于护士更加细微地观察和体会病人的病情状况和心态，从对病人整体健康需求出发，促进病人身心健康。

4.有助于营造人际关系及社会和谐 提高文化修养使护士工作更加认真严谨，通过为病人提供热情、周到的服务，可有效预防和减少护患纠纷的发生，改善医患关系，促进社会和谐。

5.有助于促进护理事业发展及人类文明进步 通过加强护士文化修养，打造高素质的护理团队，提供高质量的护理服务，促进护理事业的可持续发展。同时，护士文化修养要求护士更加严格遵循护理礼仪，规范自己的言行、举止，从自身做起，不断促进人类的文明进步。

第二节 多元文化

当今世界发展体现着文化的多元性，各种文化思潮不断涌入、碰撞和交流，更新转型也日益加快。在这种复杂的社会环境中，需要有开放的视野，并结合不同的文化服务于社会，形成文化的多元性。

一、多元文化的概念

多元文化（multiculturalism）指在一个区域、地域、社会、群体和阶层等特定的系统中，同时存在具有独立文化特征而又相互联系的多种文化。

文化的多元性不是现代社会才有的，古代中国、古希腊和古罗马均存在由于文化的多元性而导致的各种社会矛盾和冲突。就文化本身而言，长期以来，是以达尔文的“进化论”为基础，认为文化是从野蛮到高度文明的发展历程。质疑者则认为文化是由不同时间和地点的人们以不同的方式集体所做的事情，这一理念成为现代多元文化主义的基础。“多元文化论”认为，一个由不同信念、行为方式、肤色等多民族文化组成的国家，各民族间的关系应该是相互支持而且平等的，其本质是群体认同和群体权利。

二、文化对人的影响

（一）文化与社会生活

文化是人类社会特有的现象，会对社会生活产生重要影响。这种影响可以表现为文化成为社会生活的中介和导向，它教会人们用怎样的方式生活，用怎样的标准评价自己的生活。如关于饮食文化，素食主义者认为动物性食物有害人的健康，他们会严格控制自己对动物性食物的摄取，这会形成他们独有的素食生活。摩尔根认为，人类发展的每一个阶段都包括一种不同的文化，并代表一种特定的生活方式。文化作为一种精神力量，对社会生活的影响无处不在，除了影响个人对工作、生活的选择之外，也会影响到群体的政治、经济、教育等制度的建立，从而影响民众的生活。

（二）文化模式与生活方式

1.文化模式 是一个社会所有文化内容组合在一起的特殊形式和结构，一般认为文化模式包括符号、物质特质、艺术、科学、习俗、家庭制度、财产占有方式与交易方式、政府及战争等九个方面。

2.生活方式 是指人们在一定条件下生活的样式和方法，是生活活动全部特征的总和。包括人们的衣、食、住、行、社会交往等物质生活，也包括价值观、生命观、道德观等精神生活以及相关的内容。可以以个人的行为方式表现，也可以以社会、民族、家庭的方式表现。如中国人春节时阖家团聚是中华民族的一种生活方式。

3.文化模式与生活方式的关系 文化模式与生活方式相互影响、相互制约。

（1）文化模式在形成过程中受生活方式的影响 生活方式受政治、经济、文化等条件的制约，不同社会、民族和职业的群体或个人呈现不同的生活方式，不同生活方式影响文化模式的形成。

（2）文化模式影响人们生活方式的选择 生活方式是一定社会历史条件的产物，其形成和发展受客观的社会因素以及人的主观因素的影响，其中作为重要精神活动的文化模式对人的生活方式产生着重要的影响。如中国的“孝心文化”深刻地影响着人们的养老方式，食品的选择、加工以及饮食的方式也因文化而异。

（三）文化与健康

1.文化与健康的概念 健康是一种生命状态，同时也是一种社会文化观念，健康的概念随时代的进步发生着改变。在古代中国，健康被看成是阴阳平衡的结果；在中世纪的欧洲，健康被认为是对上帝忠诚的报答；到了近代，人体被看作是一部机器，健康就是机器零件和运行的正常。1989年联合国世界卫生组织（WHO）对健康做了新的定义，即健康不仅是没有疾病，而且包括躯体健康、心理健康、社会适应良好和道德健康。这个概念对传统的“无病、无残、无伤、长寿就是健康”观念形成冲击，体现了人类社会对健康更高的追求。如今科学技术发展带来的健康问题也越来越受到人们的关注，网络成瘾、空调病、汽车代步对人健康的损害成为新的健康问题。

2.文化与疾病问题 多元文化的存在与多种疾病问题有关。

（1）文化对发病原因的影响 文化中的价值观、习俗及生活方式会直接或间接地影响某些疾病的发生。如喜欢豪饮的俄罗斯人因乙醇所导致的疾病的发病率较高；公共卫生及卫生习惯不佳的人群传染病的发生率高。

（2）文化对疾病表现的影响 中国传统文化讲究“克己”，造就了人们的忍耐精神，这种忍耐使他们对疾病所导致的临床表现不敏感、不在乎，从而贻误病情；某些宗教信仰也可能会使人们在遭遇病痛的时候认为是宗教力量的作用而拒绝救治。

3.文化与健康行为 文化会影响民众对待健康问题的态度以及处理的方法，从而影响他们的健康状况。

（1）文化影响民众的就医决策 中国文化认为，女性是柔弱的，而男性是坚强的，故患病时，女性会比男性更积极地寻求帮助。受教育的程度也会影响人们选择帮助的方式，教育程度高的人会积极了解疾病的病因、处理方式并配合医护人员的工作，教育程度低的则会过分依赖医护人员，盲目乐观或过度恐惧，从而影响疾病的转归。又如，相对于欧美，主动进行牙齿保健的中国人仅为少数，这些都体现文化对民众就医决策的影响。

（2）文化影响民众对治疗手段的选择 在中国，由于中医文化的博大精深，对民众有重要的影响力，许多人在患病时会选择中医治疗，特别是在养生保健方面深得民众信任。但在西方社会，民众很少选择中医作为治疗手段。

（3）文化影响民众对医疗保密措施的选择 在美国，非常强调病人的知情权，所以会将包括癌症在内的病情如实告诉病人，使病人充分计划他的人生；而中国则比较强调保护医疗制度，以免病人因经不住打击而精神崩溃。

（4）文化影响人们的健康行为 文化会影响人们采取有益或者有害于健康的行为。中国古代以三寸金莲为美，这一文化习俗造成许多女性残疾，损害了广大妇女的健康。

（5）文化影响民众获取健康的方式 在中国的养生文化的影响下，人们会通过食疗、打太极拳、练气功维护自己的健康。

三、多元文化视域下的护理策略与跨文化护理理论

（一）多元文化视域下的护理策略

探讨多元文化不只是限于对文化种类的研究，而是通过对多元文化的认可给予各民族政治、经济、社会、文化等平等的权利。将这种观点推广到护理实践，护士在为其服务对象工作的过程中，需充分考虑他们的文化认同权、社会公平权以及经济收益需求。

1.体现文化的平等性 多元文化观点认为，社会是由不同民族、不同群体组成的，社会成分的多元化决定了文化的多元化。各种文化都有其独特的价值，并无优劣贵贱之分，因而各种文化都有平等的生存权和发展权。护士在面对其服务对象的时候，需认同他们不同的文化背景，理解他们不同方式的求医行为及对疾病的态度。

2.体现文化的差异性 文化的差异性要求护士根据服务对象的文化特征运用丰富的手段，有针对性地提供护理服务。

3.体现文化的交流性 文化间的交流是多元文化形成的必要条件和存在基础。护士与护理服务对象之间同样存在文化交流问题，不是所有民众都受过良好的医学教育，他们关于健康维护的看法与护士常常会存在文化冲突，耐心了解护理服务对象的文化，与他们进行有效的沟通才符合多元文化的观念。

4.体现文化的内聚性 多元文化最本质的目的不是要突出某一种文化，而是提供处理两种以上文化间相互关系的态度和方法，即多元文化不是为了让不同的文化发生冲突，而是为了不同文化的相互理解及宽容，从而使拥有不同文化背景的人们在保持自我的同时可以和谐相处。护士的工作就是处理护理文化与其他文化的融合，将对护理服务对象有益的文化观念传递给他们，使他们的健康得到维护，并把这

些观念变成他们新的文化体系的一部分，完成文化的内聚。

（二）跨文化护理理论

1960年美国跨文化护理学家玛德莱娜·莱宁格提出了跨文化护理论，又称多元文化护理。跨文化护理借鉴生物学、社会学、人类学等多种学科知识，运用护理学的照护和关爱理念以及护理程序，探索各种文化的差异和共性，在临床护理实践中尊重病人的文化，从文化的角度帮助病人面对疾病或死亡。1995年在我国珠海召开首届“多元文化护理透视”国际研讨会，并正式将“跨文化护理”理论引入我国，跨文化护理的重要性得到护理界广泛关注，关于跨文化护理的研究越来越多。

1.跨文化护理的概念 跨文化护理又称多元文化护理，是指在提供护理服务前先了解病人的文化背景，分析其文化差异对病人身心的影响，根据病人文化特点，采取相应的护理措施，注意各种言行举止对病人健康所产生的影响，避免因护患文化差异给病人及家属造成痛苦和伤害。

2.跨文化护理模式——日出模式 日出模式（sunrise nursing model）是跨文化护理理论的核心内容，是护理文化关怀的重要模式，包含了四个层面：世界观、文化和社会结构层、服务对象层、健康系统层以及文化照顾决策和实施层。各个层面之间相互联系、互相影响。日出模式直观阐述和支撑其理论框架，并指导护理人员提供系统、周全和细致的护理照顾（图3-2）。

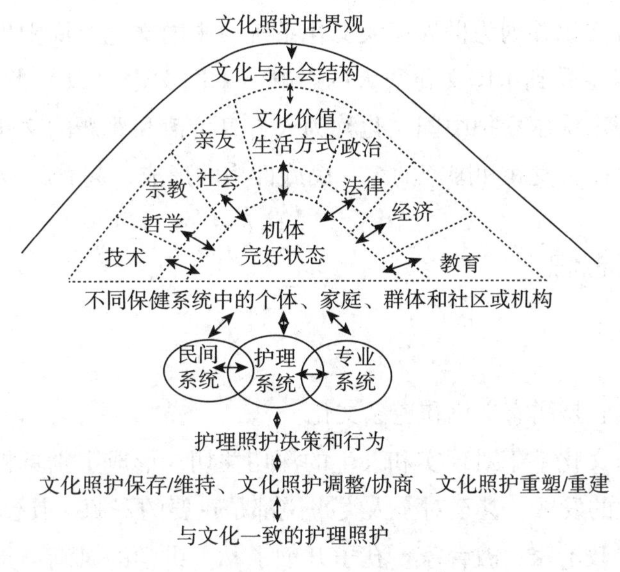

图3-2 日出模式

第1层为世界观、文化与社会结构层，指护理人员评估和收集关于服务对象所处社会环境和文化背景的各方面信息，包括哲学和宗教、亲属与社会关系、文化价值观和生活方式、政治与法律、经济、教育、技术因素等。

第2层为服务对象层，提供了健康系统内的护理服务对象，包括个体、家庭、群体和社会机构等方面的信息，以及与文化有关的照顾和健康相关的内容。

第3层为健康系统层，详细阐述了民间健康系统、专业健康系统和护理照顾系统，包括每一系统独特的照顾特征，这有利于识别文化护理照顾的共同性与差异性。

第4层是护理照顾决策与行动层，包括文化照顾保存/维持、文化照顾适应/协商、文化照顾重建/重塑。

案例分析

案例：病人，男，49岁，商人，美国白种人，信仰基督教，因近一个月持续咳嗽，后背疼痛，低热持续状态入院治疗，入院查体：病人神志清楚，咳嗽，咳痰，自觉乏力，身体消瘦，T 37.5℃，P 96次/分，R 23次/分，BP 128/82mmHg，生活自理能力尚可，性格开朗，情绪稳定，经医院诊断为肺癌。妻子是中国人，大学老师，身体健康，无宗教信仰，夫妻二人结婚二十年，最近九年在中国生活，病人可以用汉语交流，认为癌症是自己的归宿，渴望在妻子的陪伴下安然度过余下的日子，妻子建议用手术的方式根治疾病，被丈夫拒绝，病人现由妻子照顾在医院里接受保守治疗。

思考：1.不同文化背景对待疾病的认识有何不同？

2.护士是否应尊重病人的选择？如何让病人获得特殊文化背景下的护理服务？

第三节 中国传统文化与护理

中国文化是东方文化中最具代表性的思想和哲学体系，至今已有五千年，历史源远流长，内容博大精深；与印度文化、西方文化并列为世界三大文化系统。中国文化对周围世界影响深远广大，甚至追溯到欧洲近代文明的由来，也受到中国文化很大的影响。中国文化“以人为本”，充满了浓厚的人文主义精神。法国启蒙主义思想家伏尔泰把中国文化称为人自身价值和尊严的文化代表。中国文化的基本精神，对于整个中华民族的生存、发展和国家的统一民族性格的形成，起着积极的重要作用。

一、中国传统文化思想

（一）中国文化思想

中国传统文化思想的核心是儒家文化和道家文化。

1.儒家文化思想 儒家文化基于对现实和人生的深切关切，形成了别具特色、博大精深的人文教育思想。儒家的人性论对文化的发展，甚至对全人类来说都是重要的资源。其创始人孔子（名丘，字仲尼）是春秋末期著名的思想家、政治家、教育家。孔子开创了私人讲学的风潮，是中国第一个使学术民众化的，以教育为职业的教师，孔子的行为及其在中国历史上之影响，与苏格拉底之行为及其在西洋历史上之影响相仿。《庄子·天下》中谈及儒家，即说，《诗》以道志，《书》以道事，《礼》以道行，《乐》以道和，《易》以道阴阳，《春秋》以道名分。此六者正是儒家教人之六种功课。

2.道家文化思想 道家是中国古代主要哲学派别之一，其创始人老子（姓李名耳，字聃）是我国古代伟大的思想家。老子以道解释宇宙万物的起源与演变，道为客观规律，同时又具有独立而不改，周行而不殆的永恒意义。《老子》书中包括了大量朴素的辩证法观点，他的哲学思想和由他创立的道家学派，不但对我国古代思想文化的发展作出了重要贡献，而且对我国两千多年来思想文化的发展产生了深远的影响。庄子（名周，字子休）战国中期宋国蒙人，是老子思想的继承和发展者，著名的思想家、哲学家与文学家，代表作有《庄子》。庄子主张“天人合一”和“清静无为”，他与道家始祖老子并称为“老庄”。

（二）中国传统文化的主体思想

文化的主体思想是指渗透于文化现象和活动中的宗旨或思想，也是文化发展的内在驱动力和思想意识基础，中国传统文化的主体思想是“中和主义”。这是古代中国人追求的最高目标和最高境界，反映的是中国古代人的朴素的辩证思维模式，“中”是指矛盾双方都在自身应有的范围内适度发展，使矛盾统一体始终处于平衡状态。孔子将“中”发展为“中庸”，建议人们立身和处事时要采取不偏不倚和无过无不及的态度。中国传统文化的这种主体思想主要体现在人对自然和社会关系的认识和处理上，主张天人和谐、天人协调、天人合一，在人与社会的关系中要做到关系融洽、相容相生、和而不同。

二、中国传统文化的特征

（一）统一性

中国文化是逐渐形成和发展起来的、以中华文化为中心、囊括各民族绚烂多彩文化的统一体。中国文化具有非常强大的同化影响力和高度的统一性，即使是在国家和民族内忧外患的危急关头和政治纷乱、国家分裂的情况下，中国文化都不曾被分裂和瓦解过。

（二）连续性

中国文化在历史发展过程中一脉相承、传承发展，具有一定的连续性。例如中国文学，自诗经、楚辞、先秦散文、汉魏诗赋、唐诗、宋词、元曲至明清小说，其传承发展的脉络清晰完整；与之相反，古埃及、古印度、古巴比伦以及古希腊文化都在其历史发展的进程中发生过断代。

（三）包容性

中国文化的核心特征是包容性。中国文化本身是一个开放性体系，包容和整合了各种不同文化，因此中国文化并非保守、封闭、落后及僵死的文化。中国文化是不同民族、不同学派的文化取长补短、相互交汇而成的结果，是在汉文化长期吸收大多数少数民族文化精髓的基础上形成的，具有非常强大的包容性。中国文化历来都是兼收并蓄，以博大胸怀对待外来文化。如儒、释、道三教合流体现了中国文化的包容性。

（四）多样性

中国文化具有多元一体多样性的特征。中国幅员广阔、民族众多、地质各异，中国的区域文化和民族文化极其绚丽多彩。中国历史上曾经有众多丰富的区域文化及苗、蒙、藏、满、回等不同的民族文化，其风格迥异、异彩纷呈、各具特色。从主体文化和客体文化的角度来说，中国虽然有一个主体文化，但是其主体文化与丰富多彩的客体文化相辅相成，形成了一个内涵丰富多样的统一整体。

（五）体现人本

中国文化是以人为本位，关注人的生存及其全方位的发展。

（六）群体本位

中国文化将人和环境的关系看成是一个有机和谐的整体，是一种崇尚群体本位的伦理价值观。中国文化强调个体追求符合群体利益的价值目标，如仁、义、礼、智、信。个人首先要为家庭或家族为代表的群体利益尽义务。先国后家，先人后己，甚至为了整体牺牲个体，即所谓的杀身成仁和舍生取义。

（七）中庸之道

中庸之道也就是中国文化中的中和主义，中国文化主张“以和为贵”追求“中庸之道”。由于对“中庸之道”的普遍认同使中国人形成了注重保持和谐的社会意识，以及做事不走极端、求大同存小异的处世原则。

（八）寻根情怀

中国文化是在以农业为核心的自然经济基础上形成和发展而来的。在农业经济中，固守土地的意识根深蒂固，使人们形成了对土地的热爱和依赖。

三、中国传统文化对护理的影响

（一）概述

古代中国，传统文化对护理学的发展已经产生了影响。儒家思想自汉武帝以来成为中国文化的主导思想，儒家的核心观念就是孝，出于孝道，子女照顾生病的父母是天理，为行孝而担任长辈的护理工作则更加顺理成章。早在东汉时期，张仲景在《伤寒论》序中就已经写道：“怪当今居世之士，曾不留神医药，精究方术，上以疗君亲之疾，下以救贫贱之厄。”这里的亲主要指父母，换言之，能医懂药之士，方可忠孝两全。到唐代以后，持这种观点的人更加普遍。孙思邈在《千金要方》序中说：“余缅寻圣人设教，欲使家家自学，人人自晓。君亲有疾不能疗之者，非忠孝也。”其中“君亲有疾不能疗之者”中的“疗”实际上更多的是指护理，也就是说，只有掌握一定的医学知识和护理知识才能达到孝的标准。这样的例子在中国古代文献中比比皆是。因此，从某种意义上说，中国古代主要承担护理工作的就是子女或者家庭成员。儒家思想的道德规范促使中国古代形成了以家庭为中心的护理模式。

（二）中国传统文化与护理

在中国传统文化体系中，“仁义礼智信”具有重要的地位，谓之“五常”，也谓之“五性”。仁是爱之理，义是宜之理，礼是敬之理，智是知之理，信是实之理。“五性”价值观恰与护理人文关怀的价值取向耦合。

知识链接

有关“仁、义、礼、智、信”的名句

1.仁　子曰：“唯有仁者能好人，能恶人。”

2.义　子曰：“君子喻于义，小人喻于利。”

3.礼　子曰：“非礼勿视、非礼勿听、非礼勿言、非礼勿动。”

4.智　子曰：“务民之义，敬鬼神而远之，可谓知矣。”

5.信　子曰：“言必信，行必果。”

1.基于传统仁德思想的博爱护理观　仁是爱之理，仁者，爱人，二人也。在护士与病人的二人间，充满了仁爱、道义、睿智、尊重、诚信。护士通过人道主义精神及敏锐的观察力、丰富的专业知识、尊重他人的礼仪修养以及诚信的价值观四种内在素养的历练，通过感同身受的关爱、和蔼可亲的微笑、四轻（说话轻、走路轻、操作轻、开关门轻）的礼貌举止，给予护理对象人道主义。护士以丰富多元的专业知识、熟练可靠的护理技术以及忠实守信的人格魅力构建医者仁心，博爱可敬的仁德精神，将仁德与护理有机结合成为博爱人文的专业文化。

2.基于传统正义思想的人道主义护理观

（1）护理见道义　如同护理所包含的元素一般仁爱有加，道义使然，心系病家、关怀备至、秉持公道、一视同仁。“护理”一词即为有心的照护和规范的整理、梳理和管理，尤其是对于危重症病人而言，则是建立在心的基础上的理性判断和仁爱基础之上的救护道义。

（2）关怀有仗义　护士站在病人角度感同身受、维护病人利益不受伤害，努力为病人及家人着想，济贫扶弱、乐善好施，则是仗义式关怀之道。

3.基于传统尊重思想的护理礼仪规范　礼者，心之敬，心中有数，油然而生便是礼。古人云：“敬人者，人恒敬之”，护士心中敬畏生命，继之礼仪规范油然而生。医院是一个尤其需要相互关爱、尊重的场所，礼貌的尊称、轻声细语的问候、温暖心扉的话语，都是以礼相待的行为规范。

4.基于传统评判观念的觉悟智慧护理观　“智”可引申为知是非，是护士知而成智的内化过程。护理专业化过程正是从知识变为智慧、将技能转化为技术的过程。评判性思维是事物的确定方法，在护理工作中唯有经过反思、评判才可保证护理措施的准确执行。护理是一门科学性与艺术性相结合的学科，这就要求护理工作者需要有科学的评判性思维，而评判性思维包括尊重事实、尊重逻辑、弃旧图新、批判性的继承等思想，与儒学经典《大学》中宣扬的大学之道不谋而合。

5.基于传统慎独观念的诚信护理观　护士和病人之间需要忠于职守，忠信思诚。“慎独”一词出于《礼记·中庸》：“莫见乎隐，莫显乎微。故君子慎其独也”。“慎”就是小心谨慎、随时戒备；“独”就是独处，独自行事。所谓“慎独”，就是指一个人独处的时候，即使没人监督，也要严格遵守道德原则，强调在没有外在监督的情况下坚持自己的道德信念，自觉按道德要求行事。“慎独”是护士诚信素养的核心之魂。护士常常在无人监督的情形下为病人进行护理，有时也常常需要牺牲个人利益，如深夜一人为病人提供治疗，需要通过护士的慎独自律引导其完成护理操作。

中国传统文化的主体思想对中国社会的发展具有深远的影响。一方面对“中和主义”的认同，使人们普遍注重实现和保持和谐，凡事中庸不走极端，求大同存小异，重视群体利益。另一方面“中和主义”使人们养成了温良、仁爱、平和、宽容的品格，体现了崇尚团结、热爱和平的民族意识，形成了人际和谐的生活方式。

第四节　文化视域下的健康生命观

健康包括生理、社会心理及精神等不同的层面，是人类的基本需求，也是护理的最终目标，维护和促进健康是护士的首要责任。健康的意义因人、时间及地点的不同而不同。健康可以理解为是个人成就、家庭幸福、社会安定、国家富强的基础及标志。因此从文化的角度来解析健康观和生命观，唤起尊重与敬佑生命意识，对护士实施促进健康的护理活动，对于提高人类的生存质量具有重要意义。

一、东西方的健康观及健康维护责任

（一）健康观的发展历程

健康是一个复杂且不断演变的概念，因文化背景和个体价值观的差异而不同。人类的健康观随医学科学的发展和社会进步而不断演变，其过程包括以下几个阶段。

1.蒙昧阶段　古代生产力水平低下，科学技术思想尚未形成，人类对于健康和疾病的认识是蒙昧和超自然的。人们错误地认为生命和健康都是拜神灵所赐，而疾病和灾祸是遭受天谴和受到神灵的惩罚。当时维护健康和预防治疗疾病的方式主要是祈祷和巫术，人们祈求神灵的庇佑与宽恕。可见蒙昧的健康观念是建立在古代生产力水平极不发达基础上的。

2.自然哲学阶段 随着生产力的发展和医学技术水平的提高，人类开始将健康和疾病与人类生活的自然环境和社会环境联系起来观察和思考，由此产生了最早的辩证的整体医学观。这种健康观念通过对立统一的哲学概念来阐释疾病的发生、发展、诊治、康复及转归。例如古希腊的希波克拉底提出了“体液平衡学说”，该理论认为人体内有血液、黏液、黄疸汁、黑胆汁四种液体，这四种液体的平衡与否决定了个体的健康程度。

3.机械论阶段 欧洲的文艺复兴促进了西方科学技术的发展，尤其是实验科学的兴起有力推动了欧洲科技的进步。笛卡尔和拉美特利等哲学家发展了机械论医学观。该观点认为人体是一部精密的机器，疾病是机器发生故障的结果，而康复过程的实质则是修缮的过程，因而维护健康应该像维护机器一样精益求精。在这种机械论的健康观念的影响下，医学得到了进一步的发展。如巴斯德发现了微生物、哈维发现了血液循环、魏尔啸提出了细胞病理学、莫尔干尼创立了器官病理学等。

4.生物医学阶段 随着科技时代的进步，自然科学包括医学的快速发展受到工业革命浪潮的强烈冲击。此时的形而上学、机械论的自然观受到了能量守恒与转化定律、细胞学说、进化论等揭示自然界固有辩证法的剧烈冲击。这一阶段，传染病的暴发流行极大地推进了细菌学研究的进一步深入发展，人类开始认识到宿主、环境和病因之间动态平衡与否是疾病发生与否的核心问题。人类对病原微生物的深入探索形成了疾病的单因-单果模式，也就是生物医学模式的健康观。该模式在一定程度上揭示了急、慢性传染病的发生、发展及流行规律，从纯生物学角度来阐释维持生态平衡的观念。

5.生物—心理—社会阶段 随着人类社会经济、文化、医学及科学技术的发展，人类的疾病谱和死亡谱在世界众多地区发生了显著变迁，例如心脑血管疾病、恶性肿瘤的发病率日益升高，超过了传染病的发病率。研究发现心脑血管疾病、恶性肿瘤的发生、发展及转归均与人的身体、心理、社会等因素密切相关；同时基于人的生物和社会双重属性，产生了生物—心理—社会医学健康观。这一观点认为，将人视为一个群体的一员在群体层面上研究健康与疾病问题，不但需要运用科学实验的方法进行相关生物学的定量测量，而且还需要运用社会调查等定性的研究方法，针对人们的心理、社会及行为方式等因素进行剖析研究，才可能更加全面、更加准确地认识到健康与疾病两者之间相互关系的本质。

世界卫生组织（WHO）在1949年将健康定义为：“健康不但是没有疾病和身体缺陷，而且还要有完整的生理、心理状态和良好的社会适应能力。”WHO在1989年又提出了健康的新概念，即“健康不仅是没有疾病，而且还包括躯体健康、心理健康、社会适应良好和道德品质的良好状态”，形成了新的四维健康，这是对健康较为全面、科学、完整、系统的定义。1990年世界卫生组织将道德品质修改为道德完善。这说明，健康不仅涉及人的体能方面，也涉及人的精神方面。

（二）健康的维护责任

健康是促进人的全面发展的必然要求，是经济社会发展的基础条件。国际护士会指出，护士的基本职责就是促进健康、预防疾病、恢复健康和减轻痛苦。护士为个人、家庭及社区提供健康服务，并与相关团体互相协作提供服务。

1.维护病人健康

（1）生理方面 护士应为病人做好生活护理，避免不良刺激，保证病人生理舒适，如安置合适体位、创造适宜环境等。

（2）心理方面 护士应与病人建立良好的护患关系，运用良好的沟通技巧与病人交流，及时了解病人的心理变化，及时进行心理疏导，帮助病人建立正确、豁达的生死观。

（3）社会方面　护士应评估病人的社会支持系统，帮助其获得有力的社会支持。情况允许时，可以鼓励病人的亲友适当探视、陪伴，给予病人关怀和鼓励。

（4）道德方面　护士应评估病人真与伪、善与恶、荣与辱的是非观念，指导病人不以损害他人的利益来满足自己的需要，正确处理人与自然及环境的关系。

2.维护自身健康

（1）生理方面　护士应养成健康的生活方式，提高健康素养，树立“每个人都是自己健康第一责任人”的理念，以良好的工作状态面对繁忙的临床工作，尽量让身体处于一种自然的、规律的状态，对自己的健康负责。

（2）心理方面　护士应提高自身的适应能力和业务素质，业余时间要培养个人兴趣爱好，提高个人情操，学会自我调节，做到“怒不过夺，喜不过予”，保持一种“涵容以待人，恬淡以处世”的气度。

（3）社会方面　护士应注意塑造良好职业形象，主动建立和维持强有力的社会支持系统，兼顾好本职工作和其他社会角色。

（4）道德方面　护士须以道德来维护自己的职业尊严，充分体现以仁爱、正义为核心的人道主义精神，体现对人的关爱与尊重，牢记为病人服务的宗旨，内化于心、外化于行，强化道德意识和道德教育的培养。

二、东西方文化的生命观及珍爱生命

（一）生命观

生命观作为人生观的核心，是构成精神世界的基质，决定人的行为方式和价值观念，是对人的生命的根本观点和态度。将生命作为认识对象并形成系统的观念，这就是关于生命的哲学观。这种观念具有无形的统摄和支配人对待生命的态度、情感、意志和行为选择能力。不同时代和不同文化背景的人对生命有着不同的理解和思考。

1.中国文化的群体生命观　群体本位思想是中国传统文化的基本特质与核心精神。在中国文化中，万物皆自然而然形成，“有天地，然后万物生焉”，生命与生命之间都不是孤立的，每个个体都与群体息息相关。群体生命观重视生命与生命之间内在的联系，“身体发肤，受之父母，不敢毁伤，孝之始也”，对身体的爱惜是孝道的体现，每个人应珍惜自己的生命。同时，个体只是群体的组成部分，应以群体为中心，强调个人对家族、社会等群体的责任、义务和贡献，“舍身求义”正是这种群体本位思想的体现。

2.西方文化的个体生命观　西方文化以个体为本位，认为万物均是独立的个体。自古希腊时期，西方人就倾向于承认个人的尊严与价值，肯定个人的权利，倡导自由精神。在群体与个体的关系上，西方文化肯定人作为个体存在的价值，把个体看作是人类社会结合的基础。个体生命观鼓励个人创造性的发展，从这样的观念出发，个人往往不依附于家庭，也不依赖于他人，而是倾向自我依赖，强调个体的独立性，表现为“合理利己主义”，即在不损害他人的前提下，每个人都坚定地维护自己的个人利益。

（二）珍爱生命

南丁格尔曾说过，“护士其实就是没有翅膀的天使，是真、善、美的化身”。护士应怀有对生命的敬佑之心，将珍爱生命的爱心化为相关护理实践，提高病人的健康水平，同时也不应忽视对自己生命本身的关注与呵护。

1.珍爱病人的生命

（1）精心护理，敬佑生命　护士在工作中面对的是生命攸关的病人。护士需具有高度的责任感，业务上精益求精，一丝不苟、细致认真地对病人进行评估，落实每项护理措施，最大限度促进病人的康复。在护理工作中，还需要做到严谨规范，严格执行各项制度，特别是查对制度，正确执行医嘱，避免操作失误给病人带来伤害甚至影响生命安全。

（2）感同身受，关怀生命　护士应站在病人的角度，设身处地为他们着想，体会病人的病痛和疾苦，理解他们心理真实的需求，用平等、仁爱之心对待每一个病人，使护理变得更加有温度。护士要做有心人，细致观察病人，对病人进行心理状态的评估，发现有自杀倾向的病人应给予真诚关心，专人陪伴守护，必要时请心理专家进行疏导，安抚、劝导病人。

2.珍爱自己的生命

（1）心怀感恩，理解生命　人的生命不是独立存在的，而是社会群体的一部分。生命离不开父母养育、师长教诲、万物供给，每个人的生命不仅属于自己，还与家人、朋友的幸福密切相关。心怀感恩，就是懂得对他人抱有感激之心，感恩拥有的一切，才能真正理解生命的意义，珍惜生命，乐观进取，树立正确人生观，积极创造生命的价值。

（2）善待自我，保护生命　生命对每个人来说只有一次。护士在关爱病人的同时，也应注重对自己生命的关怀和呵护。平时做好健康维护，采取健康的生活方式，促进生命的成长和发展。每个人生活在世界上，也面临着各种意外风险，因此，工作生活中要洞察威胁生命的各种险情，注重各方面的安全，如交通安全、安全性行为等，积极防范风险情况的发生。一旦发生意外紧急情况，要采取适当的方式进行自救，保护自己生命安全。

三、东西方的死亡观及病人临终护理

（一）不同文化对死亡观的阐述

死亡观是人类对自身死亡的本质、价值及意义的根本观点和根本看法。

1.中国传统文化视角下的死亡观　在中国社会发展的早期，社会生产力落后，哲学的思考能力尚未形成，人们还不能用自然的眼光看待死亡，而是采用宗教神话的形式来阐释死亡。此时的死亡观其本质特点是对死亡的反抗，并且认为人死后会转世为其他生灵。随着科学生产力的发展，人们学会了用科学自然的观点来理解死亡，认为死亡是人类的一种自然归宿，生死是无法抗拒的自然法则。该观点认为人的生命是宝贵的，具有唯一性和不可逆性，人死不能复生，死亡是一件令人恐惧的事情。

2.西方文化视角下的死亡观　最早的西方死亡观具有否定性特征，核心内容是信仰灵魂永存，认为死亡是由自然界的神秘力量所控制。现代西方人的死亡观认为人想要摆脱死亡的普遍性，只有或者必须通过信仰上帝来实现。

（二）病人的临终护理

死亡是生命活动不可逆的终止，是人的本质特征的永久消失，是机体完整性的破坏和新陈代谢的中止。中外文化都把从容、无痛苦、有尊严地离世作为人生最大的幸福。临终护理的目的是为了帮助临终病人减轻痛苦，降低对死亡的恐惧，平静安详地离开人世；帮助家属接受丧失亲人的现实，适应新的生活。

1.临终病人的护理

（1）评估生理变化，减轻身体疼痛　临终病人身体的各项功能都日渐衰弱，出现大小便失禁、皮肤苍白、食欲下降、呼吸困难等症状，同时还常伴随着不同程度的疼痛，给临终病人带来极大的痛苦。护士应该尽力满足病人的各种生理需求，提供周到细致的生活护理，采取有效措施缓解症状，提高生活质量。临终病人的各个感官日渐消退，听觉是人体最后消失的感觉，因此护士在跟病人交流时语调应轻柔，语音清晰，也可用手触摸病人，让其感到在生命的最后一刻并不孤单。

(2)评估心理需求，恢复内心平静　面对死亡，临终病人都会经历复杂的心理历程，如否认、愤怒、抑郁、恐惧等。不同年龄、性别、文化、经历的病人心理体验有所不同，护士应该充分地评估病人的心理状态，了解其心理需求，营造温暖、安宁的氛围，鼓动病人表达内心的感受，给予恰当的心理支持。

2.临终病人家属的护理　护士应表达对家属极大的同情心和关心，给予精神上的支持和鼓励，指导家属对临终病人进行生活照顾，使其参与到日常的照顾中。病人离世后，死者家属在居丧期间将承担巨大的痛苦，这种不良的情绪对其身心健康、日后生活都将产生巨大的影响，因此护士应该在病人死亡后为病人家属提供情感支持。安慰丧亲者面对现实，鼓励他们宣泄内心的痛苦，陪伴并认真聆听他们的倾诉。鼓励丧亲者参加各种社会活动，通过活动抒发内心的悲伤，获得心理安慰。

第五节　护理文化

一、护理文化的内涵

护理文化在护理实践、护理管理和护理教育方面都发挥着重要的作用。护理文化反映和代表了护士的基本思想、共同的价值观念、顺应时代的行为准则及伦理道德。护理文化的实质是一种调动医院护士的积极性、主动性与创造性的护理管理模式，亦是团结和凝聚全体成员强有力的中介力量，使护士从内心深处自觉产生不断创新、积极向上的拼搏精神。

(一)护理文化的概念

多数学者认为，护理文化是护理组织在特定的护理环境下，逐渐形成的共同价值观、基本信念、行为准则、自身形象以及与之相对应的制度载体的总和。

(二)护理文化的内容

1.护理宗旨　是组织确定并且在护理活动中应该遵循的指导思想和共同的信念与追求，直接引导着护理人员的行动和护理学科的发展。“减轻和消除痛苦，维护和增进健康”就是护理宗旨，是敬畏生命的终极关怀，具有强大的激励作用，能使护理组织成员获得巨大的精神动力。

2.护理理念　又称为护理人员的共同价值观，是组织全体成员在长期的护理实践活动中形成、内化并通过行动表现出来的共同信仰的一种价值体系。它与护理宗旨既有联系，又有区别。首先，两者都归属于信仰体系和观念体系，且都是在实践活动中应该遵循的。但是护理宗旨是组织认定的，它既可以内化为全体护理成员的意志，也可以不转化为全员的共同意志；而护理理念则一定是被全体成员内化了的价值体系。其次，护理宗旨既可以是全员也可以是领导者的；而护理理念则一定是全员的。总之，护理理念是护理宗旨或护理根本信念的反映。

3.护理道德　是护理人员应当遵守的职业道德，对于提高全体人员的社会责任感、树立良好的形象、形成良好的组织气氛有着积极的促进作用。由于护理工作直接涉及人的健康和生命，因此护理道德具有很高的标准。护理人员要实践这些护理道德的基本原则，并依此去规范自己的言行。

4.护理制度 是护理人员共同的行为规范，包括各项护理工作应当遵循的法规、正式或非正式形式的标准及程序，也包括各项管理制度。护理制度一方面体现了护理宗旨，即价值观念和道德规范，另一方面反映了护理管理的民主化和科学化的程度。

5.护理作风 指护理人员在达成护理组织目标时所表现出来的个性特征，体现了护理人员共同的价值观。护理作风是护理工作中重复出现的、带有普遍性并且相对稳定的行为方式，是区别于其他组织的最具特点的关键问题。病人可以通过护理人员的言行体会到护理工作的独特风尚。

6.护理形象 是公众对护理工作人员的感知觉印象。它是护理文化的社会表现和社会评价。任何一个组织，不仅要对自身发展负责，同时也对社会承担了不可推卸的义务。良好的护理形象源于护理人员的个人形象和组织的外部发展，两者是统一的，以共同反映护理组织的宗旨。

二、具有中国特色的护理文化

构建具有中国特色的护理文化要从正确的原则入手，充分认识护理文化建设的必要性，从我国实际出发，以中国特色社会主义文化为主导，建立多学科综合的护理文化。护理文化的构建可以从三个层面着手，即物质文化、制度文化和精神文化。

（一）构建物质文化

在物质文化层面，构建护理文化包括医院环境和护士形象两方面。首先要构建和谐护理工作环境，增添人性化护理服务设施。例如在病床间安装隔帘，将急救设施封闭式管理，防止各种导线、仪器暴露在病人面前，减少对病人的不良刺激。此外，还需要营造属于护士自己的空间，如护士办公室、护理文化墙等。这些人性化的环境建设不仅有利于病人的身心健康，同时也促使护理人员在工作中以愉悦的心理状态更好地为病人服务。其次要构建优雅的护士形象，统一规范护士的着装，对护理人员进行护士素质和礼仪规范培训，构建良好的护士形象。

（二）构建制度文化

制度文化是护理组织在长期管理实践中生成和发展起来的，以提高护理质量为目的，以护理规章制度为载体，约束护理人员行为的规范性文化。在制度文化层面中，护理文化包括护理的组织管理形式和各项规章制度，护理制度是在长期的护理工作实践中总结出来的，是规范人和物的行为方式的一部分。首先要构建合理的护士长管理制度，如定期召开护士长会，对护士长的管理提出明确要求，对护士长实行任期考评制度等。其次，构建合理的护士管理制度，如严格执行聘用护士准入制度，加大在职护士的培训力度，组织年度考核等。再次要构建护理质量管理制度，如强调护理工作的安全意识，规范、细化各级护理人员职责、工作制度和流程，重视终末质量和环节质量等。

（三）构建精神文化

精神文化是护理文化的核心内容，包括独立精神和创新精神。独立精神反映了护理的独立人格，体现了护理的主体意识。创新精神则包括护理的各个方面和层面的创新精神，如护理理念、护理哲学、护理体制、用人制度、服务水平等。在该层面需要发挥护理文化的导向作用，树立共同的价值观所形成的护理理念；发挥激励作用，树立正面典型；发挥凝聚作用，树立团队精神；发挥推动作用，树立品牌护理。

三、新时期的护理安全文化与服务文化

（一）构建“生命至上”的护理安全文化

1.解读护理安全文化 病人安全问题在世界范围内受到高度关注。保证病人安全是护理人员面临的重要课题和任务，而安全文化是安全管理的灵魂。

（1）安全文化由来及概述 安全文化起源于20世纪80年代的国际核工业领域，是人类安全活动所创造的安全生产和生活的精神、观念、行为及物态的总和。目前，针对安全文化的概念众说不一。从强调个体和集体共同的价值观角度来看，安全文化是个人和集体的价值观、态度、能力和行为方式的综合产物；从强调物质和精神两个方面来讲，安全文化是人类在获取生产、生活资料的实践中，为维护自身免受意外伤害而创造的各类物质产品及意识领域成果的总和；从强调安全至上的价值理念并且成为行为规范的层面分析，安全文化以“安全第一”和“生命至上”作为核心价值观，体现为组织和组织中的每一个人共同持有的态度、意识、行为特征。

（2）护理安全文化的提出 20世纪90年代，随着安全文化概念的提出，护理安全文化的概念得到相应的重视和发展。护理安全文化是指护理安全活动所创造的安全生产和生活的精神、观念、行为及物态的总和。护理安全文化需要通过营造护理工作的安全氛围，影响护理人员的安全理念、意识、态度和行为等，从而控制其不安全行为的产生，最终达到减少护理差错事故的目的。因而，建立护理安全文化是评价护理质量和识别、预防差错事故的重要手段。

2.构建新时期护理安全文化

（1）护理安全文化理念的更新 面对日益复杂的护理环境，需要对护理人员进行护理安全文化的培训，树立共同安全理念，包括以下几方面。①提高护理人员对护理服务安全重要性的认识，树立安全第一、安全维系健康和生命、安全创造效益等观念和意识。②转变对“人误”的偏见，抛弃“人不应出错”的传统观念，接受“人皆会犯错误”的事实，敢于正视安全问题。③转变安全管理思路，明确个人差错多与系统有关，要从系统角度查找原因。④建立无障碍不良事件自愿报告系统，当自己、他人或系统出现缺陷时，能及时向有关部门报告。⑤变“苛责文化”为“缺陷分享文化”，改变对发生护理过失的个人予以经济惩罚的传统做法。新时期的护理安全文化注重对每件错误的原因分析、改进措施及其效果。

（2）护理安全文化氛围的营造 营造护理安全文化氛围，可以从安全文化的三个层面着手，即物质层、制度层、行为层。①物质层：规范和完善各类安全警示标志牌及安全设施。如建立各类仪器设备的操作流程图，挂在仪器、设备的醒目位置，使护理操作时一目了然。②制度层：建立健全一系列保证护理安全的规章制度，如护理技术操作手册、护理突发事件应急预案、护理风险告知制度等，使护理人员在每一个工作环节中都能够有章可循。③行为层：安全的护理行为是更新安全文化理念、建立安全制度的落脚点，所有的制度文化在建立和完善后，需要落实、强化和督查，使良好的行为逐渐演变成习惯。要尽可能杜绝日常护理行为中的安全隐患，如护理制度执行不严、工作责任心不强、操作技能不娴熟、护患沟通不够、护理记录不详等。

（二）构建“以人为本”的护理服务文化

1.护理服务文化的内涵 随着医疗卫生事业的发展，护理服务文化的提升已成为提升竞争力的焦点问题。优质护理服务需要有优秀的护理服务文化建设作为支撑。

（1）服务的概念 是指为他人做事，并使他人从中受益的一种有偿或无偿的活动。其实质是不以实

物形式而以提供劳动的形式满足他人某种特殊需要。具有无形性、不可分离性、可变性、易消失性及所有权的不可转让性的特征。

（2）服务文化的概念　是指体现服务特色、服务水平和服务质量的物质因素与精神因素的总和。服务文化是文化的一个重要分支，是文化建设的一个新内容。随着时代的发展，服务文化的影响日显强大，建设高品质的服务文化，提高服务质量，提升服务文化贡献度，已成为各行各业谋求发展的必然选择。

（3）护理服务文化的概念　是指护理社会群体为人类提供护理、保健服务的实践中所创造的全部物态服务文化和意态服务文化的总和。

护理服务文化具有5个特征。①创新性：护理服务文化是一个全新的命题，它必然带来护理观念和机制上的革命，实现“以医疗为中心”向“以人的健康为中心”的转变。②情感性：护理服务文化是一种情感型的“亲情文化”，要热情为护理对象服务，建立忠诚关系。③实践性：服务文化既是一种边缘文化，也是一种实践文化，护士在提供服务时，需研究服务对象的不同文化需求，以求得其心理上和文化上的认同与支持。④协调性：护理服务文化是一种管理文化，护理是由多部门、多范畴组成的复杂系统，需要服务的整体协调性。⑤社会性：护理服务是个开放系统，护理服务文化不仅在医院主体间发挥着功能，而且也面向社会特定群体如病人和病人的社会支持系统。

2.彰显时代精神的护理服务文化　服务文化随历史文化时代的变革而蜕变，不同护理服务文化是不同历史时代的产物。21世纪是一个服务质量世纪，也是护理服务质量竞争的世纪。护理服务文化成为现代护理的新概念、新内容、新举措。将文化护理融入日常护理工作中，为病人提供系统的多元化健康服务是现代护理服务的核心内容。

（1）提供人性化护理服务　人性化护理是指在护理实践过程中尽可能地满足服务对象的合理、正当的要求。在提供护理服务时，从服务对象的角度出发，从人的本性角度出发，而更重要的是从人的生理、心理的角度出发。人性化的角度实质为人道主义的角度。

（2）提供个性化护理服务　是指护理服务人员应从细微处关心服务对象，准确地了解并提供每个服务对象所希望得到的服务，针对服务对象的个体差异，满足他们不同的多元文化需求。

（3）提供便捷化护理服务　是指在保证护理质量的前提下，简化护理服务的流程，致力于为服务对象提供各种方便的服务。流程的简化不但可以满足服务对象的需求，还有利于减少安全隐患。

（4）提供知识化护理服务　是指不仅为服务对象提供护理技术服务，还为服务对象传播和普及医学保健知识，如开展心理咨询、辅导、健康、教育讲座等。

（5）提供标准化护理服务　是通过对服务标准的制定和实施，达到服务质量目标化、服务方法规范化、服务过程程序化，从而保证护理服务质量的过程。如建立标准化的入院病人接待程序，让所有新入病人都有一种宾至如归的感觉。

（6）提供延伸化护理服务　是指医疗服务产品的售后服务，实质是延伸和扩大医疗护理服务的传统范畴，如对曾经在医院就诊过的病人进行电话随访健康指导等。

（7）提供温馨化护理服务　是指为护理服务对象营造一个温馨的就医环境，包括视觉环境、听觉环境、触觉环境、嗅觉环境等，以提高服务对象的舒适感、安全感。

（8）提供专业化护理服务　是指应用整体护理理念，结合实证护理方法，采用护理程序步骤，针对病人需求将高水平的医学护理知识、技术及严谨的职业品质融入护理服务。

（陈　雨）

第四章　护士的社会学修养

PPT

学习目标

知识目标

1. 掌握社会基本构成要素和社会功能；护理社会学的研究对象与内容；社会化内容、社会化过程及社会化途径；护士社会角色和护士职业规划步骤。
2. 熟悉护理对象的社会性及护理现存的社会问题；常见的护理社会学研究方式和研究方法。
3. 了解社会因素对健康的影响；护理的社会属性；社会问题与护理。

能力目标

能适应护士社会角色，会运用护理社会学常见的研究方法。

素质与思政目标

1. 具备满足病人需要、适应护理模式转变和社会动态发展的社会学修养。
2. 具备满足社会对护士角色期待的素养，完成护士职业社会化。

现代护理学兼有自然科学和社会科学的双重性质，并深受人文科学的影响。随着社会的不断发展，医疗领域日新月异，护理服务必须紧跟时代的步伐，不断完善与提高护理服务内容及服务方式，以适应社会动态发展的需要，满足社会人群不断增长的对护理保健的需要。学习和研究护理社会学可以更新护理观念，提高护士社会学修养，适应护理模式的转变，建设高素质的护理人才队伍。

第一节　社会学概述

一、社会与社会学

（一）社会与社会学的概念

1.社会的概念　社会（society）是人类生活的共同体，是人们交互作用的产物。社会在本质上是生产关系的总和，是以共同的物质生产活动为基础而相互联系的人们的有机总体。社会中每个个体或群体都不可能孤立存在，他们通过生活、生产、血缘、文化、政治、经济、军事等相互结合在一起，形成了复杂的社会系统。可以说，只要有人类的存在，就会伴随社会的印记。

（1）社会的基本单位是人　人是社会系统最基本的要素，没有人也就无社会可言。人是社会生活的开拓者、是社会活动的发起者、是社会关系的承担者、是社会过程的推动者，社会是人的“共同体”。社会虽然由个人构成，但单个的人并不等于社会。社会是“人们”的集合概念，而不是个体性概念。

（2）社会以人与人的交往为纽带　世间的万物都是相互联系的，人与人之间的多方面联系便形成了整个社会系统。社会就是人们在各种交往活动中建立起来的各种社会关系网络和共同体。

（3）社会是有文化、有组织的系统　人类社会与动物结群有本质的区别，社会创造出了自然界中没有的文化与文化体系。文化形成后，又成为社会最主要的构成要素。

（4）社会系统具有心理的、精神的联系　人类具有高级神经活动，这是任何其他动物所无法比拟的。在高级神经活动的基础上，人类社会创造出了一系列语言、文字、符号及多种非本能的通信方法，反过来又促进了人们之间精神上的互动与联系。

（5）社会系统是一个具有主动性、创造性和改造能力的活的机体　社会的主体是人，而人具有主观能动性，能够主动地发现社会自身以及社会与自然之间的不平衡，并主动地进行调整使之实现平衡。

（6）社会以人的物质生产活动为基础　尽管人类社会的联系纷繁复杂，但仍有规律可循。由于物质资料生产活动是社会系统的基本活动，因此人们所结成的生产关系是社会系统的基础和本质。

总之，社会是大写的“人”，人是小写的“社会”，社会与人是大宇宙与小宇宙的关系。人不在社会之外，社会也不在人之外，人离不开社会，社会也离不开人，离开了社会来谈人和离开了人来谈社会，同样都是抽象的。社会是人类满足其需要的特定场所，没有社会的存在，没有人们之间的各种联系，需要就难以转化为现实。

2.社会学的概念　社会学是研究社会和社会问题的学科，是从变动的社会系统的整体出发，通过人们的社会关系和社会行为来研究社会的结构、功能、发生、发展规律的一门综合性的社会科学。社会学研究的对象既包括经济、政治、文化，又包括社会科学的全部领域。然而它研究的角度和出发点又和进行专门研究的各门社会科学不同，它是综合的观点，是从不同的社会子系统之间互相影响的关系入手的。因此，社会学与其他社会科学的不同之处，并不在于它们的研究对象全然不同，而在于对同一对象的研究角度不同。就如自然科学中的不同学科一样，解剖学、医学、心理学，都以人体为研究对象。但角度不同，得出的结论也就不同。社会科学也是如此，同样的社会现象，在社会学家和经济学家看来是非常不同的，社会学更有整体感和综合性，尽管社会学也会专注某一特殊社会现象的研究，但它总是力图从这一现象与其他社会现象以及整个社会的联系上去把握它，这就是社会学独特的研究视角。

（二）社会的构成要素与功能

1.社会基本构成要素　在全部社会结构中，环境、人口和文化是社会的基本构成要素。人类社会是自然界长期发展的结果，人类赖以生存和发展的所有物质资料都要靠自然界提供。一定数量和质量的人口是社会的主体，没有人也就无所谓社会的自然环境，也没有社会物质文化和精神文化。因此，环境要素、人口要素和文化要素，是构成社会存在和发展的三个基本要素。

（1）环境因素　自然环境作为人类社会赖以生存和发展的根基，是社会存在的空间前提，是各种自然条件的总和，是社会结构的基本构成要素。首先，自然资源提供了人类社会不可缺少的社会生产和生活资料来源，而且对社会生产部门的布局、生产发展方向和社会发展速度也会产生一定的影响。其次，人类社会作为一个能动的主体，在人类生产实践涉及的范围内，自然界在不同程度上成了“人化了的自然界”，社会发展水平的提高、科学技术的进步、人口规模的扩大，对自然环境都会产生深远的影响。

（2）人口因素　人口是社会的主体，是社会存在的基础和前提。所谓人口是指生活在特定社会历史时期、特定地域范围的个体的总和。一方面，人口因素作为社会存在的最基本要素，对人与自然的和谐、经济发展的速度、生活水平的提高、社会问题的产生等都具有较大的作用，影响着社会稳定与协调发展。另一方面，人口因素也受自然因素及社会整体发展状况的制约和影响。自然因素包括自然资源、地理条件、气候条件和人口自身的年龄、性别结构等方面；社会因素主要体现在经济制度、政治制度和社会生活，科学技术进步，个体的受教育程度，传统习俗、文化传承、道德观念以及宗教等社会意识因素、人口政策等对人口进程的影响。

（3）文化因素　文化在社会整体结构中是相对独立的要素。文化的积累和传递是社会存在与发展的基本条件之一。文化作为人类社会必不可少的有机组成部分，为人类提供了适应和改变自然环境的能力，人们的价值观、传统习俗等文化因素对人类生活方式也会产生直接影响。

2.社会的功能　人类社会一经形成即开始发挥其作用，这种作用称为社会功能。社会的基本功能包括整合、交流、导向和传承发展功能。

（1）整合功能　整合是指社会将无数单个个体组织起来形成合力，调控各种矛盾、冲突和对立，并将其控制在一定范围内，以维护统一局面。整合主要包括文化整合、规范整合、意见整合和功能整合。就我国社会而言，当前正处于剧烈的变化时期，社会群体、社会关系、社会关系等方面的矛盾和冲突均较为突出，因而发挥社会整合的功能就显得尤为重要。

（2）交流功能　语言、文字、符号等都是由社会创造的人类沟通交往的工具，使个体间、家庭间、群体间、国家间的交往成为可能。社会也为人类的各种交往提供了丰富的场所，为人类互动提供了良好条件。社会还为人际间的交往提供了规范，使人类互动能够规范地进行。

（3）导向功能　社会制度规定了社会成员关系的形态，约束人们行为的各种规范就是制度。在社会学中，制度更多被用来指称系统化的、具有价值偏向的、用来约束地位和角色以及群体行为的规则。导向可以是有形的，如通过法律等强制手段或舆论等非强制手段进行；也可以是无形的，如通过习惯等潜移默化地进行。

（4）传承发展功能　与整个宇宙相比，人的生命如白驹过隙。人类代际更替十分频繁，但是社会却是长存的。不同时期的人类会创造不同的物质文化和精神文化，而社会可以积累和发展这些物质和精神文化。

二、社会学与护理

（一）社会因素与健康

社会学与临床护理工作有着密不可分的关系，社会学研究的许多领域都和护士维护与促进健康的工作目标、工作内容相一致，社会因素对健康的影响具体体现在社会变迁和社会文化。

1.社会变迁对健康的影响　社会制度、社会结构、社会组织、人口、环境以及道德、法律、哲学、宗教、文学艺术、风俗习惯等一切社会现象的变化被称为社会变迁。任何社会变迁都会对社会群体的健康产生影响。

（1）社会制度变化对健康的影响　社会变迁导致的社会环境因素的变化主要指社会制度的改变。社会制度是指在一定历史条件下形成的社会关系和社会活动的规范体系。社会制度有广义和狭义之分，广义的社会制度指社会形态，用来区别人类社会的不同发展阶段和不同性质；狭义的社会制度指各种具体的社会制度，如政治制度、经济制度、法律制度等，以及各种社会组织的具体规章制度。

1）卫生政策影响健康水平　由社会制度决定的社会卫生工作方针对国民健康有直接影响。中华人民共和国成立后，我国政府制定了以“预防为主”卫生工作方针，大大增加了在预防、保健领域的投入，有效地提高了国民的健康水平。

2）社会规范影响健康行为　设置社会制度可以规范人民的行为，提倡或禁止某些行为，以保持和促进社会的协调发展。社会制度的健康效用主要体现在禁毒、控烟、扫黄以及对食品生产加工和销售的各种规定等方面，对维护国民健康具有重要作用。

（2）社会关系对健康的影响　每个个体都生活在由一定社会关系结合而成的社会群体中，如家庭、邻里、朋友、工作团体等，以上的社会群体共同构成了社会网络。健康的基本保障就是个体在社会网络中相互协调和支持。

1）社会支持影响健康　社会支持是指一个人从社会网络所获得的情感、物质和生活上的帮助。社会支持的影响因素多且杂，主要包括人际关系、社会网络和社会凝聚力等。研究表明社会联系减少会升高死亡率；妇女妊娠期间的社会支持可以减少并发症的发生，并能缩短分娩时间，使产妇的情绪维持在较高水平。

2）家庭影响健康　家庭是以婚姻和血缘关系组成的社会最基本的单位，而人是家庭的基本构成单位，稳定的家庭结构、良好的家庭功能和融洽的家庭关系有利于增进家庭成员的健康。

（3）人口因素对健康的影响

1）人口数量　不仅是社会存在和发展的基本要素，也与人类的健康密切相关。人口数量过少对人类的影响主要包括：劳动力短缺，加重经济负担；医疗卫生、教育等改善困难，环境恶化；生活孤单，幸福指数和生命质量低下等。人口数量过多对人类健康的影响主要包括：加重社会负担，影响人群生活质量；加重教育及卫生事业的负担，影响人口质量；加重环境污染和破坏，影响人类健康和社会的可持续发展。

2）人口结构　是指人口的性别、年龄、婚姻、职业、文化等结构，年龄及性别结构与健康的关系最为密切。年龄结构指标主要指老年人口系数和儿童少年人口系数。当前人口老龄化问题是人类面临的重大人口问题。人口性别结构是指男、女性人口分别在总人口中所占的百分比。性别比例失调在产生社会问题的同时也带来健康问题，如婚配失当、人口拐卖现象加剧、婚外性行为激增、性犯罪率上升、人口再生产能力的降低等。

3）人口流动　是指人口地理空间位置的变动和职业阶层的变化。人口流动对国民健康的影响程度取决于人口特点、社会环境和自然条件。人口流动对健康既有积极影响，也有消极影响。一方面，人口流动可以促进经济繁荣和社会发展，有利于提高国民健康水平；另一方面，人口流动也可能会出现传染病控制和计划生育等健康问题。

2.社会文化对健康的影响　文化的特征决定了它对健康影响的广泛性及持久性。文学艺术、教育、道德规范、风俗习惯、宗教信仰等文化因素对人的健康影响程度远远大于生物因素和环境因素。另外，文化对个体的思想意识和观念的影响是一个长期和持久的过程。文化因素对健康的影响常常持续于生命的整个过程，甚至几代人或更长时间。

（1）文学艺术对健康的影响　文学描写表达的对象与心理健康研究所关注的焦点一样，都是人的内心世界。文学的性质和作用决定了它能够对人的心理产生极大影响，好的文学能调适情绪、宣泄情感、愉悦身心；内容不健康的文学会败坏人心，对人的心理健康造成负面影响。

（2）教育对健康的影响　教育是人社会化的过程和手段，包括学校，家庭、社会、自我学习等多方面。由于教育方式和受教育程度不同，个体的生活方式、生命观、健康观、价值观、个体健康生活的能力存在明显差异，如自我保健意识、良好的生活习惯、正确的求医意识和行为等都与教育水平有着密切关系。

（3）风俗习惯对健康的影响　风俗也称为习俗，是逐渐形成的社会习惯。风俗习惯贯穿于个体的衣、食、住、行、娱乐、体育、卫生等各个环节，对人们健康的影响也非常广泛。好的风俗习惯对健康有积极的促进作用，不良风俗习惯对健康有反作用。

（4）宗教对健康的影响　宗教是以对神的崇拜和遵从神的旨意为核心的信仰和行为准则的总和。宗教伦理及教义强烈影响个体的心理过程和行为。宗教对健康的影响有正反两个方面。宗教的某些合乎道德规范和伦理的规定对健康有积极的促进作用，如宗教通过科学的死亡教育可以使病人能够坦然地面对死亡，减轻了疾病和死亡带来的精神心理压力；但部分宗教信徒出现会无条件地遵从教义或教主的意旨，可能会做出一些危害健康乃至危及生命的行为。

（二）护理工作社会化

整体护理模式是现今最为流行的护理模式之一，随着其不断发展，护理工作的服务范围和服务对象也在不断地延伸，从简单的疾病防治护理扩大到全社会各种类型和各种健康状况的人群。护理工作的组织广泛性，工作方式群体化要求护理人员必须以病人为中心，针对疾病的发生、发展、治疗、护理和转归等各阶段的心理、生理及社会因素，针对性地为病人提供心理卫生和社会服务。护理工作的社会性对公共卫生、家庭幸福和个人健康的发展具有重要意义。因此，护士一定要在努力掌握专业技术知识的基础上，广泛学习和接触医学心理学、管理学、伦理学及卫生法律学等方面的知识，才能更好地为病人和社会服务。

1.护理服务内容的社会化　一直以来很多人都把护理学当作一门单纯简单的自然科学，其实不尽然。护理的对象是人，是人的生老病死，护理过程中囊括了许多的社会内容。就护理学实践范畴之内的预防、保健和康复等工作而言，护理学的社会性就已经十分突出了。在古代医学中，医与护并没有明确分工，但自从医疗作为一种职业出现并服务于社会开始，便已经是社会化进程的萌芽阶段。今天，随着人类社会的不断进步，医学科学水平的突飞猛进和医学模式的日新月异，人民大众对护理服务的要求也日趋严格。具体表现在护理服务对象上，由只关注个体到重视群体，由病人群体扩大到整个社会群体；在护理服务项目上，由只提供技术服务扩大到提供身心的整体护理和卫生保健的多项服务；在护理范围、形式上，从院内闭锁性服务扩大到院外整个社会的开放性服务。

2.护理组织体系的社会化　护理组织就是以维护和增进人类健康为目标而建立起来的工作群体，主要以护士群体居多。护理组织与其他医疗组织共同构成了更大的社会卫生组织系统。社区卫生组织作为集预防、医疗、保健、康复、健康教育、计划生育技术服务等为一体的，有效、经济、方便、综合、连续的卫生服务体系，充分体现了护理服务体系的社会化，有利于满足群众日益增长的多样化卫生服务需求，也有利于社会的稳定和高质量发展。

3.护理信息传播的社会化　护理传播就是运用各种现有的信息传递媒介和手段，进行护理知识和护理技术的宣传、交流与普及。社会成员掌握一定的卫生知识和卫生技术手段是有效提高整个社会健康水平的前提条件。因此，需要充分利用社会的各种资源、各种途径和各种形式，动员各种社会力量，做好卫生保健知识的普及工作，提高卫生保健知识传播的社会化程度。2016年国际护士节，中华护理学会面向社会公众开展“健康中国科普助力”的系列主题活动，就是护理工作社会化的体现。

4.护理终极目标的社会化　护理学目标往往具有很强的社会性。在与疾病作斗争的过程中，医护人员每天会应用许多自然科学的方法帮助病人治疗疾病和恢复健康，但是最终的目标是让病人回归社会，即保持个体和环境的适应，使其成为一个有用的社会成员，或者当他们因为患病而脱离社会时要设法使之重新调整适应。

三、护理社会学研究的对象与内容

（一）护理社会学概念

护理社会学是一门医学、护理学与社会学相互交叉、融合的新兴边缘学科。它运用社会科学的理论和方法对医疗护理实践中的社会问题进行探讨，同时还研究与人类健康相关的医学发展、卫生保健体制和社会文化等因素，是兼有自然学科与社会学科双重属性的综合性学科。不仅仅局限于具体的生物护理措施的微观研究，而且从社会学的角度出发，以群体、综合和社会医学的观点，从宏观的心理、社会护理领域，把握疾病防治与促进康保健等问题。

但是，需要注意的是，无论是从其理论研究还是实践应用来看，护理社会学都还处在起步阶段。但从长远的发展眼光来看，护理社会学无疑是一门具有生命力和发展前提的综合性学科。相信随着未来护理社会学的大力普及与不断深入，将强有力地推动护理学的发展，并将引起护理学的重大变革。

（二）护理社会学的研究对象

护理社会学研究的主要对象是护理活动的主体（护士）与活动对象及众多因素，如护士与病人、医生、社会人群以及保健机构、医疗机构、社会机构的社会现象之间的相互关系。护理社会学既从护理学的角度，又从社会学的角度综合地研究护理保健领域中的角色、角色行为和角色关系等问题，旨在帮助护理人员在现代护理工作中较好地处理与社会诸方面的关系，从而提高护士的自身素质，提高护理服务质量，提高社会保健水平。

（三）护理社会学的研究内容

护理社会学作为刚起步的新兴学科，需要研究和开拓的领域还很广阔。根据当前护理领域出现的社会实际问题，结合我国医疗卫生体制改革的内容和任务，可把护理社会学的研究内容归结为以下几个方面。

1.关于护理学发展的社会学规律的研究 护理学作为社会大系统中的一个子系统，与社会各要素之间有着密切的关系。通过研究社会经济、政治、文化、科技等对护理学发展的影响和作用，可以探求护理学发展的社会动因，预测其发展趋势，从而使其更好地适应社会发展的而要，与社会发展相协调。

2.关于护理工作领域的社会学研究 这部分内容主要涉及护理社会实践中的社会问题，包括健康、疾病等概念的社会含义；护理社会关系，如护士与病人、护士与医生、护士与护士、护士与医疗卫生机构等之间的关系；护理领域中特定人群，如病人、护士角色的社会权利与义务等。

3.关于护理学本身的社会学研究 在这部分内容中运用社会学方法对护理学领域中的社会问题进行考察分析，如通过对预防保健、精神疾病、青少年保健、妇幼保健、老年保健、社区护理中的社会学问题的研究，有针对性地提出各种护理措施，以利防病治病，增进人群健康。

4.关于护理社会学自身的学科研究 如护理社会学的学科性质、研究对象和研究内容、护理社会学研究方法等，以便让广大护理人员了解护理社会学，从而参加到学习和研究护理社会学的行列中来。

四、学习护理社会学的意义

随着护理社会学研究的不断深入，它的作用越来越得到肯定，地位也不断得到加强，学习与研究护理社会学具有重要的意义。

1.转变新医学模式，提高护理工作社会性认知 生物—心理—社会医学模式与整体护理模式，揭示了护理对象的身心整体性、统一性和社会性。人的健康、疾病与社会环境因素密切相关，对病人的所有临床服务内容都会涉及伦理和法律等社会因素。现代临床护理工作不单纯是技术性操作，还包括心理护理和社会支持。如健康教育和健康促进，改变社会人群不良的生活方式和行为；通过舆论宣传消除社会偏见，创造有利于残障者和精神病人等弱势群体身心健康的社会环境等。护士应关注护理对象与护理工作的社会性，重视社会学理论对临床护理实践的指导作用，更好地为国民健康服务。

2.加强护理教育改革，提升护士工作素质 护理社会学的研究表明，护士良好的言语、耐心周到的服务、高超的护理技艺以及在更广泛的程度上给病人及社会人群以心理、社会的帮助和支持，是现代护理工作的要求。因此，护理教育还包含着完善护士的工作心态、提高护士对护理事业的兴趣和热情、改善为病人服务的态度、增强其医德修养等内容。这对提高护士队伍素质、提高护理工作质量有着明显的促进作用。护理社会学为改革课程体系，提高护士人文社会修养提供了理论支撑。护理社会学研究人的社会性和社会化过程，揭示护理行为的社会意义。通过护理社会学的学习能让学生很好地认识护理岗位对护士职业的要求，将具有预防医学、公共卫生、社会医学、心理学、妇幼保健、康复医学、营养学、优生优育、老年医学及食品卫生等方面的知识列入护士业务素质要求的基本内容之中，从而不断提高护士的综合素质。

3.拓展疾病防治手段，完善护理社会功能　影响健康的致病因素除了机械、物理、化学、生物等因素外，还与心理、社会因素密切相关。个体患病后，不仅生理、生化指标异常，还会出现心理障碍和社会适应问题。社会学理论揭示了病人、疾病的社会属性，阐明了疾病与社会经济、政治、文化的关系，扩展了疾病防治手段。社会学要求护士在收集病人资料时，应详细了解年龄、性格、社会背景、社会事件、职业、家庭、信仰等社会因素，制定相应的护理计划。关注社会心理因素对健康和疾病的作用，向病人及其家属提供社会支援，充分发挥社会学理论和方法在临床护理工作中的作用。

4.提高临床护理质量，促进护理管理水平　社会学深刻揭示了护理学的社会目标，提出了处理护患、护际、医护等人际关系的准则和相互沟通技巧，有助于护士自觉地维护权利和履行义务。护士依照社会发展的客观要求及时调整权利义务的变化，改善人际关系特别是护患关系，有助于减少医疗矛盾和纠纷。通过对护理学发展的社会动因、社会学规律、护理管理制度等方面的研究可以为决策层提供护理管理改革的理论和实践依据，从而促进护理管理决策的客观性、目的性、科学性，避免主观盲目性。

5.延伸护理服务领域，提高护理社会地位　现代护理学是一个旨在向个人、家庭、人群和社区提供卫生保健支持，以增进健康、预防疾病、促进康复和提高生命质量为主要目标的专业，护理社会学的研究也旨在改变护士传统的角色地位。今后，护理工作的场所将不再仅仅是病房，而且要面向街道、农村、学校、厂矿及每个家庭，为社会各类人员提供卫生保健服务。同时，医院也不仅仅是一个治疗疾病的机构，还应是一个为人们提供保健服务、健康指导和心理咨询的中心，这种社会学的观点推动了护理工作范围的延伸。现代护理面向社会的活动，沟通了护士与社会人群间的联系，也从扩大的护理工作内容中改善了护士在人们心目中的传统形象，提高了护理专业的社会地位。护理社会学的研究将顺应社会的这种需要，在护理服务的社会化、疾病预防的普及化、健康教育的长期化等与护理有关的社会问题的研究上，发挥好护理多功能、多角色的作用，从而从根本上提高护理专业在社会上的地位。

第二节　社会化与职业化

一、人的社会化

（一）社会化的概念与意义

1.社会化的概念　生物学意义上的人，从出生到参与社会生活，需要经历漫长的生理和心理发育成长的过程，使开始仅有自然属性的人过渡到具有自然属性和社会属性的社会人。社会化（socialization）是指社会对个人的文化教化和个人对社会主动选择与能动调适的统一过程。社会化过程的实质是个体反映社会现实的过程，从心理学来看，就是社会现实内化的过程。作为个人与社会互动的成果，个人社会化过程的特点是强制性与能动性的统一。强制性是指人类生命个体无先天行为模式，在社会化过程中，常常缺乏主动性和自觉性。强制性伴随着个人进入成年而逐渐减弱。而能动性是指在社会化过程中个人具有较大的能动性，这种能动性表现在社会化过程中个人对学习内容具有一定的选择性，同时在生活实践中积极地探索人生及创造新的文化。

2.社会化的意义 人的社会化是由人与社会相互联系和制约的关系决定的。人在被社会化的同时又在参与和改造社会，这种适应和改造的双向过程，就是人与社会发展的双重需要。

（1）社会化是个人在社会环境中独立生存的必要前提 社会化是把“自然人”或“生物人”塑造成“社会人”的过程。个体只有通过社会化途径社会化，学习社会生活的必需技能，掌握社会生活生存方式，才能适应社会和社会的变化，在特定的社会环境中生存。人们的思想观念和行为方式会受到社会变迁的影响，因此，个体必须有意识地进行继续社会化，持续更新观念、动态转换意识，不断学习新知识，接受新事物，以便适应不断变化和发展的社会，跟上时代发展的步伐。

（2）社会化是人类文化延续和发展的前提条件 保障社会稳定和正常秩序的重要因素之一就是社会成员在文化上的一致性。如果没有社会化，社会文化就不可能世代传承和发展下去，新一代人如果不能通过社会化实现文化的传递，社会发展将会因后继无人而中断。

（二）社会化的内容

人们生存生活发展所需要的一切知识与技能和社会所处的历史时代的文化遗产都是社会化的内容。从个人与社会的交互作用的基本需求来说，社会化的基本内容包括生活技能社会化、价值观念社会化、政治社会化、行为社会化和角色社会化。

1.生活技能社会化 生活技能是人们学习并获得维持生存状态和改善生活质量的能力的过程。一个人必须通过社会化过程获得两方面技能才能在社会中生存并参与社会生活，一是衣食技能，即维持基本生存的能力；二是职业技能，即谋求生存的本领，这是个体生存和发展的基础。

2.价值观念社会化 是人们认知与认同社会主导价值观念的过程，任何社会时期都非常注重对其成员进行价值观念的社会化。主要包括思想、制度、经济、文化、价值观等方面的教化，价值观念社会化有助于社会成员自觉接受社会的价值标准，帮助其成为有社会责任心和义务感的社会成员。

3.政治社会化 是个人逐渐学习和接受现有的政治制度，了解政治思想体系和社会制度、确立政治态度的过程。通过政治社会化，将个人培养和训练成为有政治意识和为特定社会发展发挥作用的社会成员。

4.行为社会化 社会规范具有指引和约束的作用，行为社会化是社会把社会规范内化为人们的信念、习惯、态度当中，个体根据社会行为规范约束自身行为的过程。规范的行为模式是从小灌输和培养的，其目的是保持个体行为与社会秩序之间的协调一致性。

5.角色社会化 指按照社会规定的角色要求来塑造自己的素质和行为，使个人行为符合一定社会期望的品质特征。角色是社会地位的外在表现，角色是人们权利、义务的规范和行为模式，角色是社会对处在特定地位人们的行为期待，角色是社会群体或社会组织的基础。社会角色具有客观性、对应性、独特性和扮演性的特点。

（三）社会化的过程

1.基本社会化阶段 是生物人通过社会文化教化，获得人的社会性，获得社会生活资格的过程。基本社会化包括幼儿期、儿童期、青年期的社会化过程，是人的生命早期的社会化过程，也称为一级社会化。基本社会化任务可以概括为生理性成熟、社会性成熟、预期社会化三个阶段。

（1）生理性成熟 通过生理发育过程，逐渐形成完善健全的身心基础。

（2）社会性成熟 通过社会文化的教化与自我内化，成为具有独特心理和个性行为能力的社会成员。

（3）预期社会化　个体为适应特定社会角色需要而进行的知识准备过程，通过角色学习和角色扮演来顺利实现角色过渡。

2.继续社会化阶段　人在成年以后的社会化被称为继续社会化。继续社会化是基本社会化的延续、完善和发展，是具有社会成员资格的成年人，在自己的生活实践中，主动选择学习和接受新的知识以及调适个人与社会角色关系的过程。发展社会化是继续社会化的特殊表现。发展社会化是为适应生活的变化承担起新的角色而主动学习与调适的过程，主要表现为拓宽知识和技能基础、发展和变更职业技能等。成人教育是一种常见的发展社会化过程。

3.再社会化阶段　再社会化也称重新社会化，是使个体改变以前的知识结构、价值标准和行为模式，建立新的、符合社会要求的知识结构、价值标准和行为模式的过程。再社会化包括主动再社会化和强制性再社会化。前者是指个人主动地、自觉地适应新的社会生活，通常称为自觉改造。后者的教化对象是越轨者，一般是通过特别机构和特别途径强迫进行，如工读学校、劳教场所、监狱等。

只有注意社会化的时机性才能使社会化取得良好的成效。根据全生命周期不同阶段社会化的不同要求和特点，不失时机地进行社会教化是提高社会化成效的重要举措。如果错过社会化的时机，就很有可能要通过强制性再社会化来弥补。而强制性社会化过程，对于个人往往是十分痛苦的，成功的概率也远远小于主动再社会化，对于社会则往往是得不偿失的。

（四）社会化的途径

个人社会化的主要途径主要包括家庭、学校、工作单位、同辈群体和大众传播媒介等，如果其中的某一方面缺失，会对个体社会化造成重大的影响，势必会出现重大缺陷而无法达到正常水平。

1.家庭　是个体出生后接受社会化的第一个社会环境，家庭的教育和影响对个人早期社会化甚至一生的社会化都具有重要意义。童年期是社会化的奠基时期，个人首先通过家庭建立情感、学习语言、行为习惯、价值观等，获得社会地位，这是个人生活的起点。个体行为模式深受家庭成员状况的影响，父母作为人生的第一位教师，是孩子最初的社会化途径，父母与子女之间的给予与拒绝、支配与服从、教化与模仿等都影响个体社会化。

2.学校　是一种具有特殊价值的社会化途径，是一个人走向社会的专门化的学习和训练场所，是传播文化的专门机构，是系统化强有力的社会化途径。学校以独特的方式帮助个人通过社会化为进入成人世界做准备，接触家庭以外的文化、角色、价值标准以及仪式和礼节等；通过培养组织纪律性，教会个体如何与人交往、克制自己、接受社会控制；通过课堂教学、师生交往、问题讨论、同学激励等，培养知识吸收能力和创新能力；通过开展活动、奖励、批评等措施培养竞争意识；通过课外实践、科学实验等来培养评判性思维能力和实践能力。系统性是学校社会化独有的特征，它一方面传授各种科学知识和技能，同时也努力培养和树立学生的价值观念，使学生在德、智、体、美等方面全面发展。

3.同辈群体　也是个人社会化的重要途径之一，是指那些在年龄、兴趣爱好、家庭背景等方面比较接近的人们所自发结成的群体。研究发现那些在家庭背景、思想观念和兴趣爱好等方面具有较大相似性的同龄人之间的人际互动频繁，有较强的吸引力和影响力，其群体规范和价值观念往往被个人作为社会化过程中的重要参照系。如在儿童逐渐长大过程中，自己的爱好和兴趣不能在家庭和学校得到满足时，就会去寻找同龄伙伴以寻求心理上的满足。因此，同辈群体在社会化过程中同样发挥着不可替代的作用。

4.工作单位　个体从学校完成学业以后，就会进入社会寻找工作，在工作单位里开始自己的职业生涯。这个过程意味着社会化在工作单位这一新的社会环境中又开始了一个新的阶段，而非社会化的结束。工作单位是个人进行职业社会化的主要场所，在工作单位角色扮演的实践活动检验和发展初级社会化成果。从家庭到学校再到工作单位，个体所处的环境一直在变化，因此需要在工作实践中学习新知识和新技能，促使个人开始一轮新的社会化活动，调整和发展自己的价值标准和行为方式，达到真正适应社会生活的目的。

5.大众传播媒介 是指社会组织在广大社会成员之间传递信息、互通信息所采用的各种通信手段，如电视、广播、书籍、报纸、杂志、互联网、手机客户端等。大众传播媒介是传播信息的主要工具，也是现代社会个人社会化的重要途径。大众传播媒介在人们接受知识、技能、价值标准角色能力等方面具有重要作用。此外，由于大众媒介的形式多样、内容丰富、受众广泛等特点，对人格形成、个人文化规范具有镜面作用，对人们的价值观念具有导向作用，对人们的行为具有暗示作用。尤其是手机客户端、互联网、电视已成为儿童社会化的主要力量。

二、护士的职业化

（一）护士的社会角色与社会期待

1.社会角色的含义 “社会角色”的概念来源于戏剧、影视等表演艺术中的“角色”一词，其本意是指从事表演的人按剧情中人物和情节的规定进行表演活动，是人们对社会中具有某一特定身份的人的行为期待。社会角色是构成社会群体或组织的基础。

（1）角色是社会地位的外在表现 社会地位是个体在社会结构、社会关系和人际关系系统中所占据的位置。人的社会关系是多方面的，如血缘关系、地缘关系、业缘关系等，因而人的社会地位也是多方面的。无论社会地位简单还是复杂，社会地位总要通过角色表现出来，角色是地位外在的、动态的表现形式，而地位则是角色的内在依据。

（2）角色是人们权利、义务的规范和行为模式 任何一种社会角色总是与一系列行为模式相联系的。长期的社会生活使各种角色形成了一整套各具特色的行为模式，这就要求承担特定角色的人有特定的待人处事的方法。地位赋予占据角色的个体以一定的权利和义务，从而规范个人的行动以及他与占据着社会系统中其他地位的人们之间的互动。

（3）角色是社会对处在特定地位人们的行为期待 由于社会角色总是与一定的行为模式相联系的，当人们知道某人处在某种地位上时，便预先就期望他具备一套与此地位相一致的行为模式。同时，人们在社会中通常并不仅仅只扮演一个角色，人们对不同的角色又存在着从内容到性质各不相同的期望，于是，角色丛的概念便顺理成章地产生了。角色丛就是指同一个人所扮演的各种角色的整体。事实上，只要理解了地位和角色，角色丛的概念也就不言而喻。

（4）角色是社会群体或社会组织的基础 社会学认为，社会群体或社会组织是人与人之间形成的特定的社会关系，而这种社会关系的网络就是由社会角色编织而成的。例如，医生、护士、化验员、卫生员、病人等角色构成了医院这一社会组织。总之，角色是社会群体与社会组织的基础单位，如果失去了这些角色，社会群体与社会组织就不复存在。

2.护士的社会角色 是护士在护理岗位上所扮演的职业角色，“白衣天使”是人们对护士职业角色的期待和赞誉。职业是社会成员为社会作出贡献并由此而取得报酬和奖励的主要途径，护士的社会职能与服务对象确定了护士职业角色的重要性。因此，作为护士社会角色的承担者，应努力掌握所承担的责任与权力，以及该角色必要的态度与感情，认真履行护士角色，加强护士职业角色意识、明确护士职业角色规范、扮演好护士职业角色，实现社会对护士角色的完美期望。护士的社会角色，具有乐于助人、甘愿奉献等特殊的社会化要求，这相对于我国大多数就业年龄在20岁左右的护士从业者而言，标准是很高的。它要求从保护个体尽快地摆脱稚气，学会体恤他人、安抚病痛，能为病人提供精神支持等。影响个体成功扮演护士社会角色的主要因素如下。

（1）社会文化的影响　人们所从事的职业为当代社会文化所推崇，便会产生一种积极实现职业角色的内在动力，努力地去适应自己职业角色行为；反之，在职业角色扮演的过程中则可能比较消极，甚至出现对职业角色的不认同、不适应行为。社会文化对护士职业角色的影响主要表现为护士职业角色的社会期望值与职业角色的个体目标、行为模式之间的距离。一般说来，该距离趋近，则有利于护士职业角色的发展和完善；反之，则有碍于护士职业角色的扮演。

（2）职业教育的影响　职业价值观的教育是职业教育的灵魂，也是职业角色扮演的核心。护理教育会直接影响护士个体的职业角色认知，对其未来的角色扮演是否成功具有关键作用。如在护理专业的学生在开学或毕业典礼上，都充满敬意地、眼神坚定地用双手托着盘中那根正在燃烧着的蜡烛，点点烛光、滴滴烛泪，似乎都在意味深长地给他们以启迪：护士就是要“像蜡烛一样，燃烧自己，照亮别人。”这种寓意深远的职业教育设计，旨在让护士个体对自身的职业角色扮演形成一个良好的开端。

（3）人生价值观的影响　价值观代表一个人对周围事物的是非、善恶和重要性的评价。不同价值观的人在不相同的客观条件下会产生不同的行为。护士个体的人生价值观与其职业角色化发展具有密切的联系。如果护士本身能认同护士职业的社会价值，那么其在护士职业角色扮演的过程中就会相应产生积极的职业态度，并会不断努力去适应护士职业角色的需要。反之，如果护士的职业认知低下就会容易产生消极的职业态度，导致其在职业角色扮演的过程中，发生不适宜的行为反应，最终也不可能实现自身的职业角色。

（4）角色行为自我调控的影响　护士个体对自己的职业角色行为能否成功地实现自我调控，会对其日后的职业角色扮演过程具有反馈性影响。角色行为的自我调控是建立在个体对角色行为的自我认知、自我评价等基础之上的，而且个体对角色行为的自我认知，又常常以其周围的客观他评为参照系。比如，护士个体可以从同事对自己工作的褒贬、领导对自己工作的肯定程度和病人对自己的欢迎程度等方面，了解自己的角色行为适宜与否，并进行相应地自我调控。

3.社会对护士角色的期待　角色期待（role expectations）是指团体中多数成员期望或要求其中某一成员做出的某些应有的行为方式。角色期待是社会对处于一定社会地位角色的权利和义务所作的规范，是角色行为赖以产生的依据。护士作为一种社会角色，具有其特殊的行为，人们也对其社会角色给予特殊的期待。

（1）病人对护士角色的期待　护士只有具备良好的职业道德、真挚的职业情感、娴熟的业务技能、准确的交往言行、认真的工作作风和文雅的仪表举止，才能为病人提供优质服务，赢得病人的满意。病人对护士角色的期待主要包括：①有爱心、耐心和高度的责任心；②尊重病人的人格尊严，不损伤病人的自尊心；③从病人的利益出发，时时为病人着想；④有熟练的护理操作技术；⑤当病人需要时，能及时给予关心和支持；⑥能密切地观察病情并能将病人的问题有效地传达给医生；⑦以真诚、开朗的态度对待病人及其家属；⑧礼仪端庄、举止文雅，经常面带笑容。

（2）医生护士角色的期待　医生和护士的工作分工虽然不同，但是两者的工作目标是一致的，从病人到门诊就诊到住院治疗直至康复出院，每一项工作都须护士和医生密切配合、平等协作。作为合作者的医生对护士的期待是：①热爱护理专业，爱护病人；②具有良好的医学、护理学、人文科学等方面的知识；③具有娴熟的护理技术操作能力；④能正确迅速地执行医嘱；⑤有敏锐发现病人病情变化的能力；⑥在某些方面能提出治疗建议；⑦具有高度的责任心；⑧了解医生的习惯与性格，与医生建立起良好的合作关系。

随着护士角色层次以及护士独立性的提高，护士角色的形象和社会地位的不断变化，要求护士不断提高各方面素质，以适应角色要求，符合角色期待，更好地为大众服务。因此，护士角色的培养十分重要。

4.护士社会角色的功能

（1）健康照顾者　是护士的首要角色，是护士角色功能的基础。病人由于疾病的缘故，或多或少地会导致一些基本需求的缺陷。而护士的独特功能就是在病人不能满足其基本需要时，为其提供各种护理照顾。

（2）健康计划者　护理计划是护理程序必不可少的一步，护士作为计划者，应该具备较强的思维判断、观察分析及果断决策的能力。在护理活动实践中，护士要运用专业知识对病人的资料进行客观而全面地收集，综合性评估病人的健康状况，准确提出护理问题，并及时为病人制定相应的护理计划，采取有效的措施。

（3）健康协调者　病人的健康与自身生理及心理状态、病人家属及其他社会成员密切相关。在为病人提供护理服务时，护士需联系并协调与相关人员及机构间的相互关系，使预防、医疗、护理、康复和其他卫生保健工作顺利进行，保证护理对象获得最佳的医护照顾。

（4）健康教育者　病人与医护人员存在医学专业知识的不对等性，很多病人缺乏对疾病的认知。护士在医院可运用沟通技巧，解答病人关心的问题，并提供相关信息，给予病人情绪支持和健康指导，消除其对疾病或健康问题的疑虑，使其清楚自己目前的健康状况，并以积极有效的方法去应对。此外，护士也可通过家庭、社区等场所对人们进行有针对性的健康教育，提高人们对健康的认知水平，以达到预防疾病、促进健康的目的。

（5）护理管理者　管理能力是护士核心能力之一，现代护士应该具备一定的管理能力，要有计划地组织、管理及整体协调日常护理工作，并合理地利用各种资源，提高护理工作效率，以满足病人的健康需求，使其得到优质的护理服务。同时，还应协助医院的其他管理者共同完成其他工作。

（6）护理研究者　护理专业的发展离不开科学研究，科学研究是护理学进步的阶梯。作为一名护士，特别是受过高等教育的护士，都应该积极主动地参与护理研究，扩展自身的专业理论知识，努力研发和掌握护理新技术，提高护理质量，促进护理专业发展，使护理的整体水平在理论和实践上都不断地得以提高。

（7）病人代言人　护士是病人权利的维护者，特别是对那些因各种原因不能表达其意愿的人，护士有责任维护病人的权益不受损害或侵犯，要主动承担起病人代言人的角色，代替病人表达自己的意愿和诉求。

（二）护士的职业认同与职业规划

1.护士职业认同　职业认同（professional self-identity）是一个心理学概念，是指个体对于所从事职业的肯定性评价。护士职业认同是护士个体对护理职业的积极看法和感情，以及决定自己积极职业行为倾向的心理状态。一般来说，护士的职业认同受到以下因素的影响。

（1）择业动机　家庭和社会对护理工作的认可度、个人选择护理职业时的态度、就业状况等因素都会影响护士的职业认同和择业动机。择业动机越积极的护士，就越会认为护理工作有意义、能够实现自我价值，其职业认同水平就越高。因此，应在学校开展择业与职业规划指导，使得护士对护理职业有正面的、积极的认识。

（2）职业特性　护理职业是很特殊的职业，工作环境特殊、服务对象复杂、工作任务繁重、工作时间特殊，目前医院护普遍实行昼夜轮班制，频繁的昼夜轮班工作扰乱了机体的生物钟，对护士生活规律产生一定影响，成为护理队伍不稳定的一个重要原因。

（3）社会因素　护士职业认同是在个体与环境交互作用的动态中进行的，是在一定的社会历史背景下得到发展、成熟的，深受各种社会因素的影响。护士的职业认同以社会公众、病人及家属等对其职业的认同为基础，因此，树立良好的护士职业公众形象，必须引起社会重视。而护士职业形象的塑造需要政府的支持、社会民众的认同与传播媒介的参与，更需要全体护士用自身行为去塑造。

2.护士职业规划　职业规划（career planning）就是对职业生涯乃至人生进行持续的系统计划的过程。护士职业规划是指在对护士职业的主客观条件进行测定、分析、总结研究的基础上，对自身的各方面情况进行综合分析与权衡，结合社会对护理工作的需要，根据自己的职业倾向，确定其最佳的职业奋斗目标，并为实现这一目标做出行之有效的安排。比如，做出自我评估、个人职业的近期和远景规划、职业目标、方案设计、评估与行动方案等一系列计划与行动。作好职业规划，对护士的职业发展具有重要的意义。

（1）有助于护士明确个人职业目标　古人云："志不立，天下无可成之事"。人生没有目标就无法前进，就像轮船在大海里失去了航向和灯塔。古罗马帝国的凯撒大帝，他一生的成功被他自己归纳为："提前布局，抓住机会"。护士应该做好职业规划，并在工作过程中不断完善自己的职业规划和朝着规划不断努力，可以按照自己所确立的职业目标，如护理专家、家庭护理专业人员、健康管理师、护理管理者、教育者等，对自己的兴趣、爱好能力、特长、经历及不足等各方面进行综合分析与权衡，并为实现这一目标作出有针对性的规划。

（2）有助于进行正确的自我分析，树立正确的就业观　充分认识到自己的长短板是成功的前提条件。护士通过职业发展规划的学习，可以用科学认知的方法和手段，认清自己的优势与特长、劣势与不足。同时，结合职业分析，充分考虑职业的区域性、行业性和岗位性等特性，认清护理行业的现状和发展前景以及护士岗位对求职者的自身素质和能力的要求。

（3）有助于获得持久的学习动力，完善知识结构　人需要终身学习来适应社会的变化，因此需要学习驱动力。护士有了职业规划，就能明确自己在学业上的努力方向，特别是通过自身现有条件的测量评估，可以调动护士自我完善的愿望，增强学习专业知识与技能的动力。通过对职业要求的调查了解，使护士发现自身现有水平与职业要求之间的距离，从而挖掘潜力，奋发学习，提升自我；通过制定合理可行的生涯目标和职业目标，促使护士去规划自己的专业学习和技能锻炼，并为获得理想的职业去做各种准备；在学习中提升医学职业精神和医学人文精神，最终达到"人职匹配"的目标。

（4）有助于坚定职业理想，走向成功人生　"人无远虑，必有近忧"。护士如果没有良好、系统的职业规划，工作一段时间后就会感到茫然和无味，失去工作兴趣，不知道自己应该朝哪里发展，自己可以干什么，自己应该干什么和自己喜欢干什么。大量资料显示，一个人事业的成败，人生的成就，在很大程度上取决于其能否认真地思考和规划自己的未来。

3.护士职业规划的步骤

（1）激发职业认知　就是激发护士对职业规划重要性的认识，唤起护士的主观能动性，认真规划自己的职业生涯。职场的激烈竞争，迫切要求护士对自身、对职业有一个清楚的认识，并有强烈的愿望去科学设计规划自己的未来人生。现实中许多护士简单地将职业看成谋生手段，大大降低了其责任心与归属感，严重影响了个人职业潜力和学习智慧的发挥。因此职业设计的第一步是让护士对职业规划重要性有清醒的认识。每一位护士都应该懂得，职业规划是一种面对职业发展的态度，它未必能够立竿见影，马上为自己带来理想的工作或某种物质利益，但它的效益是在将来，会让人终身受益。

（2）分析自我世界　即自我认知。①明确人生价值：人生价值观是建立在世界观和生命观基础上随时调整人生方向的"罗盘"和"指南针"，不同的价值观成就不同的人生。大学是人生重要的转折阶段，护生一定要树立正确的价值观。②认清自身现状：职业生涯规划的重中之重是对自我的正确认识和剖析，自我认知是个人职业生涯规划的基础，护士只有通过自我认知和评估，正确、深刻、准确地认识和了解自己，才能对未来的职业生涯作出最佳抉择。

（3）分析职业环境　在制定职业规划时，护士要注意到环境资源对个人职业生涯发展的重要影响。要清楚以下情况：①所处的护理发展大环境；②护理职业环境的发展变化情况；③所学护理专业与医学环境的关系；④护理职业环境对求职者的要求、条件和待遇；⑤护理职业环境对自己提出的要求以及对自己的有利条件和不利因素。

（4）决策方向与目标　目标抉择是职业生涯规划的核心。制定目标要符合个人实际情况，不能过高或过低。过高的目标无法实现会使人受到打击，过低的目标太容易实现不利于发挥潜能也就不利于获得大的成就。还需要根据护理专业与兴趣、理想相结合，理性客观地确定目标。设定目标的原则：先有大目标，再补充小目标；亦可先有小目标，再定大目标。确定职业目标后，就要制定相应的行动方案来实现它们。实施策略措施要具体可行，容易评估。应包括职业发展路线、时间计划、具体的求职过程、制作简历求职信以及面试等方面的措施。护士要通过自己的行动来实现自己设立的工作目标。

（5）展开具体行动　积极行动的开展是将一切策划进行落实的阶段，护士在此阶段应该综合考虑以上各个因素来进行具体的行动。在校护生的行动包括以下内容。

1）大学行动计划　有计划地安排课业；有计划地安排课外活动；有计划地考取各种证书；政治上积极要求进步，做到品学兼优，实现崇高的理想。

2）职业行动计划　通过实验课和课间实习锻炼动手能力；通过毕业生产实习培养专业技能和上岗能力；通过各种媒体和途径了解就业信息和国家就业政策，精心撰写求职信写出自己的优势和出色之处，写出自己的独一无二；精心制作求职简历，附上成绩单和获得的各种证书；列出自己的活动与各种社会实践经历；进行模拟面试练习；积极参加相关招聘会等。

（6）修订完善职业生涯规划　现实社会中种种不确定因素的存在，会使原来制订的职业生涯规划目标有所偏差，这就需要在职业发展规划实施一定时间后，要定期总结，不断地反省并对规划的目标和行动方案作出恰当的修正或调整，从而保证最终实现人生理想。从这个意义上说，职业规划设计就是一个再认识、再发现的过程，往往需要护士经过长时间，甚至是一生去探索。

第三节　社会护理

一、护理的社会属性

健康是人类生活的基本需求，维护和促进健康是护理工作的宗旨与目标。护理要适应新时期社会人群对健康的要求，就必须广泛地深入到社会的各个领域和阶层，把护理这一立足于预防、服务于人群、增进人类健康的事业融进整个社会系统之中，从而使护理与人类的健康及社会的发展相协调。只有这样，护理才能适应新医学模式的内在要求，才能最大限度地为社会提供良好服务，承担护理的社会责任。也只有这样才能使护理的内涵和外延渗透到社会、社区等各个领域，获得社会的理解与认可，才能有效地推进护理现代化的进程。

（一）护理在社会中的地位与作用

护理学由简单的医学辅助学科发展成为一门独立的学科，是由于人类的生产、生活和健康保健事业对护理工作越来越高的需求所决定的。护理工作范围从临床扩展为整个社会人群，进入社会各个领域。

护理学的社会功能随着社会的发展而显得日益重要。随之，护理作为一项特殊的职业也得到了社会的承认，因此在社会上的地位也越来越高，护理学水平也反映出社会生产力的发展水平。

1.有了人类便有了护理　巴甫洛夫说过："有了人类就有了医疗活动。"同样我们可以说：有了人类就有了护理活动，进而有了护士的职业角色。从出土文物和古代书籍中发现的有关医护资料中可以看出，无论是在中国、印度，还是埃及、希腊等文明古国，原始人类在群体生活和劳动过程中逐渐有了简单的治疗和护理的方法，如涂裹包扎处理外伤、用烧热的石块做热敷、捶拍和刺压减轻病痛以及骨折的树枝固定等，其中包含着护理的萌芽。西方医学之父希波克拉底在他总结的医学经验中就十分强调对病人病情的观察，注重生活条件、自然环境对病人的影响。在古代，作为医疗工作的一个重要组成部分，护理一直受到医学家们的重视，中医学"三分治、七分养"的思想就是对护理工作的肯定。但是，由于医护不分的状况，使护理被蕴含于医疗之中，护理工作也是由医生或医生指导下的病人家属来完成的，所以谈不上有专门的护理技术，更没有护理理论可言。

2.近代护理起源于欧洲基督教的慈善活动　当时的教会也作为慈善医院收治病人，牧师和修道士充当医生，因此在当时才有了"牧师不仅拯救灵魂，而且救治肉体"之说。护理工作被当作一些品行不端的酒鬼或妓女的赎罪手段。除此之外，教会的修女也承担一定的护理工作。尽管如此，护理总算从医疗中分化出来，不过，当时的护理工作仍然是对病人的生活料理，治疗方法也是极简单的，护士的社会地位低下，几乎是最低等的奴仆。

护理学的创始人南丁格尔出生在意大利的佛罗伦萨。她心地善良，幼年时就常常帮助弱者。1853年的克里米亚战争中英军伤亡惨重，伤员死亡率高达50%。南丁格尔组织了38名护士前往战地医院工作，她亲自给伤员洗伤口、治疗，还带领护士们洗床单、擦地板，改善医院的环境清洁。夜深人静时，她总是手提一盏小灯巡视病房，挨个看望伤员。士兵们怀着崇敬和感激亲吻她走过时的身影，并亲切地称她"提灯女郎"。由于她和全体护理人员的努力，伤员的死亡率由50%下降到了22%。她也得到了社会的承认和英国政府的奖励，第一次向人们显示了护理的重要社会作用。1860年南丁格尔在伦敦圣托马斯医院开办了世界上第一所护士学校以培养护理专门人才，从此护理作为一种职业得到社会公认，护理学走向了近代发展道路。南丁格尔将护理提升到科学的高度，她认为护理是一门非宗教性的专业，它需要专门的技术和知识，应该有自己的一套理论和实践领域；同时，她还提出了公共卫生护理的思想，她强调护理中的病人的生理需要和心理因素，指出："护士不是护理疾病，而是护理病人""护士的工作对象是有热血和生命的人类"。人们为了纪念她对护理学的伟大贡献，把她的出生日定为国际护士节。

我国近代护理学是随着西医和宗教的传人开始发展的。1884年美国护士麦克奇尼首先在上海妇医院开展护理工作，此后全国各地相继成立护校；1909年中华护协会成立，护理队伍进一步扩大；1920年中国第一本综合性护理专业期刊《护理季报》诞生，标志着护理领域专门研究的开始；1922年国际护士理事会正式接纳中国为会员国。从此，中国护士在国际上取得了应有的地位。

近代护理学的理论仍然局限在医学理论知识的延伸和应用之中，实际操作技术规范也缺乏自身独立的体系。护士主要是在医院里作为医生的助手和附属开展工作，护理教育更多地仅仅停留在中职水平，不高的教育层次决定了护士的社会地位，因此近代护理作为一种社会职业，也仅是下层劳动民众及其子女们从事的一种谋生手段。

（二）护理与社会

护理水平是衡量社会制度的标准之一。社会制度是指一定的历史条件下，因人类某种基本社会生活的需要而形成的一种重要的社会结构或社会系统。

1.护理与社会制度的对立统一 护理学是自然科学领域中的一门学科，属于科技的范畴。而科技与社会制度的关系是生产力与生产关系、经济基础与上层建筑的关系。在这里，护理是经济基础和矛盾的主要方面，社会制度是上层建筑和矛盾的次要方面，两者相互依存又相互排斥在矛盾的斗争中前进与发展。

（1）护理水平的提高 提高护理水平是人类卫生健康标准不断提高的要求，它以人类的需求为基础和动力，同时，它不仅需要先进的科技提供相应的装备和手段，而且还需要社会政治、经济、文化和教育的配合，需要与之发展相适应的制度环境和相适应的社会机构。如护理队伍素质的提高就需要相应的经济条件、文化教育、医疗管理等制度的相应配合与协调，否则将无从谈起。在这配合与协调的过程中，如果制度环境与护理发展要求相适应，制度将促进护理的发展；如果制度环境与护理发展不相适应，制度将会成为护理发展的障碍，此时只有进一步改革制度环境使之适合于护理的发展。由此看来，护理水平的提高本身就包含着社会进步这一重要因素。

（2）护理的发展受社会制度的制约 尽管在护理与社会制度的相互关系中，护理占主要地位；但社会制度对护理发展的制约作用不可忽视。如护理实践部分，由于护理最初诞生于教会的慈善机构，当时的宗教制度限制了护理应有的地位与作用。又如在不平等的社会分层制度中，护理对象也具有相应的特点，致使贫民阶层得到的护理服务远远比不上中产阶级。由此看来，社会制度对护理实践的制约作用是显而易见的。又由于护理理论是以护理实践为前提的，所以，它也不可避免地要受到社会制度的间接影响。从这一意义上讲，护理水平是社会制度影响与制约下的结果，其水平就是衡量社会制度的标准。因此，较高的护理水平意味着与之相应的社会制度的先进性，而护理发展的停滞不前也从一个侧面反映了相关制度的滞后性。

2.近代护理及其发展

1859年南丁格尔认为：“护理担负保护人们健康的职责……以及护理者使其处于能接受自然影响的最佳状态”。

1943年学者奥利维亚认为：“护理是一种艺术和科学的结合，包括照顾病人的一切，增进其智力、精神、身体的健康”。

1957年克罗伊特尔则认为护理是“对病人加以保护、教导以满足病人不能自我照料的基本需要。”

1960年学者约翰逊认为：“某些人在某种应激或压力下不能达到自己的需要，给他提供技术需求，解除其应激以恢复原有的内在平衡。”

1966年亨德森教授定义：“护理是健康人或病人进行保持健康或恢复健康（或在临死前得到安宁）的活动，直到病人或健康人能独立照顾自己。”

1970年罗杰斯指出：“护理是协助人们达到其最佳的健康能状态，护理的服务对象是所有的人，只要是有人的场所，就有护理服务。”

研究表明，从19世纪中叶护理被确定为一门社会职业以来，经过一个多世纪的发展，它的服务范围和对象逐渐从医院和病人扩大到了家庭、社会和健康人。

1973年国际护士理事会（ICN）提出：“护理学是助健康的人或病的人保持或恢复健康（或平地死去）。”

同年，美国护士协会（ANA）提出：“护理实践是直接服务并适应个人、家庭、社会在健康或疾病时的需要。”在此基础上，1980年美国护士协会把护理学与整个人类的健康保健联系起来，提出：“护理学是诊断和处理人类对存在的或潜在的健康问题所产生反应的科学”。进而，我国学者杜治政对护理学学科进行概括和总结，他在1991年出版的《护理学新论》中指出：“护理学是医学中一门自然科学与社会科学相渗透的综合性应用科学，是关于身心健康和身心健康护理的理论与技术的学科。”

3.护理的社会性　随着社会的进步和医学模式的转变，护理服务场所仅仅停留在医院和服务对象停留在病人已不能满足人们的需要。医学模式发生的变化，不仅是一个理论概念的转变，它标志着人类对生命世界的认识又向前跨进了一步，使人们突破了只从人的生物属性来研究疾病与健康的范畴。而且涉及许多护理实际工作相应改革的重大实践课题，丰富了护理学的内涵，扩展了其外延，由点到面上升到更高层次，深入到更细的环节从这个意义上说，护理服务必须在生物—心理—社会医学模式指导下，从医院走出去不仅要把服务范围扩展到学校、企业、社区等人群聚集的社会单位，而且要把服务内容扩大到心理护理、健康教育、卫生宣传等多方面，变封闭式的医院服务为开放式的社会服务。

（1）临床护理　对各种疾病治疗的临床护理是护理服务的重要任务。护士必须具有娴熟、精湛的护理操作技艺，在临床上面对病人复杂的病情变化，还要能够通过敏锐的观察、丰富的想象和扎实的护理理论知识，作出准确及时的判断，从而使病人得到及时的治疗，控制病情。因此，护理在疾病的治疗和恢复中起着不容忽视的作用。

（2）康复护理　现代医学科学已能控制和治愈很多疾病，但医学水平仍没有达到尽善尽美的程度，有些重病病人经过治疗，生命虽得到了挽救，疾病基本治愈，但遗留下了不同程度的身心损害。如车祸、外伤等，要完全康复，仅靠医院短期治疗是不能达到目的的，还需要在护理指导下长期进行训练。另外，对于许多慢性疾病，如高血压、心脑血管疾病、糖尿病等，长期住院治疗与护理有较大的局限性，甚至是不可能治愈疾病的，这部分人也同样需要长期的健康指导与康复过程。这些正是康复护理的研究课题。实际上，康复护理就是医院护理的延续，它包括在疗养机构和专门康复机构中进行康复治疗的病人的康复指导、康复训练和对患慢性病长期在家休养的病人进行的康复指导、康复护理。

康复护理的作用大致可归纳为：①帮助长期患病者恢复身体潜能，帮助身体受损病人恢复身体自主功能，阻止和减轻病情恶化，维持正常生活程序。②帮助病人消除由身体功能障碍而产生的颓丧、自卑心理。③帮助病人消除由疾病带来的自理性和对社会活动的退缩。

社区康复护理也是康复护理的重要方面，对那些离开医院和康复机构的病人，有计划、有目的地指导他们进行康复治疗和训练，是康复护理工作者义不容辞的职责。

（3）健康促进　新的医学模式要求现代医学必须由单纯治疗转向防治结合，由偏重病人的躯体因素转向注意病人的心理损伤和社会影响，由偏重个体的防治转向个体与群体并重的健康促进。

简言之，现代护理已由单纯疾病的护理转向以人的健康为中心的全面护理，此时护理不仅是治疗。它走出医院，走进社会，走进家庭，走进了健康人的生活，由疾病护理扩展到人的健康护理。

以人的健康为中心的护理是对整个人类的护理，它不仅着眼于病人，还将健康人特别是处于疾病边缘的亚健康状态列为护理的范围，而且还包括了人类赖以生存的自然环境与社会环境。人类的健康与生存的环境息息相关，如果破坏了自然界生态系统的结构和功能，或者社会环境发生急剧变化就会危及人类健康。在这种情况下，如果人体不能在局部与整体的协调上、精神与环境的统一上保持一致，就不可能处于良好的适应状态，结果也就会造成人体某些功能的紊乱而引发疾病。所以，健康护理一定要注意人体与环境的关系，保护良好的生态环境；也要注意人体与社会的关系，造就良好的社会环境，让健康人更健康长寿。同时，也要为病人创造良好的社会因素，应在医院逐步健全社会的支持系统，以提供病人就诊与治疗的条件与手段，并使病人与社会人际关系正常化，尽可能地保持其社会地位，使病人能以良好的心态休息治疗。宣传卫生方针政策和医药卫生知识是预防疾病、增进人民健康的重要措施，也是以人的健康为中心护理的重要内容，它是人民群众学习保健知识的重要途径。在这项工作中，护士充当了防病知识宣传者和保健工作指导者的健康教育角色。护士（公卫护士）要注意选择新颖的、通俗易懂的卫生知识进行宣传教育，排除和纠正群众中错误的保健观念和治疗态度，指导和帮助群众树立正确的健康观念，让他们了解基本的保健知识，养成良好的卫生习惯。教育方式包括家庭卫生教育、医院卫生教育和社区卫生教育等。与此同时，还要大力开展面向全社会的预防工作，深入工厂、学校、托幼儿机构进行疾病的社会调查、预防接种和健康人群的体检工作。对病人的出院指导、随访和家庭护理也属于健康教育工作之列。

（4）心理护理　人在患病后，往往由于疾病的折磨、住院诊疗环境的变化、新的人际关系的出现等一系列因素，容易产生一些特有的心理需要和心理反应。而这些复杂多变的心理活动又往往与疾病的状况密切相关，恶性的心理因素可使病情恶化，良性的心理因素可使病情好转，如稳定期原发性高血压病人在遇到强烈精神刺激时会出现高血压危象，甚至出现严重的心脑并发症而危及生命。心理护理就是针对病人的心理活动，观察并把握其发生、发展和变化，探索病人从生病到康复整个过程的心理活动规律和反应特点，并采用诸如语言、表情、态度、行为等良好的心理护理措施，去影响病人的感受和认识，帮助病人调整并维持良好的心理状态，配合治疗，以利于病情好转直至康复。在治疗过程中，心理护理同药物及其他治疗手段一样重要，有时比改善环境和生活条件更有效。由此看来，心理护理在疾病的发生、发展及预防、治疗和康复中都占有重要地位。

心理护理在医院护理中必不可少，它是病人康复的重要一环。但相比之下，社会普通人群对心理护理的要求比医院更为广泛、更为迫切，这与现代社会心理致病因素的凸显密切相关。研究表明，人的社会环境与健康有密切关系，人在社会中所处的社会地位、经济条件、婚姻状况、事业成败、职业变动等，都可能成为精神疾病及其他疾病的诱因。因此，将心理护理扩大到整个社会，不仅是治病防病、提高人群健康水平的需要，也是有效地减少和消除心理致病因素的重要手段。

二、护理对象的社会性及社会问题与护理

（一）护理对象的社会性

护理服务的对象是人，不仅是病人，也包括了健康人，是生物的人，更是社会的人。护理的宗旨是为个人、家庭和社区提供卫生保健服务，帮助人们预防疾病，维持恢复和增进健康，保持最佳的健康状态。

1.健康是一个动态的过程　有学者研究认为，健康与疾病之间没有十分明显的界限，它是一个人生命全过程中连续的联系。在这个连续过程中，极佳的健康状态（生命的最大满足）处于一端，死亡在另一端，而大多数人的状况是处在连续过程的中间部分，并且每时每刻都在变动。

2.整体护理　就是从生物—心理—社会模式出发，把人作为一个整体对待。这种整体不仅体现在机体各系统之间的协调关系，还体现在机体的生理、心理活动状态与周围社会变化的适应性，更要重视周期自然环境和社会因素对人的影响。在护理工作中把单纯地照顾病人的生活和治疗疾病的护理，扩展为全面兼顾病人在生物、心理、社会方面的需要。治疗疾病，促使病人向健康人转化的同时，还要使病人具有良好的心态和情绪，使其恢复和保持良好的社会工作能力。这当中包含了疾病护理、康复护理、人的健康为中心的护理、心理护理等内容。在人的生命全过程中，从新生儿、婴儿、儿童、青少年到中年、老年，各年龄阶段都具有不同的生理、心理、社会特征和健康需求。因此，各年龄段的人群都需要在相应的健康标准下得到相应的护理服务，如儿童年龄段的托幼儿保健和预防卫生保健，老年人和残疾人的社会福利护理和不治之症、疾病晚期的临终关怀等，护理的整体性体现在人的生命全过程之中。

3.社会福利护理　是具有慈善性质的社会护理工作，它的性质是“面向社会，社会办，社会养，为全社会服务”。因此，社会福利护理实际上是全社会的工作，而具体的计划、措施和过程则由护理人员来完成。社会福利护理主要集中于一些福利机构，如疗养院、福利院、孤儿院、养老院等。护理内容主

要包括以下几方面。

（1）残疾人的护理 残疾人是指身体有一种或多种不能恢复的伤残，如聋哑、失明、瘫痪、断肢等。护理的目的是帮助残疾人处理和解决身心两方面的问题，通过采取不同的方式方法，耐心开导，使他们能面对现实，勇敢地接受生活的挑战，建立起新的心理平衡。通过护理，解决和满足残疾人的生理需求，在他们能够适应新的生活方式之后，引导他们生活自理，进行力所能及的功能训练，承担力所能及的社会工作，这样一方面可以磨练其意志，增加生活情趣；另一方面，可以减轻家庭和社会的负担。

（2）老年护理 随着经济的发展、物质财富的丰富和医学科学的进步，人类寿命正在不断延长，老龄人口的比例逐渐上升，2000年我国60岁以上老年人数已占人口总数的11%，全社会都面临着人口老龄化问题，老年护理被提上议事日程。老年人处于生理、心理和社会工作能力的退行性阶段。由于各种功能的减退，生活能力逐渐下降；反应迟钝、动作缓慢，出现意外的可能性增加；老年人患病的机会也相应增加，且多为慢性病，还常有多种疾病并存；性格也会变得固执、任性等。因此，老年护理是一项十分艰巨的工作。

（3）婴儿和孤儿的护理 由于家庭的某些特殊原因，使一些孩子在没有成年之前就失去了父母，成为孤儿；又因为一些人道德的沦丧和旧习俗作祟，对孩子生而不养。在弃婴中占较大比例的是残疾儿童，他们成了社会福利护理的对象，并加大了护理工作的难度。弃婴和孤儿的护理是个长期的过程，护理人员应付出爱心关怀他们。首先要保证他们受到良好的哺育，能够享有和其他儿童一样生活的权利，幸福、快乐、健康地成长。其次要创造良好的条件，使他们能受到和其他儿童一样的教育，使他们成为有利于社会并能立足于社会的人。对残疾儿童的护理重点在于康复和减轻残障程度，使他们感到关怀，树立战胜疾病的信心。弃婴和孤儿的护理更是一件社会性的福利事业，当前，家庭的领养（这一行动甚至是国际性的）和“SOS儿童村”是非常有成效的措施。

（二）社会问题与护理

社会问题是指人文环境失调，出现了违背大多数社会成员的价值观念，并对其产生影响、需要运用社会力量加以解决的问题。社会问题有三层含义：一为人文环境失调包括人与人之间的社会关系失调或人与环境失调而造成的问题；二为社会问题被大多数社会成员视为违背其价值观、违背社会规范的行为和现象；三为社会问题不能靠个人或某个集体来解决。

1.护理人员数量不足 随着我国社会经济的快速发展，人民生活水平不断提高，健康意识也不断加强，对健康服务的需求也在快速增长，护理工作作为医疗卫生工作的重要组成部分，与人民群众的健康利益和生命安全密切相关。在保障病人生命安全促进康复和减轻痛苦方面担负着重要责任，直接关系到医疗安全和医疗服务质量，关系到人民群众的健康、生命安全和对医疗卫生服务的满意程度。但作为主要的健康服务者，目前护士的配置仍不能满足病人的护理需求，护士每天忙于执行医嘱和治疗性工作，而病人的生活护理、基础护理工作是通过聘请护工完成，虽然聘请护工能够满足病人的基本生活照顾需要，但对危重病人的护理带来了安全的隐患。此外，护士队伍出现了新的不稳定问题。一些医院为减少护士人力成本，以较低的工资聘用合同护士，正规编制的护士队伍逐渐被临时聘用的护士所代替，形成了医院内一支同工不同酬的特殊队伍，严重影响了护士队伍的稳定和发展。护士配备数量的不足，已严重影响了护理质量。为推进我国护理工作全面、协调和可持续发展，提高护理专业技术水平，满足人民群众的健康服务需求，近年来围绕护士队伍建设和加强护理工作的主要做法是依法加强护士队伍建设，维护护士合法权益；增加临床一线护士总量，实现护士人力资源的合理配置；合理调整临床护士队伍结构，提高护士队伍整体素质。

2.护理队伍学历层次偏低，综合素质较差 护理人员素质参差不齐，高学历护理人员主要集中在三级医院，县级以下基层医疗机构，护理人员学历层次、专业水平偏低。护理人员的准入制度执行不严，聘用非注册护理人员从事护理工作。护理服务与群众需求、诊疗技术发展存在差距，不能很好地满足护士岗位任务和能力的要求。护理人员的服务意识、服务理念、业务素质、专业技术水平与临床医疗技术发展和人民群众多元化的护理服务需求存在差距。

3.护理科学管理水平不高，不受医院管理体制变化的影响 一些医疗机构护理管理组织体系“责、权、利”不统一，护理管理的职能得不到充分发挥；缺乏科学有效的护理质量评价体系，未达到客观、全面地反映和促进临床护理质量提高的目的；护理管理人员的综合素质和管理水平需要进一步提高。

4.护理质量和专科护理水平较低 在对病人的身心方面的照顾与帮助、康复和健康指导等方面存在不同程度的差距；基础护理还是护理工作的薄弱环节，专科护理技术需要规范和提高护理专业的技术水平与临床诊疗技术的发展还存在一定差距。

5.护理服务领域发展不够 从目前护理服务发展情况来看，服务领域不能适应社会发展需要。特别是社区护理服务，人员配备少，整体素质相对较低，社区护理服务的内容、服务形式也比较单一。社区护理的组织体系、队伍建设等都难以承担社区综合性服务，发挥多元角色的作用。

6.护理教育存在的问题 护理教育的层次结构需要进一步优化调整，护理教育质量有待提高。目前中职护生的培养存在较为突出的问题，一些中等职业院校招生数量大，生源起点低，师资力量不足，教学管理不规范，培养的护士综合素质和专业能力较差，不仅给临床工作带来困难，影响护理质量的提高，同时存在安全隐患。缺乏系统、规范的毕业后教育和继续教育体系。缺乏针对临床护理工作需要的专科护理岗位和护理管理岗位的规范化培训。

三、护理社会学研究方式

研究方式又称研究方法，社会学将掌握被研究对象的总体情况而采取的手段称为方式，把收集和处理被研究对象的具体资料所应用的手段称为方法。社会学研究方式主要有社会调查和社会实验两种。

（一）文献法

文献法又称历史法或文件法，它是间接收集情报资料的方法，从文献、档案、报纸、书刊、报表以及历史资料等各种社会信息中，去采集自己研究所必需的资料，是利用第二手材料的方法。在使用文献法时，可供研究摘取资料的文献有相关著作、历史档案、被研究对象的自我记录资料（日记、自传）等。当资料有了一定程度的准确性时，社会学研究要尽量采用文献资料，以节约时间和人力物力。此法一般分两步：①收集各种可能记载有关资料的文献；②是对文献内容进行分析。文献分析的关键在于找出真正能够用作经验研究基础的原始性质的事实资料，原始性质的事实资料是指未经思维加工的、被直接记载在文献中的，反映事物本来面貌的材料。文献法适用于研究那些较长时间内较为稳定的现象，如人口、经济、教育、家庭等。

（二）实验法

社会实验是指在一定的人工设计条件下，按照一定的程序，改变某些因素或控制某些条件，对研究对象的活动进行观察、记载，并分析两个以上变量的变化，借以发现现象之间的因果联系，揭示事物运动规律的过程。社会心理学的研究多采用此法。实验法可分为标准实验、自然实验两种。

1.标准实验 是通过人为控制和改变某些条件，观察事物的变化，以考察某些社会现象之间的因果关系。具体做法是按照相似性原理，把研究对象分为相似的两组，接着将实验条件施加于其中的一组，对另一组则不施加任何影响，然后观察这两组在实验前后的变化，并进行比较分析，从而获得实验结论。由于标准实验是在控制其他因素的状态下进行的，又能观察现象变化的全过程，所以能够确定不同社会现象之间的因果关系。但是，许多社会因素事实上不可能在实验室中得到控制，因此标准实验有很大的局限性，须以自然实验为补充。

2. 自然实验　是研究人员既不控制实验过程，也不人为地施加条件，而是在自然状态观察某一因素对不同组别所起的不同作用，然后比较分析，得出结论。自然实验能够观察到被研究对象的现实表现，但是由于研究人员不控制实验环境而给确定社会现象之间的因果关系带来困难。

（三）统计法

统计法是指使用统计学的方法，通过搜集、整理和分析社会现象的数量资料，以推论大量社会现象的特征和活动规律的方法，它是社会学研究走向数量化的一个标志。统计是对事物量的分析，是通过对大量现象的定量分析，揭示出事物之间的内部联系及规律，因此它适用于研究复杂的社会现象。统计法分为叙述统计法和推论统计法两类。叙述统计法是帮助简化资料的方法；推论统计法是根据抽样取出的资料来推论总体的情况。

（四）访谈法

访谈法是指调查者与被调查者通过有目的的谈话，以收集研究资料的方法，包括直接访谈和间接访谈。直接法谈是访谈法的主要方式。在每次谈话时，根据被调查者在场人数的多少，访谈法又分为个别访谈、小组谈话及座谈会。用访谈法收集资料的过程，实际上就是调查者与被调查者相互交往的过程，因此交往是否成功，直接影响访谈的成败。若要顺利地进行交往以收集所需资料，调查者应注意以下几点。

（1）在访谈之前调查者应该熟悉和掌握所要问及的问题，并对被访问者的身份以及被访者与该问题的利害关系等有尽可能深入的了解。

（2）在访谈过程中，既要尽量保持活跃的气氛，又不脱离中心问题。

（3）调查者应该对问题保持中立的态度，不能作引导性提问。

（4）对不清楚的问题和关键性问题要追问。

（5）应随时注意被调查者的情绪、态度的变化。

（6）在整个谈话过程中，调查者必须保持平等态度，尊重被调查者，始终表示对谈话的兴趣，这是保证访谈成功的重要条件。

（五）问卷法

问卷法是通过详细周密地设计一套问卷，要求被调查者进行回答来收集资料的方法。调查者可以通过电子问卷在较短的时间内，便捷高效地得到大量的标准化资料，易于进行定量分析。问卷也可以用邮寄法进行，但是问卷的回收率较低，资料的精确性稍差。问卷有开放式和封闭式两种基本形式，开放式问卷是指在问卷中只列问题而不列任何答案，被调查者可以根据自己的情况自由作答；封闭式问卷是调查者事先把所要调查的问题及其答案全部列出，被调查者根据自己的情况，在其中选择认为恰当的一个或几个答案。

（六）社会调查

社会调查是运用科学的方法，有步骤地去考察各种社会现象，收集资料并分析各种因素之间的相互关系，以掌握社会实情的过程。它在调查方式上可分为全面调查、典型调查、抽样调查和个案调查。

1. 全面调查　也叫普查，它是对被研究对象所包括的全部单位逐一调查以掌握被研究对象的总体状况。由于全面调查具有涉及调查范围大、调查对象多、工作量大、时间性强等特点，在进行此类调查时会动用较多的人力、物力，花费较多时间，因此全面调查并不经常进行。社会现象不可能也不需要经常调查，只有需要掌握比较全面的基础统计资料时才会进行全面调查。由于全面调查所获取的资料全面、基本、丰富、准确，因此它对制定社会计划和社会政策有重要意义。进行全面调查应该遵循以下几个原则。

(1)必须统一规定调查资料所属的标准时间，以避免遗漏和重复。

(2)调查(尤其是资料的收集)应在尽可能短地时间内完成，以提高资料的准确性和便于调查工作的进行。

(3)调查项目是要搜集本调查范围内最重要、最基础的资料，项目不宜太多，定义浅显明确。项目一经规定，不能任意增删改变。

2.典型调查 是在对研究的对象有了初步了解的基础上，有计划、有目的地选择若干具有代表性的典型单位或个人，进行周密系统的调查。典型调查的理论根据，就是辩证唯物主义的个性和共性的矛盾统一的原理。典型的代表性源于典型，体现了事物最一般的、本质的、合乎规律的特性，能够最充分地、集中地、突出地表现它所代表事物的重要特征。典型调查能够全面细致地了解事物的状况并揭示出事物的本质，是一种好的调查方式，但此法也有缺点即对典型的选择易受主观因素的干扰，定量分析较少，不能很好地从量的角度说明问题。

3.抽样调查 是按照随机原则，从研究总体中选取部分对象进行调查分析，并将对样本的调查结果推论到原来的总体。样本是被选取的部分对象，总体是所要研究的所有社会现象。抽样调查既节约了研究代价，又使结论具有时效性，这些突出的优点使它成为社会研究中最普遍应用的方法之一。

4.个案调查 是选择某一社会现象为研究单位，收集与它有关的一切资料，详细地描述和分析它产生和发展的过程以及它的内在与外在因素之间的相互关系并将其类似个案相比较得出结论的过程。个案调查一般采用参与观察法，即研究者同被研究者生活在一起，收取有关的所有资料。个案调查的资料来源主要有被研究对象自己的记录(如日记、传记以及其他有关实物等)、别人对其的记录、与被研究者谈话和对被研究者的观察等。个案调查是一种定性研究方法。个案调查得到的资料比较详尽，能够具体深入地了解个案的全貌，另外，调查时间也有一定的弹性，研究者可采取的方法比较多样。个案调查的不足之处在于代表性差，因此推论意义较差，容易产生“以偏概全”的错误。

（张军乔　覃　慧）

第五章　护士的美学修养

学习目标

知识目标

1.掌握护理美学的概念、护理美学任务、护理工作中的美学原则。

2.熟悉美的本质、美育的功能、护理美学研究内容、护理美育的意义和护士审美修养的原则。

3.了解中国美学史发展、美的形式和范畴、美的基本形态。

能力目标

1.能运用美学基本原理对自然美、社会美、艺术美和科学美进行鉴赏。

2.能运用美学基本知识指导护士的审美实践活动。

素质与思政目标

在护理工作中，护士要体现内在美和外在美的和谐统一，以病人为中心，开展各项护理操作。对病人有爱心、耐心、责任心，照顾好每一位病人。

生活中到处都有美，向善、求真、爱美是人的天性。护理是一份神圣的工作，在护理工作中美无处不在，护士的心灵美、语言美、外表美和操作美等都是最有价值的，护理人员应学会发现工作中的美，不仅能照顾好病人，而且能给病人一种美的享受。

第一节　护理美学的概述

从20世纪80年代中期开始，护理美学越来越被人们所认识和重视。护理美学是护理学和美学的相互结合，是以美学的基本原理为指导，从护理的角度出发，探究护理美的现象、护理审美的发生、发展及其规律。在护理美学中，美的内涵就是使千差万别的人，都能达到治疗或康复所需要的最佳身心状态，维护和促进人们的身心健康。

一、美的概述

美是指能引起人们美感的客观事物的一种共同的本质属性。美包括生活美和艺术美两个最主要的形态。生活美又分为自然美和社会美。美学成为一个独立的学科源于鲍姆嘉通（Alexander Gottlieb Baumgartem，1714—1762）在1750年出版了*Aesthetica*即《美学》一书，美学的研究对象是感性认识，感性认识的完满就是我们所说的美，即鉴赏主体感性认知的完满可以引导人们发现美、创造美。

（一）美的本质

鲍姆嘉通是德国启蒙运动时期著名的哲学家和美学家，提出并建立“Aesthetica”（美学）这一特殊的哲学学科。美（beauty）是一种情感，美是感性认识的科学。美的本质也是美学的基本问题，美是一种情感，是存在于生活实践中最有意义和价值的，能唤起人们愉悦的特定情感反应。从护理学的角度进行描述，美是存在于人身心的健康、完善和健美等。美的本质，可以归纳为客观论、主观论和主客观统一论。

1.客观论 美是客观存在的，不以人的主观意识为转移的美的本质论观点，主要有“美在形式”“美在效用”“美在关系”“美是生活”等说法。

2.主观论 把美看作主观的，由人的主观意识决定并产生的美的本质论，主要有“美是快感”“美在审美态度”“美在直觉”等说法。

3.主客观统一论 是在主观论和客观论都有一定的发展后，出现的美的本质论。认为美不是客观对象所独有的，但也不是人的主观所独有的，美是两者相互作用的结果。

但是不管是主观论、客观论还是主客观统一论都有其局限性。马克思主义美学克服了美的本质研究的片面性，从人类的实践主体与客体的关系揭示美的本质，美是从人的客观实践中产生的，从人的实践主体与客体关系中揭示美的本质。

（二）美的特征

美的本质是内在的、抽象的、美的特征则是显露在外的特有标志，它由美的本质所决定，是体现美的本质的形式和象征。

1.形象性 是指美的事物以其生动具体的感性形象为主体感官所感知的特性，是以形象因素为主的、形式与内容相统一的特性。美的事物都是借助具体可感的形象来展示其美的风采，即通过特定的声、光、色、线、形、质等物理因素所构成的感性形式来展示自身，离开一定的具体形态就无所谓美与丑。美的形象性既包括形式因素又包括内容因素，形式与内容的统一，但是以形式因素为主。视觉、听觉、触觉主要感受形式因素的美，理性思维则是把握和理解美的形式与内容的统一的内在美。美的形象性又指形式因素为主的形式与内容相统一的特性。

2.社会性 是指它同人类的生产、生活发生的直接或间接的联系，美的社会性是因为美总是对人而言的，为人而存在的。美是事物的一种价值，而任何价值只有对人而言才有意义。美的社会性主要表现在：一方面，美不能脱离参加社会实践的社会性的人。美只能对人而言，只能为人而存在，美为人民服务，从人出发，与人的社会性紧密相连，反映人的社会生活。另一方面，美不能脱离社会功利。美的社会功利性指美的事物能直接或间接地对人类产生有益的物质需求和精神需求，这些能启迪人们的思想，丰富人们的感情，振奋人们的精神，力求使精神与物质合一，体现审美的价值。

3.感染性 美是事物的形象，必然诉诸人的感官，使人获得美感。美让人愉悦、同情、爱慕、追求，能在情感上激励人、愉悦人，这是因为美具有感染性，并使人们得到精神上的愉悦和升华。色美以感目，音美以感耳，意美以感心。无论是自然形象还是音乐形象，它们的美都具有强大的感染力。美的事物无处不在，人们随时随地可以受到美的影响，唤起热情，激励精神快感。

（三）中国美学史

1.中国古代美学思想 我国先秦、西汉是以儒、道两家为代表的美学思想，而魏晋南北朝追求自然美，隋至唐中叶，美学思想又重申美善统一论，美与不美，强调没有善的关系，孔子对邵乐的评价是“尽美矣，又尽善也”，对武乐的评价是“尽美矣，未尽善也”。美与善是紧密联系的，美的人不仅要具备善与信的品格，而且连容貌、风度、举止都能体现仁义的原则。从战国后期开始，美学深入到文学、音乐、绘画、戏剧等各个艺术领域。

2.中国现代美学 戊戌变法前后，王国维最早从西方引进美学思想，《红楼梦评论》可以说是中国现代美学史上第一篇符合西方美学标准的著作。“五四运动”对马克思主义美学思想的传播作出了重要贡献。20世纪60年代的美学大讨论，形成了以吕莹为代表的主观派，以蔡仪为代表的客观派，以朱光潜为代表的主客观统一派和以李泽厚为代表的客观社会派的四大学派争鸣的繁荣局面。20世纪80年代“美学热”代表了美学研究的复兴，而且促进了美学研究的深入和分化，出现了生活美、商品美、科学美等分支。20世纪90年代出现了超越实践美学和改造完美实质美学的争论。

二、护理美学

（一）概述

护理美学是护理学与美学相互作用、相互渗透、相互交叉、相互影响的产物，是介于自然科学和社会科学之间的人文学科。19世纪中期，南丁格尔创立了护理学，她认为“护理是一门精湛的艺术”。护理实践中包含着朴素的审美思想，护理学研究护理服务对象的环境美、健康美、康复美和临终美等，培养护理人员正确的审美观、审美规律，陶冶护理人员职业情操，培育职业美德。关于护理美学，我国当代学者几种代表性的观点：①护理美学以马克思主义美学的基本原理为指导，研究护理实践中的美学问题与护理人员审美观的科学。②护理美学运用美学的基本原理、观点和原则，研究护理工作中的美学现象及护理人员的审美观、护理美的培养与训练等问题。③护理美学是美学与医学、护理学的相关理论相结合，研究护理实践中的美学现象及护理审美规律的一门新兴学科。④护理美学是研究临床护理过程中的一切美的因素的科学。由于护理学科的迅速发展以及美学研究领域的不断扩展，人类的生命、生活质量的不断提高，美学原理应用于护理实践就成为护理学科迫切需求，护理美学则历史性地诞生，并成为现实美学的一个分支。综上所述，护理美学（aesthetics of nursing）是研究护理领域中美的现象和审美规律的一门新兴的学科。它以美学基本原理为指导，借鉴人文、社会科学等诸多学科的理论、方法和研究成果，从人、环境、健康、护理的角度出发，探究护理美的现象、护理审美的发生、发展及其一般规律。

（二）护理美学的学科性质

护理学与美学的融合形成了护理学这门新兴的学科，是护理学与美学相互渗透的结果，是美学在护理实践中的体现，是一门交叉性的应用学科。从护理学与美学的相互渗透来说，护理美学是医学学科与社会学科的交叉学科。从美学角度看，护理学本身蕴含着美的规律、美的理念，是科学与艺术的高度结合，具有美的价值。表现在两个方面：第一，护理理念和理论中蕴含着美，人是护理活动的中心，美就体现在对人的价值的重视上。另外，护理理论的发展、整体护理模式的确立、优质护理服务活动的开展，均从护理理论和实践方面体现出美的本质、美的形态和美的创造。第二，护理实践中体现着美。护理工作科学化、整体化、程序化、规范化、多样统一的原则，使普通的工作成为和谐美和节奏美的表现形式。医院的布局、院貌的整洁、医院建筑的坐落有序、病房布置整洁、色调明快，所有这些都使病人在视觉上感到和谐圣洁，听觉上感到安宁恬静，情感上体贴温馨，有利于病人身心健康。护士轻盈的脚步、得体的仪容仪表、娴熟灵巧的动作、温柔的言语等都体现了护士的形象美，使病人得到美的享受，产生舒适轻松的心态。

从美学角度看，美是渗透在护理理念与护理实践每一个环节，借助美学的相关理论，把审美因素作用为护理理论与实践不可缺少的内容，创造性地实施护理，使病人在视觉、听觉、感觉上得到美的感受，促进病人身心健康。从护理学角度看，美学在护理中不单纯表现为审美活动，重要的是美学对护理学科发展起促进作用。美学让人们了解护理工作是一种美的形式，从而提升护理学的美学价值和人文价值。

（三）护理美学研究内容

护理美学是随着医学和护理学的发展及实用美学的渗透而自然地产生、发展起来的，而其产生也是人类社会生产、生活和医疗保健服务对护理事业所提出的高层次需求所决定的，其研究对象应突出护理专业的发展趋势和特色。

1.研究护理美 护理美是护理中的理论、技能、科研等护理活动中所呈现出来的一切美的总和。护理美包括：护理本质与内涵的理性美，对人的生命、尊严、权利的尊重与维护，这些体现了护理理念中的人文关怀与服务；护理学理论体系与结构中的科学美，体现在科学构想的思维框架与科学理论的系统性、整体性、严谨性、规范性及多元文化等；护理实践体现出来的感性美和创造美，体现在护理工作中护理人员的技能、言行和形象等方面。

2.护理人体美 护理美学应以“健康”的概念来研究护理人体美，人体美是健康最直接的体现，并贯穿于人生命周期的始终。根据对称、均衡、完整、和谐和多样统一的原则来维护人体结构所呈现的形式美。比如，在康复护理中如何恢复人体美，在心理护理中如何维护人体美，在整体护理中如何保障人体美，在舒适护理中如何完善人体美。

3.护理审美意识与审美实践 护理审美意识是一种深层次的精神活动，美的行为及其过程可以激发护患双方情绪变化，唤起美的意识，产生美感效应。护理审美实践包括护理人体美、基础护理和护理管理中的审美活动、护士的审美修养等，这些都要依赖于护理美学理论，指导护理审美活动为人类健康提供最佳护理服务。护理美学主要研究护理审美意识与审美实践的转换关系，研究护理人员在感受美、欣赏美的基础上，进而在护理实践中发现美、鉴赏美和创造美。

4.护理审美教育 根据护理专业特点来实施护理审美教育，在护理实践中，护理人员积累了很多有关护理行为的审美经验，通过护理审美教育实现其系统化、理论化，能更好地为护理实践服务。护理审美教育是发展、完善、创造护理美学的重要手段之一，是培养护理人员审美意识和审美情趣和提高护理人员审美修养的手段，并能在护理工作中自觉运用美学原理优化护理工作环境、完善护理操作过程、改善护理质量，实现人体美、健康美、环境美、行为美和艺术美和谐统一的目标。

（四）护理美学任务

护理美学依据护理美学基本原理和护理理念，寻求护理艺术美的本质和规律，研究护理学领域中的各种护理美学现象和护理审美规律，力求促进护理审美创造。

1.发掘护理工作中的美学问题 护理工作中体现出美的事物、美的形象、美的感受。而护理美学就是运用美学中的原理发掘护理艺术中的美，通过对护理艺术的各种方式和环节的深入研究，发现护理美的本质、真谛和规律，把美的感受、美的形象用于指导护理审美的具体实施。

2.为护理审美环境提供理论指导和实践的手段 护理审美环境是指以维护个体或群体身心健美为目的的，有助于提升人的美感能力的护理环境。护理病房的布置、光线、空气、湿度等都必须有护理美学的指导，在完美的医疗条件下，创造一个安静、整洁、安全、温馨和舒适的病房环境。

3.提高护理人员的鉴赏力和创造力 护理人员是护理美学的审美者和创造者，缺乏审美能力，即使置于美的事物中，也不能发现美，更谈不上按照美的规律从事护理工作，进行护理美的创造。所以要提高护理人员的审美能力，发现护理工作中的美，并创造美。

4.为实施护理审美评价提供理论依据 进行护理审美评价是提高护理人员的道德水平和护理技术的重要举措。它将护理过程中的美的感知和体验上升为判断。研究符合科学、道德和美学原则的评价体系，以促进护理艺术向更深、更高的境界发展。

三、护士的美育

（一）美育的概述

18世纪德国哲学家席勒（Freidrich Schiller）出版了《审美教育书简》，正式提出美育的概念。20世纪初，蔡元培等将这一概念连同西方美育思想引入我国并在全国范围内大力提倡。美育又称审美教育，是以美学理论和美学知识为基础，运用一切美的形式对受教育者实施有计划的美感教育活动，培养学生正确的审美观念，进行感受美、鉴赏美、创造美的能力的教育。

（二）美育的功能

审美教育主要是通过教育活动，使受教育者受到真、善、美的熏陶和感染，思想上受到启迪，实践上找到榜样，认识上得到提高，引导人们正确理解生活，树立正确的人生观和世界观。

1.以美治情　美育教育第一特点是以情感人，美术教育作品总是饱含着教育家的思想情感，通过感染的教育描述，使人受到强烈的感染和熏陶，自愿地接受教育。让欣赏者与审美对象之间产生思想共鸣，进行情感交流，从而达到心灵的净化，产生对客观事物的喜、怒、爱、恨的审美态度和审美评价。

2.以美启真　美是沉淀着理性的感性形式，它的特点是以情动人，对美的鉴赏活动就能增强人们探索真理的热情，激活科学研究中的创造性想象，启迪人们的智慧，拓展思维的空间，增长人们的知识，正确去探索和把握事物的规律性。

3.以美储善　美的事物中积淀着真，也存在着善，审美教育最重要的作用之一就是在潜移默化中使人的良知良能得到积累和增储，使人变得更纯真和善良。善是道德范畴，是为了维持群体和社会存在与发展而形成的一种外在规范，是“他律”的东西，但是逐渐成为人们心中自觉遵守的“自律”。审美教育使人成为既有感性愉快又有严格道德自律的人，这就是以美储善。

4.以美塑形　就是按照美的规律来塑造人的形体和劳动产品及生活环境。以美治情、以美启真和以美储善，是外在美所作用于内在的心灵以及在这种美感的启迪和激发下所发展起来的理性直观能力，是人的物质实践和审美实践活动在人的心灵中的内化和沉淀。以美塑形通过实践活动，按照美的规律来塑形，按照积淀了真与善内容的美的形式规律来改造人本身内在整个客观世界，使主客体都符合美的规律，有美的形式外观，这就是以美塑形。

（三）护理美育概述

护理美育作为美育的一个组成部分，对学生进行护理审美教育，着力培养学生对护理自然美、护理社会美、护理生活美、护理技术美以及塑造人体美的创造能力，是护理人员自我完善、自身美化的重要途径。护理美育有鲜明的职业特色。

（四）护理美育教育的意义

1.帮助护理人员树立正确的审美观　审美观是人的世界观的重要组成部分，是世界观在审美实践中的具体体现，是人们在审美实践活动中所形成的关于美、美感、美的创造等问题的基本观点。

审美观包括审美情趣、审美理想和审美标准。审美标准是衡量和评价客观对象美丑、审美价值高低的尺度和原则。审美情趣反映了审美修养和审美经验所达到的美的标准，人们对至善至美境界的一种观念、规范和追求，体现了审美主体的审美要求和审美愿望，反映了审美主体的态度，这些称为审美理想。以上是审美观的核心。但是如果审美标准出了差错，其他一切就随之出现偏差。树立正确的审美观，关键是确立正确的审美标准。培养护理人员正确的审美观，学习马克思主义美学思想、美学知识，使审美观真正地成为护理实践中的一种指导思想，在护理实践中体现创造护理人体美、环境美和社会美。

2.培养护理人员的审美能力 审美能力包括审美主体在审美过程中应具备的各种能力，包括审美感受力、审美鉴赏力、审美理解力等。而审美感受力是最基本的能力，是指感官对美感的敏锐程度。只有敏锐地感受美，才能谈得上鉴赏美和创造美。美无处不在，所以不是缺少美，而是缺少发现。美育重要的任务就是引导护理人员在审美实践中，培养和提高对美的感受力。护理审美教育可以在护理实践中提高护理人员的鉴赏能力，应以病人为中心。

3.培养护理人员的审美创造力 对美的创造能力，是在感受、鉴赏的基础上，进一步通过自己的实践活动，按照美的规律创造美的事物的能力。护理美育根本任务就是护理人员掌握创造美的规律，发挥创造美的才能。要提高护理人员的审美创造力首先树立崇高的护理审美理想，审美理想是人们在生活中追求、向往的一种完善的生活境界，不仅可以提高审美的敏感，明确美的创造目标，而且可以激发美的创造动力，把人生提高到一个新的境界。护理人员应树立为人类健康服务终身的崇高理想，并指导其护理审美实践，给人们带来美的享受。另外美的创造不仅受审美思想的支配，而且和审美主体的心理素质相关。情感是核心，审美主体的情感素养决定了美的事物的感染力。

4.培养护理人员的完善人格 审美教育以美引善，提高人们的思想道德水平。护理美育要求护理人员具备崇高的护理道德情感，给病人以美的感受，护理岗位具有挑战性和压力。护理美育使护理人员通过审美活动，在美的感化、启发下，感官与审美对象产生交流和共鸣，使护理人员感性和理性协同发展，塑造护理人员健全的人格。

四、护士的审美修养

（一）概述

1.修养 是指个人知识、情感、信念、言行、艺术、思想和习惯的修炼和涵养，是人体心灵深处不断的自我认识、自我剖析、自我教育和自我提高等所取得的能力、品质和达到的境界。修养是一种无形的力量，约束着人们的行为，任何人只要有良好的个人修养，就会被人们所尊重。

2.护士审美修养概念 是指护士通过学习，按照社会的审美价值取向，在护理实践活动中进行自我教育、自我锻炼、自我培养、自我塑造和自我完善过程中达到的发现美、感受美、鉴赏美、创造美的能力和品质。护士审美修养是护士从事护理实践工作必备的专业素养，是护士人格完善、从事护理专业活动必备的素养。

（二）护士审美修养的原则

护士审美修养与个人的文化水平、知识储备、生活阅历和道德水准有着直接的关系，护理人员在从事护理实践过程中，自觉进行自我教育、自我完善，以达到理想的护理审美境界。

1.以道德修养为前提 道德修养让人们成为一个德行高尚、人格完美的人，道德修养制约着审美修养。而职业道德是道德修养追求的另一重要形式，是从事一定职业的人们在其特定工作和劳动中的行为规范。尤其是医疗行业，护理人员不仅具备一定知识和技能，而且在这个知识和技能实施过程中，遵守一定的职业规范和誓约。

2.以内在美和外在美的统一为条件 护士的美是护士审美修养的重要组成部分，包括内在美和外在美两个方面。护士的内在美是指护士心灵美，是思想、品德、情操在现实美的过程中的升华，是外在美的基础。外在美是指仪表美、语言美、行为美等，是内在美的外在转化。护士在临床工作中，成为美的象征时，可唤起病人美的感受，提高病人情感质量，帮助病人树立战胜疾病的信心，增进病人生存的价值和生命质量。

3.以人的健康美和长寿美为目标　人体健康，首先，是没有病症，这是衡量健康美的首要的、基本条件。其次，还要有坚强的骨骼、发达的肌肉、光洁的皮肤、漂亮的头发，这是人体健康自然美的基本条件。最后，健康有端正的五官、均匀的形体姿态和优美的轮廓线条，这是人体健康形式美的要求。护理人员在临床实践中要立足于人的健康美和长寿美这项审美目标，帮助病人在认知上、心理上和形体上恢复与维持健康，用自己的审美感召病人，共同创建健康美和长寿美的奇迹。

第二节　美的形式和范畴

美是具体的，美的事物以其具体的形象吸引着人们的注意，美的内容和形式是相互依存、独特的统一体。美的形式是指事物的外在形式，相对于美的内容而言的，不能脱离美的内容而独立存在。

一、形式美

（一）概述

1.形式美的概念　广义的形式美是指美的事物的感性外观作为独立的审美对象而显现出来的美。狭义的形式美是指自然、生活、艺术中各种自然属性（色彩、线条、形体、声音等）及其组合规律（比例、节奏、韵律）所呈现出来的审美属性，是相对独立的审美对象，具有抽象性和时代性特点。

2.形式美的产生　形式美是人类在长期生产、生活实践中，在审美创造和审美欣赏活动基础上形成的。美的事物是可感的，人们对美的感受，首先感受到它的形式，才能体会到美的内容。人类在社会实践中，通过对各种形式特征的认识和比较，逐渐形成了对形式的要求和把握能力，而且对各种形式及其不同的组合关系，越来越熟悉。各种形式能显示出生命运动规律，表达人的某种情感。但是形式美不是一个纯自然的过程，是人类在历史文化中不断积淀的成果，是从无数美的事物形式中抽象概括出来的。人们在日常生活中常看到红色，就会产生热烈、兴奋、吉祥等感受。这种感受正是红色物体在形式上的共同特征，红色就是这些客观事物外观的形式美。但是这些特征并不是固定不变的，确定色彩的特性不能脱离一定的具体条件，红色在一个女孩的嘴唇上呈现出一种健康的美，但是在鼻尖上出现就不美了。

3.美的形式与形式美的关系　从表现内容来看，形式美从美的形式发展而来，是美的形式所具有的普遍性的某些共同特征，是抽象的，且单独呈现出形式所蕴含的朦胧、宽泛的意味，脱离了美的内容，成为一种具有独立审美价值的美，人们接触这些形式便能引起美感，不用去考虑其所表现的内容。而美的形式是事物本身美的内容的外在表现，是确定的、个别的、特定的、具体的事物的直观生动体现。从存在方式来看，形式美是独立存在的审美对象，而美的形式则是美的感性外观形象。对于护理人员，在护理实践过程中的美靠具体的形式表现出来，包括护士着装、体态、语言、举止等。护理礼仪就是护理活动中的形式美，是护士在进行医疗护理工作和健康服务过程中所遵循的行为标准，是护理人员素质、修养、行为、气质的综合反映，是护理人员职业道德具体表现。

（二）形式美的构成要素

形式美的构成包括色彩、线条、形体和声音等。

1.色彩　是人对光作用于物体产生的一种视觉反应，是构成形式美的重要因素，是一般美感中最大众化、最普及的感觉形式，是人们认识世界、感受美的重要依据。

（1）色彩的情感性　色彩能刺激人的情绪反应，如波长较长的色彩会引起扩张反应，波长较短的色彩会引起收缩反应。暖色令人接近，冷色令人远离。鲜艳明亮色彩使人兴奋，昏暗浑浊的色彩使人感到压抑。绿色给人以生机盎然的感觉，红色和黄色给人以温暖、热烈和喜庆的感觉，而蓝色和紫色给人以寒冷、沉静的感觉。

（2）色彩的象征性　黑色象征着死亡，白色象征着纯洁，红色象征革命。中国古代就有色彩方位之说，东蓝、南红、西白、北黑、中黄，称之为“方位色”。京剧脸谱也以不同的色彩象征着不同的人物性格，红脸表示忠义，黑脸表示憨直，蓝脸表示刚强，白脸表示奸诈。

（3）色彩对人的生理、心理产生特有的视觉效果　不同的色彩引起不同的心理反应。①色彩的冷暖感：将色彩分为暖色、冷色和中性色。冷色让人产生寒冷、平静等感觉；暖色使人产生温暖、危险等感觉；中性色给人感觉舒适和谐。②色彩的轻重感：与色彩的明度有关，明度低的黑色，容易让人产生结实沉重的感觉。明度高的白色，易使人产生轻盈、漂浮的感觉。③色彩的动静感：色彩的兴奋性随着纯度和明度的降低而减弱。红、橙、黄色等暖色系，具有兴奋感，蓝色、蓝紫、绿色等冷色系给人以平静、沉着的感觉。

色彩在医学实践中不仅体现其使人赏心悦目、精神畅快作用，还可以影响病人和医务工作者的心理状态，甚至对疾病有治疗作用。色彩通过视觉影响人的心理和精神，还会导致血压、呼吸、脑波的异常变化，进而影响病人的生理功能。因此，医院环境美体现在环境布局、护士服装、病人饮食、药片颜色、包装等方面，进行色彩的搭配，有助于病人分泌一些有益于健康的激素、酶，促进病人身心健康。

2.形体　任何美的事物都是有形体的，形体和线条是形式美的因素。形体以线条为基础，由点、线、面按一定的规律组合而成。不同的形体给人不同的审美感受：直线表示力量、刚强和稳定；曲线表示优美、柔和、流动；折线表示转折；圆形表示柔和完美之感；方形表示钢直、方正；三角形给人以安稳感；太极图首尾相衔，彼此包容，给人以周而复始、循环往复的无尽感。

3.声音　是无形的，由物体振动形成的声波作用于人的听觉器官而产生，有振幅、频率、波形三要素。不同的声音刺激会使人产生不同的情绪反应，如高音昂、低音沉、强音振奋、弱音柔和、节奏快急骤使人紧张、节奏慢舒缓、噪声使人烦躁不安。

（三）形式美的规律

形式美的规律是指人在长期审美活动基础上总结出来的各种形式美法则，有整齐一律、对称与均衡、调和对比、比例匀称、节奏与韵律、多样与统一。

1.整齐一律　又叫单纯齐一，是人类最早发现、最简单的形式美。由各种物质材料按相同的方式排列形成，给人以纯洁、一致的感受，体现的是“外表的一致性”。阅兵式上动作齐一的队形，让人感受到集体的力量。蔚蓝的天空、碧绿的大海以色彩的单纯给人以纯净感。整齐一律的形式美常被应用于商品制造或公共建筑中，给人以规范感觉，但是也有单板、单调之感。

2.对称与均衡

（1）对称　有两种形式，线对称和点对称。在我们身边有很多对称之美，如人的耳朵、眼睛和四肢的对称，植物叶脉的对称，飞机机翼的对称等。对称保持了整齐一律的优点，但是同时也避免了完全重复的单板，既庄重、安稳，又能衬托中心，体现了对称之美。

（2）均衡　是对称的变体，中轴线的两侧形体不必等同，分量上也是大致相当。所以均衡给人以自由灵活和生动活泼的感受，表现出一种稳定的动态之美，均衡法则在建筑、绘画、文学等领域被广泛应用。如中国画中常用题字来达到整幅画的均衡。

3.调和对比 调和是在差异中找寻统一，把两个或多个相近的东西并列在一起，给人以柔和、协调、雅致的美感。如色彩中的红与橙、橙与黄、绿与蓝都是邻近的色彩，属于调和。除了色彩调和外，还有声音、形体的调和。对比则在变化中显示差异，对比呈现出鲜明、醒目、振奋的美感。如“万绿丛中一点红”，是红与绿的对比；“会当凌绝顶，一览众山小”是形体的对比，在艺术和文学领域中，事物大小、曲直、高低、宽窄、明暗和虚实都可形成对比。

4.比例匀称 比例是事物的各部分与整体或部分与部分之间恰当的数量上的关系。比例匀称就说美，匀称也是一种形式美。比例匀称是造型艺术需要普遍遵守的法则。古希腊的毕达哥斯拉发现了一则美的规律，即长与宽的比值为1∶0.618（或5∶3、8∶5），美学上把这种比例关系叫作“黄金分割率”，人体以肚脐为界，上、下身的比例应为5∶8。如今，“黄金分割”已被人们广泛认识与接受，广泛应用到日常生活和建筑、绘画、工艺、雕塑等领域。

5.节奏与韵律

（1）节奏 是事物在运动过程中有规律、有秩序地连续反复。和谐的节奏给人带来美感。在自然界和社会生活中存在着节奏，如人的呼吸、心跳是人体的节奏，一年四季，冬去春来是时间的节奏。层峦叠嶂、潮起潮落是空间变化的节奏，舒缓的音乐、间歇停顿是音乐的节奏，这些都可以给人带来不同的美感的享受。

（2）韵律 是在节奏的基础上赋予一定的情趣、神韵等感情色彩，或者充满情感的节奏即是韵律，比节奏内涵丰富，如诗歌赋以押韵、平仄和对仗形成韵律。

6.多样与统一 也称为和谐一致，是形式美法则的高级形式。多样指整体所包含的各个部分的差异性，统一则指各个部分在形式上的共同性和整体联系。多样统一就是把有差异的多种要素有机组合起来，在整体中融合，消除差异性，使形式达到协调一致。多样与统一是对整齐一律、对称与均衡、调和对比、比例匀称、节奏与韵律规律的集中概括。多样统一的美学原则体现了艺术的辩证法，其最终目的就是要造成一种整体美与和谐美。

二、美的基本范畴

美的形态是按照审美对象的存在领域来划分的，美的范畴是按照审美对象的审美特征和审美对象给人的审美感受来分类的，包括优美、崇高、悲剧、喜剧。

（一）优美

优美是人们在社会实践活动中最先发现的客观事物的一种审美特质，是最常见的一种美的形态，容易被人接受、欣赏。

1.优美的概念 优美是优雅、柔性的偏于静态的美，根本特点在于和谐，是美的一种最常见的形态。优美根源于社会实践，是其外观形式与美的内容的协调所体现出的状态。优美是一种纯粹的美，完全排除了任何丑的因素。优美的内容对实践主体是无害有益的，最适合人的感官，造成感官的宁静协调、情感上的平和愉悦。

在社会生活、艺术和自然界中，优美有着不同的特点。自然界中优美侧重于形式。能与人的活动相协调一致，能唤起人愉快情感的事物，是优美的，如垂柳、飞翔的白鹭、开屏的孔雀等都是优美的。社会生活中的优美，侧重于内容，主要是人与人的和睦相处、优雅文明的举止、和蔼可亲的态度和谈吐等。是审美主体和社会道德伦理内容之间最大程度上的和谐统一。艺术中的优美，是艺术家按照不同艺术种类的特性，对现实中优美的提炼加工，追求内容与形式的高度统一，因而更鲜明、集中地显示优美的审美特性，创造出丰富多彩的优美的艺术形象。

2.优美的特征与本质 优美的本质是和谐，是主体和客体和谐统一的美，也是内容和形式的和谐，是社会实践与客观规律相一致，真和善达到的高度统一。优美的本质是和谐，优美的特征包括和谐感、自由感和纯粹的形式感。

（1）和谐感 优美显著的特征是内外关系的和谐，是各种冲突要素的和谐共处。从形式上显得完整、和谐和优雅；内容上，优美的事物内部各要素处于一种和谐状态下，相互交融、浑然一体。总之，优美对象是内外关系的和谐统一，是感性外观与理性内容的相互协调。优美的事物使人平静、放松、舒畅。

（2）自由感 优美的事物不会有任何痛苦感和不适感，给人的刺激都是轻柔的、顺滑的、流畅的，使人悦耳悦目、悦心悦意，优美赋予事物自由永恒的价值。

（3）纯粹的形式感 优美的形式，多具有小、柔、轻、媚、秀、纯等特点，它给人以轻松愉快、赏心悦目的审美感受。“明月别枝惊鹊，清风半夜鸣蝉。稻花香里说丰年，听取蛙声一片”田野秋夜的丰收之美，显现的是自然物本身和谐统一的形式美。无论是现实中的还是艺术中的优美都是以温和、柔弱、淡雅、轻盈、清秀等形式出现，给人以美的享受，这是优美最基本的表现形式和审美属性。

（二）崇高

崇高（sublime）是由朗吉弩斯（Longinus）提出的，是西方美学和艺术的核心问题。

1.崇高的概念 崇高是指对象以其粗犷、博大的感性形态，强劲的物质力量和精神力量，雄伟的气势，给人以心灵的震撼，进而受到强烈的鼓舞和激越，引起人们产生敬仰和赞叹的情怀。是一种宏伟的美，以巨大的力量和摄入的气势见长，近似阳刚之美，但是比阳刚之美更伟岸、更肃穆。

2.崇高的表现形式 崇高作为一种审美形态，存在于自然领域、社会领域和艺术领域中。

（1）自然界中的崇高 以形式的巨大和力量的强劲为其特征。茫茫无际的星空、巍峨的山峰、浩瀚渺茫的大海，无不以其巨大的形象、无穷的威力给人以威慑，只有当人们征服了它或者人们处于安全地带时，自然界的这种现象才能成为崇高的对象，它越可怕，就越对人们有吸引力。自然界的崇高和人们的实践活动分不开，自然现象巨大、粗犷的感性形式只是崇高的可能性，是构成崇高的条件，要转化为现实性，必须和人的实践活动相结合。

（2）社会生活领域中的崇高 社会领域中的崇高主要表现为社会变革的伟大实践，如我国庄严的开国庆典、卫星上天等波澜壮阔的历史场面和伟大创举。另外，在道德和思想行为方面出众的人和事，如苏武牧羊、雷锋的故事等代表的伟大人格，这种美，给人震撼心魄的强劲魅力。

（3）艺术领域中的崇高 艺术领域中的崇高更具有普遍性、更典型，是现实中的崇高的能动反映。高大的建筑、绘画、工艺品、书法作品都体现了崇高美。电视热播的一些优秀影视作品也体现了崇高感，伟大的心灵与壮烈的行动相结合，而形成使命感，引导一个时代的审美价值，树立正确的人生观和价值观。

3.崇高的本质 崇高是美的一种存在形态，是审美主体和审美客体、内容和形式之间的矛盾在对立、冲突以至超越中体现出来的，是动态的美。表现着人类发展过程的复杂性、曲折性、艰巨性和超越性，具有重要的审美价值。人类改造世界的实践斗争是严峻的，充满矛盾和冲突，人们在实践中越是遇到严峻的考验和艰难险阻，斗争越是激烈、艰辛，越能激发、表现出人类自身的本质力量。崇高同优美一样，都是人的本质力量在对象世界的感性显现，优美体现了人的本质力量与客体在对象世界的和谐统一，而崇高则体现了其在对立冲突中的统一，这就是崇高的本质。

4.崇高的特征

（1）壮美 崇高的对象都是巨大的，无论是数量、力量，还是体积、品质。在形式上表现为粗犷激荡、刚健、雄伟、坚韧的特征。崇高是伟大、出众的。

(2)强烈的感染力　崇高强烈地体现出主体在对立冲突中的坚定性与刚强性。崇高引起人动荡、剧烈的愉快，困难和挫折激起主体的勇气和上进心，征服对象，战胜对象，激励人奋发向上的积极效应，有积极的审美意义和教育意义。

(三)悲剧

悲剧作为美学中的一个范畴，是与喜剧相对的特殊表现形态。悲剧的集中表现为悲，但是本质上与崇高相通，能够催人奋进，产生审美愉悦。

1.悲剧的概念　悲剧(tragedy)是在特定的历史环境中，紧张对峙的善恶力量通过尖锐、激烈的重大矛盾冲突，展示出不应毁灭而毁灭、不应失败而失败的命运或事件，以激起人们怜悯、同情、悲痛、崇高的美感效应的审美感受。悲剧让人受到阴暗情绪的影响，但是会在短暂的情绪压抑之后产生感动、惊奇甚至产生令人鼓舞、钦佩和赞叹的感情，会使人们的情绪得到宣泄、思想得到升华，体验到悲剧审美中的美感。

2.悲剧的本质　悲剧是美学范畴的一个概念，是美的一种独立存在形态。以代表先进社会力量的实践主体暂时遭受挫折为其基本内容，从而展示出斗争的艰巨性与实践主体的顽强性。悲剧就是让人们正视死亡，正视人生痛苦。悲剧之所以产生，根源于人的生存本质，在于客观现实中的矛盾冲突，这种冲突有其客观的历史必然性。

3.悲剧的特征　悲剧是通过正义与非正义性质的冲突，显示其有强大力量的非正义力量对正义力量的暂时性压倒，表现一定历史发展必然性的失败。

(1)必然性特点　悲剧人物的不幸、痛苦和灭亡是在一定的历史条件下的社会必然性，不以人的主观意志为转移。

(2)正面性特点　悲剧人物必须是正面人物，或具有正面素质的人物，是在特定历史时期，在某些方面或多或少与此历史时期人民群众的精神性格、思想感情等正面素质相通的人物。有英雄人物，也可以是小人物，是无辜的受害者，悲剧的特殊效果在于引起人们的“怜悯和恐惧”。

(3)矛盾性特点　悲剧是现实生活中矛盾冲突的反映。而且必须以矛盾冲突为基础，是特定历史条件下社会关系的矛盾冲突，是正义的社会力量和非正义的社会力量间的冲突，结果是“非正义”暂时压倒“正义”，最终导致悲剧性的结局。

(4)乐观性特点　悲剧的结局虽然是正面人物的不幸，甚至死亡，但悲剧在本质上是乐观的而不是悲观的，是通过美被毁灭的形式来达到肯定美、否定丑的目的，是用悲的方式激发人们对美的追求。因此，它悲而不伤，痛而不绝，悲壮慷慨，充满乐观。

(四)喜剧

喜剧(comedy)既是一种艺术类型和审美形态，也是一种审美范畴。它经历了由艺术类型到审美范畴的历史过程。喜剧是通过美对丑的嘲弄、否定和揭露，真实地展示新事物淘汰旧事物、新生力量战胜腐朽势力的历史过程。美学范畴中的喜剧的研究对象是社会生活中的一切喜剧现象及其在艺术中的反映。

1.喜剧的本质　喜剧作为一种审美形态，有自己的审美特征。首先，喜剧具有不和谐的、悖谬的形式特征，以内容与形式不和谐或者表面与实质的悖谬，来产生滑稽可笑的效果。鲁迅说：“悲剧将人生有价值的东西毁灭给人看，喜剧则将无价值的撕破给人看”。其次，喜剧用夸张的艺术手法，产生一种滑稽可笑的效果。喜剧的本质是在美与丑的矛盾中，以美压倒丑为基本点，以内容与形式、动机与效果相互矛盾的行为为基本内容，从而引人发笑，直接或间接地肯定人的本质力量，给人以精神上的满足，使人获得某种审美享受。

2.喜剧的特征

（1）寓庄于谐，引人发笑　喜剧最突出的外部特点就是引人发笑，喜剧往往使人陷入对生活真相的深刻思考，“笑”是喜剧的外部形式，而“庄”则是喜剧的内在本质和意义。如果悲剧美感是一种包含着痛感的快感，而喜剧的美感直接就是快感。

（2）否定丑，间接肯定美　喜剧是在美与丑的冲突中，采用滑稽、讽刺、幽默、诙谐等表现形式，通过否定丑达到肯定美，对正面事物的肯定是间接的，在于揭露丑恶势力的内在空虚本质和无价值形式，以激起人们埋葬丑的勇气和力量。

第三节　美的基本形态

美在不同的领域内存在形态上的差异，但美的形态大致可分为三大类：现实美、艺术美和科技美。现实美又包括自然美和社会美。

一、自然美

（一）自然美的本质

自然美（natural beauty）是人对作用于自然物、自然风景所形成的审美意象。以自然物为对象的美，是指“人化”而体现“人的本质力量”为感官所感知，并能引起人的精神愉悦的自然现象。自然美的审美对象是存在于自然界或自然界所提供的现成的自然物和自然现象，自然美的审美是指人类对自然现象的欣赏。在人类社会产生以前，自然界的事物都是自在之物，无美丑之分。自然美是人们在各种社会实践过程中，人与自然相互作用的产物。没有人的存在便没有把自然作为关注对象的主体存在，但是自然现象如果没有任何预期的目的，不能成为美的事物。自然美侧重于形式美，人们从自然物的色彩、线条和声音等形式可以感受到美的享受，同时人们在改造和征服自然的过程中也能够从自然中看到人类的力量、智慧和才能，看到人类本质力量。

（二）自然美的分类

1.未经过人类加工改造过的自然美　如泰山的日出、浩瀚的星空是大自然的鬼斧神工之作。它是审美对象的存在，但是绝非自觉的产物，不会自觉为美，而是与人类的活动密切相关的，以形式美为中介的，以其自然风貌，使人得到愉悦并获得美的享受。

2.经过人类加工改造的自然美　基本形态是大自然中的事物，但是带有人类实践活动的痕迹，如田园景色、绵延的万里长城等，是人的本质力量的对象化，是“人化的自然”即带上了人类劳动的烙印，展示出了人的智慧和力量。丰富了人类的审美对象和审美层次，愈发显示出自然美对于人类生活的巨大意义。

（三）自然美的特征

1.具有寓意和象征性的特点　人类在发展过程中与自然界相互作用，自然事物的某种自然属性与人类社会的某种属性相类似，而成为社会生活美的一种暗示或象征，成为生活美的特殊表现形式。在生活中人们常常会借助自然物的某种属性象征性地表达人类的某种思想感情，如陆游的“零落成泥碾作尘，只有香如故”，通过对梅花的描写寄托了高洁的品格。白居易的“春风桃李花开日，秋雨梧桐叶落时”，表达了春风吹开桃李花，物是人非不胜悲，秋雨滴落梧桐叶场面寂寞更惨凄的心理感受。而如今，常常把长江、黄河作为中华民族不朽的象征。松柏苍劲耐寒，象征着坚贞不渝的气质。

2.侧重于形式美 自然美以形式取胜，人们在欣赏自然美景时候，首先被美的事物的形式所吸引，沉浸于美的形式带给人们的审美愉悦，它的线条、色彩、声音等形式特征首先被人的感官所感知，让人精神上得到愉悦。如虽然蝴蝶的幼虫对农作物危害很大，但是人们却因为蝴蝶斑斓的翅膀喜爱有加，对蟾蜍这样有益动物，因其外形丑陋而避之不及。

3.变异性和多样性 自然事物和现象呈现出来的美不是单一的，而是多层次、多角度、多侧面的。“横看成岭侧成峰，远近高低各不同”，同一自然对象，人们在不同的条件下欣赏，获得感受会有很大的差异。另外，自然美具有朦胧的、不确定的美感，如盛开的鲜花，或艳丽夺目，或芳香扑鼻；同一个太阳，或骄阳似火，或温暖如春。自然对象与人的不同联系和自身运动变化，表现出丰富多彩的自然美，给人以不同的审美感受。

4.丰富性与天然性 自然美是现实美当中数量最多、分布最广、品种最繁的一种美。从天上到地下，从无生命的无机物到有生命的动植物，从宏观的宇宙天体到微观的虫翅叶芽，都有不同的形式美、色彩美。自然美是美的矿藏，是任何人为的艺术所无法替代的。

（四）自然美的审美价值与欣赏

1.自然美的形式特点与欣赏 自然美的一个重要特性就是它的形式胜于内容，自然美的存在形式就是一种美。人们的审美注意力往往集中在它的形式方面，如鸟的千啼百啭、花的色彩缤纷等这些自然的形式美存在，以一种轻松自在的方式进入人们的审美视野。

2.自然美的领略与升华 自然美有无比丰富、生动的长处，也有杂乱的短处，为了更好地领略自然美，在欣赏自然美时应注意选择最佳的自然时空与观景角度，把自然美同人类创造的美融为一体欣赏，把自然景观同人文景观结合起来，把自然美欣赏同艺术美欣赏融为一体，把客体的美与主体心灵美连接起来。使无生命的自然注入人的情感，才能使自然焕发出情趣，给人更丰富的美感。

3.自然美的人性陶冶功能 自然美对于人的意义，不只是使人获得感性愉快，更在于使人在审美过程中，开启心志、陶冶性情，培育完美的人格。自然美陶冶功能作用其一，在于乐山乐水，启心养性。自然美的清静、朴质的本色，可以使人摆脱尘世社会枷锁的羁绊。自然美雄伟壮丽的景象，激励人奋发进取的勇气，树立高尚远大的抱负。其二，比德说是把对自然存在物与人们的精神生活、道德观念联系起来进行欣赏的一种审美方式。如果说在对自然美的追求过程中，乐山乐水主要注重的是自然存在物的形式，那么比德说注重的是自然物的象征内涵。

4.人与自然的和谐比 随着人类文明的发展，人对自然的破坏和损害日益严重。人们对环境保护提出了一系列方案，而自然审美就是其中一环。当人们把自然当作亲近喜爱的对象时，人同自然的关系就能改善，这是自然审美所产生的直接效能，它能提醒人们怎么去欣赏自然、保护自然、美化自然，构建良好的生态环境。

二、社会美

（一）社会美的本质

社会美是存在于社会领域中的人和事物的美。社会美来源于人类社会实践，指的是社会事物、社会现象和社会生活中的美。社会美按照不同的领域范围分为：①社会环境美，人们在具体的生活环境下的环境布置、设计、建筑以及人与人交往中的具体行为、言谈、思想感情所体现的美。②生产劳动美，

“劳动创造了美”对美的本质进行了深刻的阐释。人类靠劳动创造大量的财富，体现了人类的能力和智慧，展示了自身的本质力量，由此获得极大的审美享受。大树生长在森林，拥有色彩斑斓的叶子，苍翠挺拔的树干无不体现自然美。但是当其被劳动者制成家具、玩具或房屋时，它就体现社会美，劳动者是社会美的创造者。③人的美，是社会美的中心，人的美体现了社会美的特点，人是社会美的体现者、开拓者和欣赏者。世界上一切事物中，人最美，最能打动人心，引发审美感受和共鸣。

（二）社会美的特点

1.侧重于内容 自然美侧重于形式，而社会美侧重于内容。但要正确地把握这一特点仅靠感官去感知是不够的，必须通过理性思维去揭示社会具体形象中所包含的社会理想的美。社会美是以善为前提和基础的，符合大多数人的利益，对人类社会进步有帮助的便是善，即为美的形象。

2.具有阶级性和时代性 美不是孤立的、凝固的东西，美在不同的年代有不同的标准。在阶级社会中受到阶级关系的制约，与阶级社会的伦理道德相关，美的标准也就不同。如春秋战国时期，女性以“窈窕淑女”作为美的标准，唐朝则以妇女的丰满为美。分析社会美需要了解时代背景，对于社会中的事物、人物和现象只要体现了先进阶级的利益和愿望，代表了广大人民的根本利益，就是社会的美。

3.社会美的社会实践性 社会美来源于社会实践，存在于人类的生产劳动、社会斗争和人际关系的社会实践中。在社会实践过程中，创造各种形态的社会美、收获和欣赏社会美。如果没有具体的社会实践活动，社会美就似无源之水，无本之木。

4.社会美的社会功利性 功利性就是“善”，是人类的实践活动的目的、过程和结果具有对社会有益、有利、有用的特性，能促进社会的发展与进步。社会美的社会功利性表现为精神实用功利和物质实用功利，以物质实用功利为主。一件劳动产品，首先以产品的物质功利为前提，具有实用价值，能满足人的某种实用目的，并在满足人们物质功利的基础上达到精神功利，愉悦人的身心，陶冶人的情操，促进个体全面的发展。

总之，社会美是以人的美为中心的一种美的表现形式。人是社会实践的主体，社会美离不开人。因此，人的美是社会美的最高体现，人的美是美中之精华。

（三）社会美的核心

社会美表现在人类活动的许多方面，但社会美的核心是人的美，劳动不但创造了世界，同时也创造了人本身。人是社会实践的主体，人在改造客观世界的同时，也在认识、发展、完善和美化自身的人性。人的美是自然美与社会美的统一，以社会美为主；人的美是内在美与外在美的统一，以内在美为主；人的美是个体美与综合美的统一，以个体美为主。

1.外在美 是通过人的相貌、体态、语言、行为、仪表、风度等表现出来的美，人的外在美是人的美的基础。人的生理形态，如相貌、形体、肤色等属于自然美的范畴，而人的性格、精神状态属于社会美的范畴，充分显示出的人类蓬勃向上的生命活力。人的美归纳为先天的美和后天的美。先天的美就是“天生丽质”之美，后天的美称“修饰”的美，如化妆、美容、服饰、健身等。护士整洁得体的服饰、优雅的姿态、自然的妆容、亲切的笑容、温暖的语言给病人良好的第一印象，为护理实施打下良好的基础。

2.内在美 是指人的内心世界的美，是人的思想品德、道德情操方面的美，也称心灵美、精神美。内在美是人的美的本质和精髓。心灵美决定人的美，并影响支配着外在美。心灵美要求一个人正直、无私、诚实并表现于言行。人的内在美是可塑的，人的美，贵在自我完善。在正心、修身、齐家、治国、平天下的自我改造、自我塑造的过程中。

三、艺术美

（一）艺术美的本质

艺术美是指各种艺术作品所显现的美。它是艺术家按照一定的审美观念、审美趣味，对现实生活中的自然事物和社会事物进行选择、集中、概况，依据美的规律所创造的美。艺术美是艺术家对客观现实生活的能动反映，是对现实美的反映，是一种观念形态的美，是对人的本质力量的肯定和确认。自然物所具有的美称为自然美，社会生活中的美称为生活美，而自然美与社会美经过加工，为真、善、美的统一表现就是艺术美。是对自然美与社会美的提炼、概括和升华，来源于现实美（自然美与社会美），又反作用于现实美，促进和推进现实美的发展。艺术美来源于社会生活，艺术创作要从社会生活中提炼素材，而社会生活是艺术创作的前提和基础。艺术美中渗透了艺术家的激情，而艺术家激情来自社会实践。人们感受到艺术作品之美首先要通过对艺术形象的欣赏。艺术形象是根据现实生活中各种现象加以艺术概括创造出来的具体生动的图画。但是不能把艺术形象，仅仅理解为人物形象。艺术美包括实用艺术的美（工艺、建筑）、造型艺术的美（雕塑、绘画）、综合艺术的美（戏剧、电影）、表现艺术的美（音乐、舞蹈）和语言艺术的美（文学）。

（二）艺术美的特点

1.艺术美的典型性 典型性是指艺术家创作的艺术形象具有的普遍、理想和代表性的审美思考，借助于典型达到对事物本质规律的把握。艺术中的典型性说明了艺术中的美比生活原型更美，更富有理想性和审美价值。典型性是通过个别偶然的人物，塑造特定历史条件下的某种本质规律的艺术形象，把社会生活中零散的、缺乏内在联系的事物，通过形象的审美思考，对社会生活中的美进行取舍、归纳、总结，从现实中找到理想，从偶然中发现必然，从而创作出具有典型性的艺术形象来。这种艺术典型能充分地反映出艺术家的审美感受和审美理想。

2.艺术美的情感性 艺术就是情感，艺术美表达了艺术家强烈的情感，感情是艺术作品的生命。艺术作品中的情感是艺术家内心深处真挚的自然流露，并且自然地融合在作品形象中。诗歌、影视、小说等一切艺术作品，都饱含着艺术家的情感，引起人们的共鸣。

3.艺术美的恒久性 艺术美不同于自然美和社会美，艺术美具有恒久性的特点。也就是说自然美和社会美不能持久，有时间和空间上的局限性，然而艺术美克服了现实美的缺陷，能把现实美（自然美和社会美）凝聚在艺术作品中，使人们可以欣赏到不同年代和不同地域的现实美。

4.艺术美的理想化 美具有一种诉诸理想的性质，人们对美的追求有明显的理想化倾向。人们总是不满足现实生活中已有的美，会追求更好、更高的审美对象。这种理想的审美对象通常只能由艺术作品来塑造。艺术美是人们审美过程中理想化的产物。也可以通过塑造反面典型，揭示“丑”与“美”，以丑衬美，这种对丑的否定，使美进一步得到了正面的肯定，这是艺术美理想化特征的一种表现形式。

（三）艺术美的作用

1.传达情感 艺术美是给予人们的心灵释放、宣泄、体验的活动过程，使人的情感系统、认知系统和意志系统和谐起来。情感性是艺术美的重要特征之一，艺术能展示出人们的情感力量，高层级地展现人类世界各种各样的情感。

2.塑造人格 艺术作品通过对典型人物形象个性、性格的塑造，表现出人物特有的个性和深邃的灵魂，使人的灵魂受到震动和陶冶并使欣赏者人格趋于美化。也会促使人们对自己的心灵世界进行反思，潜移默化地对自己的人格进行整合。

3.启人心智 艺术作品使人思考人生，激发、促进人们的感知力、想象力、洞察力和创造力，从而提高观察生活、理解生活的能力。爱因斯坦说过，他的很多科学成果都是受音乐的启发得来的，恩格斯也曾说他从《人间喜剧》中学到了很多知识。优秀的艺术作品能帮助人们认识生活现象，揭示生活真理，开启人的智慧。

4.提高审美 从美学的历史来看，人的审美能力的高低与艺术美有着必然直接联系，审美能力由审美直觉力、审美想象力和审美领悟力构成。欣赏者对艺术作品的审美体验过程就是审美能力提高的过程。因此要多欣赏优秀的艺术作品，对自身审美能力的提高有很大的促进作用。

（四）艺术美的审美价值与欣赏

1.对欣赏者个人产生的审美价值 艺术是通过表现形式来唤起感情的。托尔斯泰说："在自己心里唤起曾经一度体验过的感情，在唤起这种感情之后，用动作、线条、色彩、声音以及言词所表达的形象来传达出这种感情，使别人也能体验到同样的感情"。作品中许多感受，使欣赏者的感情受到了陶冶和升华，提高了艺术趣味和对艺术的理解力，并促进欣赏者去追求更高层次的美。因此，艺术美对欣赏者个人产生的审美价值在于美的艺术作品赋予欣赏者情感体验，产生促进和引导欣赏者提高综合素质的教育作用，进而导致欣赏者采取有利于社会发展的实际行动。

2.对社会产生的审美价值 艺术美在推动社会文化发展中具有特殊的价值，它在创造文化和建设文化中扮演着一种极有价值的角色。艺术家通过创作鼓舞人们的心灵、激发人们的情感、增强人们的意志，对社会发展与进步起到积极的推动作用。

3.艺术美的欣赏过程 艺术美的欣赏是一个逐步推移、逐层深化的接受过程。欣赏艺术作品具备必要的相关知识，如音乐的乐理、绘画的构图等。欣赏者的文化修养和知识储备越高，审美能力越强，从艺术作品中感受到的美就越多。在欣赏艺术作品过程中，包括：①观，在直观层面上初步感受和了解作品的一般意义；②品，是欣赏者根据各自的审美文化、心理意识及生活经验细细品味，反复解读，丰富和发展意向；③悟，是欣赏者对艺术作品的意向深入并至佳境后升华为对意境的感悟。高明的作者懂得怎么给欣赏者留下足够的心理空间，为欣赏者的再创造留有余地，而聪明的欣赏者也会让自己的感受和体验相对自由的发展，对作品产生出令作者始料不及的心理诠释。但是，在艺术欣赏中，由于欣赏者的文化素养和经验水平的差异，以及艺术作品的质量与品位不同，不是所有人都能到达"悟"的境界。

四、科学美

（一）科学美的本质

科学是在研究和自身发展的过程中，表现出来的美。是以客观的体现为主体，通过人的主观体验、领会或共鸣而形成的。科学美在数学、物理、化学和生物学科中广泛地存在，"哪里有数，哪里就有美"。由此得出结论科学美不是独立存在的，而与人的美感共存。科学美的感知是基于人的高层次的感知，科学家经过艰难努力在纷纭复杂的现象中分析和提炼，概括出事物的本质和规律，使复杂变为单纯，使繁乱变得简约，在这探索的过程中，蕴含着美的享受。科学美给人们更多的智慧和愉悦。而在美的形态中，科学美是最难感受的美，欣赏者必须具备一定的科学修养，超凡的理解力，才能领略到这种特殊的美。科学美是一种艺术的享受，它激励着科学工作者和科学爱好者热情而积极地投入到科学研究事业中，不断探索、发现自然规律。科学美大致可以分为理论美、实验美和公式美三方面。

（二）科学美的特点

1.科学美的简洁性　科学家以最规整、最简洁的形式来概括自然中最丰富的现象，揭示最普遍和深刻的自然规律。科学公式及科学理论体现了科学美的规整性和简洁性。长方形的宽与长的比大约5∶8时图形最美。这个最美“黄金比”成为人体或动植物优化结构的基础。黄金分割律被认为是一种最简洁、最美的比例形式。爱因斯坦的广义的相对论因其简洁被称为“漂亮的理论”。科学理论形式的整一、简单是科学审美系统的最佳表现形态。

2.科学美的对称性　科学美中的对称意境被科学家关注和迷恋。对称美不局限在客观事物外形的对称，还表现在空间对称、时间对称和守恒对称等。比如物理中的负电子和正电子，化学中的氧化与还原、合成与分解，数学中的有理数和无理数、正数和负数等体现出对称。而这些对称的形式给人以圆满、稳定的美感。

3.科学美的新奇性　科学美在于新奇。科学需要创新和突破，得出新奇、新颖的研究成果，才具有审美价值。比如达尔文的生物进化论，爱因斯坦的相对论定律都是科学家经过长期的观察、实验，进行创作思维而得到的新颖创新的成果。

（三）科学美的表现形式与鉴赏

1.科学美的表现形式　科学的层次美，和谐、客观的自然界中，各种物质以层次分明的系统方式，按照自身的规律产生、发展和消亡。层次性是科学美的一个表现形式，科学的层次分明，层层叠叠，无穷无尽，使得科学层次美的形式更加丰富多彩。科学的结构美，现代科学的三大前沿领域，生命的起源、天体演化和物质结构的研究，围绕着物质的结构和功能深入探讨。科学的模型美，是现代科学常用的一种手段，按照研究目的建立一个简单化、反映研究对象本质关系的模型，通过模型研究获得对象的认识，这是用模型方法去认识世界的一种创造方法。

2.科学美的鉴赏　美蕴含在科学理论形成过程中，要真正欣赏这种美，需要科学鉴赏力。科学鉴赏力是指一个人对科学美的感受、理解、评判和审视能力。科学鉴赏力需要在学习、创造和把握科学理论的过程中形成，在科学审美鉴赏的实践活动中形成。所以科学鉴赏力的培养与形成应具备六个条件：具有科学的思维能力；养成一定的审美习惯；具有一定的科学实践和对科学理论审美实践；具有比较鉴别的才能；具有对科学美的兴趣、好奇和追求的激情；具有艺术情趣。

以上分析了美的自然美、社会美、艺术美和科学美，其中自然美和社会美属于现实美，是艺术美和科学美的坚实基础。现实美和科学美往往和实用相结合，而艺术美主要是满足人的精神需求。

第四节　护士的美学实践

护理美就是在追求与维护人的健康的过程中所形成并表现出来的一系列美的现象。护理实践中的一切活动都可以看作是创造美的人生实践活动。

一、护理工作中的美学原则

在护理工作中，护理人员要按照美的一般法则去体现美、创造美，以美的形象、美的语言、美的行为、美的心灵创造一个和谐的医疗环境和氛围，以发挥美学在护理工作中的作用。护理对象是人，护理实践是以维护和促进人的健康为最高审美标准，因此，护理工作的各个方面都必须遵守一定的标准。

（一）护理科学美的原则

护理实践任务是建立有助于护理对象健康或康复的物质和精神环境，使用规范的护理技术帮助人们预防疾病、治疗疾病、恢复健康，护理科学美的原则是求真、求善和求美。

1.求真 护理科学美以真为基础，失去了真也就失去了美。护理对象是人，对人的生理、心理等发展和变化的深刻认识，可以使护士更好地维护和促进病人的健康，护士要在扎实的科学理论指导下，以精细规范的技能及时地解除护理对象身心痛苦，护理的“真”美就闪耀出了它的光芒。

2.求善 对人类、对社会有利就是“善”。护士对真的追求、对服务对象的关怀、团队合作精神等，都体现了对人的生命、人的尊严和人的权利的尊重。

3.求美 科学的研究和创作为高级的精神性劳动，同人类其他社会性实践活动一样，以美的方法探究真的规律、以美的形式表现真的内容。护理科学在对人的生命维护中，既要注重生理状况的改善，也要注重心理的愉悦，使护理对象在和谐、舒适中提高生命质量。

（二）护理环境美的原则

环境是人类生存的空间，护理环境不仅是护士和护理对象活动的空间，同时还影响着人们的健康，凡是有利于健康、适合护理对象健康的环境设置就是美的，这包括物理环境和社会环境。

1.物理环境 符合人的生理、心理习惯，布局上有足够的私密空间，床与床之间应有隔帘。医疗护理生活设施应完善，以方便护理对象生活。保持病室、床单位、工作人员及护理对象的整洁，使护理对象舒适、安全。

2.社会环境 主要表现在护士与护理对象及其他医务人员等人际关系中。护士在此关系中多处于主导地位，护士要与护理对象主动交流、尊重病人，并能宽容病人因生理、心理问题而表现出的一些不当的言行，建立和谐的护患关系。同时护士与其他医务工作者保持良好的工作人际关系，相互尊重、相互协作、信任，包容，才能为护理对象提供优质、全面的服务。

（三）护理技术美的原则

护理技术美表现在严谨、细致、敏捷和轻柔等方面。

1.严谨 护士在执行各项护理制度、护理技能操作或者任何一项医疗任务时都不能粗心大意。保持严谨的工作作风，才能做到技术上的精益求精。同时以严谨的科学态度书写医疗文件和各种护理记录，为疾病诊断提供可行的依据。

2.细致 护理实践过程中，护士处理每一件事情都要做到细致，要细心观察服务对象任何异常细微的变化，敏锐、及时地发现问题、解决问题，做到精中有细、细中有精。

3.敏捷 护士掌握各项技能操作的基本功，在娴熟的操作中体现出精巧之美，如抢救重症病人应紧张有序，沉着冷静；手术配合准确、快捷；面对突发事件反应敏捷。

4.轻柔 护士在进行护理操作时，尤其是接触护理对象操作时，动作一定要轻柔、温柔和轻快，这样才能给护理对象舒适之感，减轻护理对象的痛苦。

二、护士及护理的美

（一）护士的职业形象美

护士职业形象是护士在护理实践中的外表、语言、行为、知识和思想的外在体现，是护理美最直接的外在表现形式。护士的形象是护理发展阶段和医院形象的象征和体现，是通过每位护士的言行、工作态度和服务质量来塑造。护士是“白衣天使”，这是人们对其美丽、温柔和善良的专业形象的期望，体现了人们对救死扶伤的白衣天使的形象要求。

护士的职业形象美是护士内在美与外在美交相辉映的整体美。护士的外在美是最直观的护理形式美的体现，护士端庄的仪态、得体的着装、文雅的举止、关切的表情给人以美的享受。而护士内在美是护士职业形象美的核心，通过护士美好的心灵、高尚的道德和诚实的品质等，让护理对象感受到被关怀、被尊重。护士专业形象美是一项长期的系统工程，通过教育，提高护士对美的感受，提高护士创造美的能力。护士要树立高尚的职业情感和道德，开展护理专业知识的培训，提高自我修养的能力。

1.早期护理阶段　此阶段，由妇女们承担照顾护理的角色，她们用母爱的本能和女性的细心照顾家人或老年人。另外，教堂中的修女们承担护理工作，传递大爱来关怀和帮助患病的人们，为护理职业增添了圣洁与仁爱的内涵。

2.中世纪护理阶段　此阶段护理发展很落后，护理工作不再由充满爱心的修女来承担，而是由贫困人家妇女因生活所迫而担任，护理职业形象被社会视为低下的仆人形象。

3.南丁格尔时代　“克里米亚”战争中，南丁格尔带领着护士们以崇高的献身精神，善良的心灵，科学的知识救护了大批伤员，在全世界人们心中树立了美好的“白衣天使”般的护士职业形象。南丁格尔主张的“护士必须具备一颗同情心和一双愿意工作的手”和倡导护士必须具备“精湛的护理技能和献身精神”成为这一时期护士职业形象的内涵。

4.当代护理专业学科体系确立阶段　自从南丁格尔创立护理专业以来，护理专业逐步走向科学发展的轨道和正规的教育渠道。教育跟上后，专业发展迅速。2011年3月，护理学科成为一级学科，伴随着学科的发展，护士职业形象得到了不断扩展。

（二）护士的职业道德美

道德是一种社会意识形态，它依靠社会舆论，内心信念和传统习惯的力量，来调整人们相互之间及个人和社会之间的行为规范。护理的道德美影响并决定着护士对待病人的态度，影响和制约着护士行为和工作质量。护士道德修养的首要目的在于树立正确的人生观、价值观和审美观，在平凡的职业中提升自己的精神境界。

1.对事业忠诚　“健康所系，性命相拖”，病人把自己的生命托付给医生和护士，把康复和治疗的希望寄托给了护士，护士必须对护理事业忠诚，才能胜任护理工作。

2.对病人热忱　护士应始终以病人为中心，以病人利益为己任，把病人当作自己的家人，尊重病人的生命和权利，对待病人应热情、诚恳、真挚，以高度的责任心和同情心，使病人愉快接受治疗和护理。

3.对自己慎独　“慎独”是指当一个人独处的时候，仍然坚持道德信念，按照道德规则行事。护士从事护理实践工作中，必须恪守护理工作制度和技术操作规程，准确、及时、安全地完成各项护理措施。即便是在无人知晓的情况下出现了失误或差错，也要及时报告，绝不隐瞒，这是一名护士最应该追求的最高思想道德境界。

（三）护士的语言美

语言和谈吐简称言谈，言谈在社会活动中可以帮助人们传递信息、交流思想、增进了解、加深认识。护理人员的言谈不仅可以“治病”，还可以“致病”，所以，护士言谈应文明、得体、准确、规范、含蓄、委婉，注意情感的渗透。

（四）护理的行为美

护理行为是指护士在从事护理工作中的行为表现。广义的护理行为包括护理语言、操作、交往、环境、举止等；狭义的护理行为主要是针对护理操作而言。护士能够通过自己的行为直接或间接地影响护理对象，护士要培养自己良好的行为习惯，严格要求自己，不断提高行为美的程度。

在护理操作过程中，护士应把握科学、协调、节力、美观的基本原则，表现出和谐有序、舒展大方、干净利索、规范娴细致的护理艺术美。护理操作动作快、准、好，给人以美的享受，还可以减轻护理对象的不安和痛苦。

（五）护理的内在美

内在美即人的精神世界美，是人的内在品质，也是美的根本，是人的精神、道德、情操、性格、学识等内在素质的具体体现，美的本质与核心。一个人要做到心灵美，必须以真为基础，以善为灵魂，以美为形态，达到真善美的统一。

1.人道精神　是护理工作者应该具备的最基本的素质，从事护理实践工作时，护士的内心充满爱和同情，对病人有责任心、耐心、细心，钻研业务技术，提升理论水平，提高护理质量。

2.敬业精神　护理的本质就是尊重人的生命、人的尊严和人的权利。热爱本职工作，具有忘我的敬业精神，兢兢业业地做好各方面的工作。

（1）高尚的品德　护理工作要求护士必须具备高尚的道德修养、道德意识、道德情操。护士树立正确的世界观和价值观，培养高尚的情操、无私奉献的精神、忠于护理对象和护理事业，不论护理对象的出身、职业、地位、性别、外貌如何，都一视同仁地给予同情和帮助。

（2）诚实的心灵　护士具备高度的工作自觉性和责任感，诚实地对待工作和护理对象。以自己的道德信念为约束力，无论在人前还是人后，都能一丝不苟、一如既往地按照操作流程完成各项工作和要求。

（3）良好的性格　护士要适应并能胜任护理工作，首先具备健康的心理素质、良好的职业性格、稳定的情绪。通过自己积极乐观的情绪感染护理对象，帮助护理对象保持乐观向上的情感、增强战胜疾病的信心。

（4）丰富的才识　护士不仅要掌握扎实的专业知识和技能，还要具备人文科学、社会学科等多学科知识。因此，护士要树立终身学习的理念，不断吸收护理学及相关学科的新理论、新观点、新技术，并把所学知识应用到护理实践中，多方面、多角度地帮助护理对象恢复健康，提高生命质量，彰显护士聪慧、稳重、审慎、优雅的气质与形象。

三、护士的审美实践

（一）护理环境的美

护理环境是护士为病人提供的能满足病人需要，有利于其治疗、修养和康复的环境，护理环境的好坏直接影响着人们的活动与健康，形式美在护理环境中的运用主要体现在护理自然环境美中。

1.整洁美　整洁是病区环境最基本的要求，若病房环境布置科学、合理与协调，就能显示出护理环境的空间组合美和整体美，让护理对象感到安全、稳重、协调、舒适和愉悦。

2.色彩美　色彩具有独特的医疗护理作用。根据色彩对人的心理和生理的影响，同时结合病人疾病的特点，对病区房间进行合理的色彩设置，可以达到相应的审美和医疗效果。白色，能让人产生一种平静、洁净的心理状态，但是白色也会产生单调、焦虑、恐惧的心理，多数儿童不喜欢这种单调的颜色。绿色有镇静神经系统，促进胃液分泌，帮助消化，安抚情绪的效果。绿色环境可使人有一种回归自然的联想，可陶冶情操、调节心理活动。红色，象征着喜悦、热烈、光明，能刺激和兴奋神经系统，促进血液循环，产生满足某种渴望时的心理体验。蓝色和灰色有安静镇静的效果，浅蓝色让人心胸开阔。护理环境色彩丰富、多样能使人感到踏实，病区房间设置要考虑色彩重点突出、主次适当、对比明显、整体和谐的要求。

3.安静美　安静的休息环境和适宜的音乐能改善疾病给病人带来的身体不适和紧张情绪。安静并非要无声寂静，而是要减少环境中的噪声干扰。噪声易引起病人烦躁、紧张。为了控制噪声，护理人员应做到“四轻”，即说话轻、走路轻、关门轻和操作轻，还有为了减少或控制噪声，还可以在桌椅脚上钉上橡胶垫、减少探视等。

4.舒适美　阳光充足，洁净、流通的空气，最适宜的温度、湿度是护理环境中舒适的构成要素，有利于身心健康与康复，让人有心理轻松、愉悦的美的享受。如一般病房的温度保持在22～24℃，湿度在50%～60%，每天开窗通风30分钟。另外，室外和室内常青花卉，可使整个护理环境显得富有青春活力与生机，给人以美的享受。

（二）临床护理实践中的美

1.护理技术美　护理技术操作是护理人员为服务对象提供护理服务常用的手段，在实施过程中，体现了护理人员高尚的职业道德情操，严肃认真的工作作风，娴熟准确的技艺能力，是真、善、美的体现。护理技术美主要表现在娴熟敏捷、自然流畅的护理技能操作中。护理技术美要求是：一要稳，动作轻柔、协调、灵巧，使人获得安全感，还能给人美的享受；二要准，操作准确无误，恰到好处；三要快，手疾眼快、干净利落用较少的时间高质量地完成操作任务；四要好，护理效果好，质量高，病人满意。临床上，娴熟的技术能赢得抢救时间，挽救病人生命。

2.护理记录美　护理文件是护理人员对病人的病情观察和实施整体护理过程的原始记载。它在医疗、护理、科研、教学上具有特殊价值，是法律证明的文件，可以全面地反映护理质量、衡量医院护理管理水平的重要标志之一。护理文件书写应遵守科学、规范、真实、美观的标准。

（1）科学性　护理记录内容必须真实、准确、完整、无遗漏，为客观事实，尤其对病人的主诉和行为应据实描述，使用医学术语和规范缩写。

（2）真实性　护理文件记录必须及时，不能拖延或提早记录，不能伪造记录内容。

（3）规范性　护理记录内容应简明扼要，记录时应语言精练、突出重点，不用简化字，符合护理文件书写要求。

（4）美观性　医疗护理文件应保持完整性，不能丢失、损坏或随意拆散、外借。记录项目应逐项填写全面，不遗漏，并签全名。字迹美观、清晰，版面整洁无涂改、无刮痕。

（三）各类病人的临床护理中美的要求

因护理工作对象的不同，其生理、心理反应和审美需求也不相同。护理人员在不同类型的病人护理中，要满足他们的生理、心理需求，还要满足不同病人的临床审美需求。

1.儿童病人的护理审美要求

（1）满足儿童审美情趣需求　儿童喜欢与年轻、活泼、美丽的护士接触，喜欢有经验的护士为自己治疗。因此，护士应培养自己天真、活泼的情趣并保持良好的仪容仪表，增加亲和力，建立相互信赖的护患关系。

（2）减少患儿恐惧心理　通过护士亲切的语言、和蔼的态度、精湛的技艺，减轻患儿的痛感，同时用表扬性的语言激励患儿，选择独立能力强或自我意识强的患儿树立榜样，激发其他患儿勇敢精神。

（3）应用精湛的护理技艺护理患儿　护士应具备敏锐的观察力，从患儿表情、哭声、体态、语言、饮食等方面观察发现患儿异常表现。具备娴熟的护理技能，精心、细致、全面地为患儿提供身心护理，充分展示护理工作的艺术美。

2.女性病人的护理审美要求

（1）保持女性形体美、功能美　形体美是女性美的重要特征，功能美是维持形体美的保证。妇产科疾病容易引起女性形体、容貌、功能的不同程度损害，使之失去女性风度之美。

（2）尊重、理解病人、维护女性尊严　女性具有羞怯感、不愿意接受男医生检查，不愿在检查、护理中过多暴露隐私部位；对疼痛敏感、耐受力差，情绪易激动，护理中应该理解病人、尊重病人，操作、治疗时用屏风遮挡病人，适当遮盖乳房、腹部、阴部、臀部，尽量减少隐私部位的暴露。

3.老年病人的护理审美要求

（1）尊重老年人，加强沟通，建立良好的护患关系　护理人员要尊重每一位老年人，与老年人进行沟通过程中要体现耐心、细心、爱心，语言交流中护士应适当提高声音，放慢语速，使交流顺利进行。

（2）加强疾病观察，做好生活护理　老年疾病具有临床症状不典型、康复慢、并发症多的特点，护理人员应具备高度责任心和丰富的临床护理经验，密切观察病情变化，做到早发现、早诊断、早治疗、早护理，并做好抢救准备；保证老年人安全、防止跌倒、防呛噎、防坠床、防激发感染；加强皮肤护理等。

（3）适度文体活动，延年益寿　卧床老年人，指导病人床上肢体被动功能锻炼，恢复期根据情况采取适宜的户外活动，如散步、打太极拳、呼吸操等调节生活趣味。

（4）提供安宁疗护　支持临终老年人，保持其舒适与尊严，护理人员从生理、心理、社会需求方面给予支持，帮助老年人缓解疼痛、保存精力，保持平静的心态和生命的尊严。

4.危重病人的护理审美要求

（1）充分体现护理人员高尚的职业道德美　满足病人在生命最后时刻的合理要求，使病人精神上得到安慰。部分临终病人会丧失意识，处于昏迷状态，护理人员本着“慎独”对生命负责任的态度，严格执行各项治疗和护理。

（2）开展死亡教育　树立护理人员正确的人生观、死亡观。医护人员和病人都要正确认识死亡，对待死亡。对医护人员和病人都应开展死亡教育，尤其是培养医护人员正确的人生观、死亡观，善待生命，正确对待死亡。对临终病人的护理要培养其战胜自我、战胜恐惧死亡的心理。

（3）提供安宁、舒适的环境　病室环境应整洁、安静、空气新鲜、光线柔和，并摆放病人喜爱的鲜花、植物或亲人的相片，增加家庭温馨气氛，播放病人喜爱的音乐，缓解焦虑、恐惧、绝望的情绪。

（4）做好生活护理，维护护理人体美　加强危重病人的生活照顾，比如加强皮肤护理，保持皮肤清洁无压疮。做好口腔护理，使口腔清洁无并发症，加强睡眠护理，改善睡眠状态，消除疲倦。坚持仪表护理，使仪容端庄、整齐、清洁，维护人体美。

四、护理审美评价

护理审美评价，就是人们依据一定的审美标准，对护理活动的审美价值，包括自然与社会两方面的美与不美，以及美丑程度所作的一种判断。

（一）护理道德审美评价

对护理道德进行审美评价时，突出表现是“善”，从以下三个方面进行评判。

1.利他之心 是护理职业道德的重要准则之一，护士具备了真挚、友善、利他的道德情操，就会对病人产生深切的同情心，以病人的需要为己任，对病人倾注细致的关怀。

2.关爱之心 是护理道德评价的重要尺度之一。护士对病人的关爱之心构成护理工作的一道人文风景。护士需要在工作中倾注情感，有了情感的基础，才会对生命产生关爱和怜惜之情，才能在护理实践活动中理解、同情和尊重病人。

3.慎独 是诚实品格在职业道德中的体现。对护士而言，慎独修养表现为实事求是、尽职尽责地做好各项护理工作。不论在何种场合中操作，都能始终如一按照规范做好事情。如发生了差错，也能如实反映，以保证病人健康为前提，不计较个人利益。

（二）护理形象审美评价

护理形象美由容貌、服饰、举止、言语多种审美因素构成。

1.端庄 护理形象美要求护士的仪表端庄，具体表现在护士容貌的塑造与修饰上。护士容貌给人以自然、舒展、大方、优雅的感觉，忌矫揉造作和过分修饰。

2.得体 护士服饰得体是护理职业形象的重要组成部分，护士服饰的选择与搭配应体现职业的特性与内涵，也应遵循整洁、清丽、干练、柔和的原则，给人以亲切感。

3.亲切 护理形象的亲切主要表现在护士表情和语言上。护士美好的内心世界以及对病人关爱态度、关爱之情主要通过真诚、友善、关切、自然的面部表情和温和、诚恳、耐心、礼貌的语言传递给对方。

（三）护理审美环境的评价

稳定和谐、健康向上的环境氛围能唤起人的愉快情绪，有利于病人的身心康复。

1.舒适 护理环境的舒适具体表现在病房物理环境中的温度、湿度、光线、声响、色彩、气味及布局结构的适宜，还有人际环境中的和谐、信任与归属感。舒适的护理环境不仅有利于病人的修养与康复，而且有利于提高护士的工作热情与工作效率。

2.怡心怡神 在整洁舒适的护理环境基础上通过艺术的点缀，增添病室环境的趣味、生机、艺术性，以达到怡心怡神的作用，缓解病人压力与疲劳，促进病人的身心健康，调节工作人员的情绪和心境，提高工作人员的工作动力和效率。

3.安全 护理环境的美化以安全为前提，环境布局考虑保证病人的安全，预防病人的意外损伤，如地面防护、适当的栏杆、医源性感染的预防等。

（四）护理行为审美评价

护理行为是护理职业形象最直接的表现方式，如护士的姿态美、护理技术的操作美和护理人际交往的礼仪美。

1.规范 美的护理行为首先表现为行为的规范性，即行为符合护理职业和一般社会礼仪与规范的要求。护士举止中应表现出站姿挺拔、坐姿端庄、走姿平稳、手姿得体。护理操作中应表现出程序规范、动作精确、方式恰当，护士人际交往中应表现出态度真诚、礼貌周全。

2.优美 表现为人的举止行动、神态表情、待人接物中渗透出来的优雅。如果规范表现了护理行为科学的一面，那么优美则为护理行为增添了艺术的气息，使护理真正实现科学与艺术的结合。

（纪敬敏）

第六章　护士的人际沟通修养

PPT

学习目标

知识目标

1. 掌握日常生活及护理工作中语言沟通及非语言沟通的形式和方法。
2. 熟悉人际沟通的定义、基本要素；治疗性沟通的含义、影响因素；护士应具备的语言修养及提升语言修养的方法。
3. 了解沟通的定义；人际沟通的影响因素。

能力目标

1. 能运用沟通技巧清楚地表达自己的观点，正确理解他人的语言和非语言表达并妥善回复，达到沟通目的。
2. 能在不同场景下有效倾听病人、与病人共情，向病人传递关怀和支持。

素质与思政目标

具有丰富的沟通知识与良好的沟通技巧，以高质量沟通铸就幸福人生并助力病人健康。

在人才竞争日益激烈的知识经济时代，具备良好的人际关系及沟通能力是优秀护理人才立于不败之地的关键。在提倡整体护理的今天，要求护理专业人员不仅要有扎实的医学护理知识和熟练的专业技能，更要有较高的人文素养和人际交往能力。了解人类社会实践中的人际关系和人际交往规律，熟悉人与人相处的原则和方法，对提高护士人际交往和沟通能力、增强护士的专业素质具有十分重要的意义。

第一节　人际沟通概述

人际沟通在人类社会发展的历程中起着重要作用。良好的沟通不仅是个人事业成功的重要因素，也是个人身心健康的重要保证。

一、人际沟通的概念

沟通是将一系列信息从一个人传递到另一个人的双向互动过程，是人与人之间交换意见、观点、情况或感情的过程。具体地讲，是信息发送者遵循一系列共同规则通过一定的渠道，将信息发送给信息接收者，并寻求反馈以达到相互理解的过程。沟通的结果不但可使双方互相影响，而且可使双方建立起一定的关系。

沟通的渠道较为广泛，它可以是人与人之间的信息交流，如讨论、交谈等；也可以是人与机器之间的信息交流，如利用电脑浏览网页；还可以是通信工具之间的信息交流，如打电话、发短信等。

人际沟通是沟通的一个领域，是指人与人之间的信息交流与传递的过程，也就是人们在共同活动中彼此交流各种观念、思想和感情的过程。这种交流主要通过言语、表情、手势、体态以及社会距离等来表示。

有效的人际沟通是在恰当的时候、适宜的场合、用得体的方式表达思想和感情，并能被别人正确理解和执行的过程。这个定义包含了六个要素：时机、场合、方式、内容（思想和感情）、结果（理解和执行）和反馈，每个要点都会影响沟通的有效性。

二、人际沟通的特点

（一）目的性

人与人沟通时，是有其目的性的，或传递信息或表达感情。比如想开口问路，不论问的是一名警察或是小孩，不论语气是缓还是急，就是要知道自己身处何方，如何找到自己要走的路。可见，沟通的目的是客观存在的。

（二）象征性

人际沟通总是借助一些社会约定俗成的语言、动作、表情、习俗等来完成，这些信号系统作为沟通的工具，在一定的社会环境中，均具有一定的象征意义。如探望病人，要说吉利的话，忌讨论死亡、悲伤的话题；微微前倾的坐姿，代表恭敬和谦逊……正确运用通用的信号系统，对于有效沟通至关重要。

（三）关系性

人际沟通是建立和改善人际关系的基础。沟通的内容和方式的选择，取决于不同人际关系的类型，如病人病情发生了变化，护理人员对病人、家属、医生的描述可能有很大的不同。良好的人际沟通可以促进人际关系的发展和改善，不良的沟通则会造成人际关系的恶化。

（四）习得性

有人把沟通看作是与生俱来的本领，认为沟通的能力其实是先天性格决定的，“江山易改，禀性难移”。实际上沟通能力是一种技能，是可以通过后天学习和不断训练得到不同程度发展的。沟通技巧的学习过程就像学弹琴、打篮球一样，必须边学边练，活学活用。

（五）互动性

人际沟通的过程是一个相互作用的过程。信息发出者期待接收方的回应，并在信息交流过程中不断进行角色的互换，并相应调整沟通的内容和形式。一旦沟通的一方停止互动，沟通就失效了。

（六）不可逆性

俗话说“说出去的话，泼出去的水”，沟通的信息一旦发出就无法收回。因此特别提醒沟通者在沟通过程中要谨言慎行，三思而行，以免产生不良影响。

三、人际沟通的作用

（一）协调作用

人际沟通的协调作用体现在两个方面：其一，协调情感，即人际沟通可以使沟通者心理得到某些满足；其二，协调动作，即沟通者从沟通的信息中自动调节自己的行为。如果一个团体中人与人之间沟通阻塞，那么成员间的隔阂、误会、矛盾就会骤然上升。一旦这些阻塞被排除，沟通就畅通了，因此，人际沟通有利于提供信息，增进了解和情感，起着提高情绪、增强团结、调整行为的作用。

（二）保健作用

人际沟通是人类特有的需求。如果人的这种需求得不到满足，就会影响个人的身心健康。人与人之间充分的思想情感交流，是实现沟通行为所必需的条件，也是个人心理健康成长过程中所必需的。人际沟通对老年人来说，更是不可忽视的动力源泉之一。如果老年人之间缺乏信息的传递，个人生活就会感到空虚、抑郁，还会促使脑细胞萎缩。

（三）形成和发展社会心理的作用

人的社会心理正是在同他人进行人际沟通过程中，逐渐形成和发展起来的。社会心理现象主要包括个体在社会、群体和他人的影响下心理发展变化的规律，个人对群体、群体对个人的相互影响和心理效应，以及群体间的相互影响和作用，而这些心理现象和规律，又无一不是以交流信息为前提的。例如，社会态度的变化，依赖于交流信息；群体的构成和维系，离不开人际沟通；沟通信息量的多寡决定领导行为；权力模式和决策过程也依赖于信息交流。由此可见，没有人际的信息交流，就没有社会心理的产生。这在一定程度上也说明了为什么有的学者把人际沟通视为社会心理学这一学科的整个问题系统的逻辑中心。

四、人际沟通的要素

人际沟通的基本要素包括信息发出者、信息、信息渠道、信息接收者、反馈和信息环境等六个要素。

1.信息发出者 是指发出信息的人，也称为信息的来源。信息发出者将自己的想法通过语言、文字、符号、表情、动作等形式表达出来。

2.信息 是指信息发出者希望传达的思想、感情、情感、意见和观点的具体内容，包括语言和非语言行为所传达的全部内容。

3.信息渠道 也称为途径、媒介或通道，是指信息由一个人传递到另一个人所通过的路线，是信息传递的手段和工具。不同的信息内容可以采取不同的渠道进行传递。在交谈中，信息传递的渠道主要是五官感觉和声音；一些非语言信息可以通过着装、接触、表情等渠道传递。一般来说，信息发出者在传递信息时使用的途径越多，接收者越能更好、更快、更准确地理解信息。

4.信息接收者 是指接收信息的人，即信息传递的对象。在有些沟通中，接收者同时也是传出者。

5.反馈 是指信息接收者对信息发出者作出的反应。例如，一个人发表某一观点，其他人点头表示赞同，这就是反馈。在护理工作中，护士要善于观察病人的反应，根据病人的病情反馈，及时调整护理方案。

6.信息环境 是指沟通发生的场所或周围条件，如病房、办公室、社区卫生服务站、教室等。也指每个沟通者的个人特征，如文化程度、工作经历等，也包括沟通的时间。

五、人际沟通的类型

人际沟通类型的划分标准很多，根据不同形式可分为各种不同的类型。下面简要介绍几种常见的人际沟通类型。

（一）语言沟通与非语言沟通

根据信息载体的不同，可分为语言沟通与非语言沟通。

1.语言沟通　建立在语言文字基础上，以语言文字和言语声音为交流媒介，又可分为口头语言沟通和书面语言沟通两种形式。

（1）口头语言沟通　是人们最常用的交流方式，采用口头语言的形式如演说、倾听、交谈、讨论、征询、访谈、闲聊、传闻等。口头语言沟通的优点是具有亲切感，比较生动，可以用表情、语调等非语言沟通增强沟通的效果，可以马上获得对方的反应，具有双向沟通的好处，比较灵活，可随机应变。

（2）书面语言沟通　利用书面文字的形式进行沟通。书面语言沟通包括正式文件、备忘录、信件、公告、留言便条、内部期刊、规章制度、护理文书等多种具体形式。书面语言沟通一般比较正式、准确，具有权威性。

2.非语言沟通　是指通过某些非语言媒介而不是通过讲话或文字来传递信息的方式。非语言沟通形式主要包括身体语言沟通形式、副语言沟通形式和物体操纵（道具沟通）形式三种。身体语言沟通形式是指通过动态的目光、表情、手势、姿势、衣着打扮等形式来传递信息的沟通形式。副语言沟通是指通过非词语的声音，如重音、声调、哭、笑、停顿、语速等，来传递信息的沟通形式。物体操纵即道具沟通，是指人们通过运用物体、环境布置等方式来传递信息的沟通形式。

据有关资料表明，在面对面的交流过程中，具有社交意义的信息只有35%来自语言文字，而65%的信息是以非语言方式传达的。

（二）有意沟通与无意沟通

根据沟通的意识性是否明确，分为有意沟通和无意沟通。

1.有意沟通　是指沟通具有一定的目的性，每一个沟通者，对自己沟通的目的都会有所意识。如谈话、讲课、打电话、写信甚至闲聊都是有意沟通。表面上看闲聊好像没有目的，实际上闲聊可以排解孤独，消磨时光，因此闲聊本身就是目的。有意沟通一般容易理解。

2.无意沟通　是指在与别人进行信息交流时，并没有意识到沟通的发生、信息的交流。实际上出现在我们感觉范围中的每一个人，都会与我们有某种信息的交流，无意沟通是广泛存在的。无意沟通不易被人们所认识，如护士巡视病房时，发现病人睡了，护士会不自觉地放轻脚步，压低说话的声音。

（三）正式沟通与非正式沟通

根据沟通渠道有无组织系统，分为正式沟通和非正式沟通。

1.正式沟通　是指在组织系统内，按照一定的组织原则所进行的信息传递与交流过程。例如组织与组织之间的公函来往，组织内部的文件传达、召开会议，下级向上级的工作汇报等。正式沟通的优点是效果好、比较严肃、约束力强、易于保密，可以使信息沟通具有权威性。重要的信息和文件的传达、组织的决策等，一般都采取这种方式。缺点是由于依靠组织系统层层的传递，所以较刻板，沟通速度慢。在正式沟通中，常常存在典型的“面具”效应，沟通双方对于语言性的和非语言性的信息都会高度注意，行为举止会变得更符合社会规范。

2.非正式沟通　是指正式沟通渠道以外的信息交流和传递，它不受组织监督，自由选择沟通渠道。例如团体成员私下交换看法，朋友聚会，传播谣言和小道消息等都属于非正式沟通。非正式沟通是正式沟通的有机补充。同正式沟通相比，它能更灵活迅速地适应事态的变化，省略许多繁琐的程序，并且常常能提供大量的通过正式沟通渠道难以获得的信息，真实地反映人们的思想、态度和动机。非正式沟通的优点是沟通形式不拘，直接明了，传递速度快。其缺点是非正式沟通难以控制，传递的信息不确切，易于失真、曲解，而且它可能导致小集团、小圈子，影响人心稳定和团体的凝聚力。

六、人际沟通的影响因素

（一）个人因素

1.身体因素 健康的身体有利于双方的表达和交流。如果一方疲倦、疼痛、言语障碍、身体不适等，都将影响信息的传递和接收。

2.情绪因素 良好、稳定的情绪会使交流进行得很愉快、顺利。否则，如果双方或者其中一方带有不良情绪，如生气、焦虑、紧张、敌对或悲伤，那么，沟通可能达不到预期的目的。

3.认知因素 认知是一个人对待外界事物的观点、态度。双方认知不同，看待事物持不同的观点，信息的交流则不易达到统一。

4.价值观与文化背景 价值观决定着对事物的态度和处事的方式方法。不同的社会阶层、不同的价值观、不同的文化水平也会给双方的沟通带来影响。

5.表达与理解能力 如智力低下者、神志不清者、生理缺陷者（唇裂、口吃等）等其语言表达能力或理解能力受到了影响，从而影响了信息的表达和理解，影响了沟通和交流效果。

6.个性心理特征 性格开朗、热情、直爽、大方、健谈、善解人意的人易于与他人沟通，而性格内向、孤僻、固执、冷漠、狭隘的人很难与人沟通。沟通双方性格都很独立、要强的，往往很难建立良好的沟通关系，甚至还会出现矛盾冲突，而性格互补的，如支配型和服从型的人，往往能建立良好的沟通关系。

7.角色与关系 通俗地讲，同学之间说话一般很随便，互相打闹、嬉戏毫无顾忌，但学生在老师面前，却表现得恭恭敬敬。同样，上、下级之间的交流和同事之间的交流也是不一样的。

8.其他因素 沟通方式、语言技巧、性别、年龄等都是可以影响沟通效果的。

个人方面的因素可能会限制一个人在沟通中的感受，从而使信息在交流过程中有可能被扭曲或改变，妨碍信息传递的清晰度和正确性。

（二）环境因素

1.噪声 嘈杂的环境可影响沟通的有效进行，而安静的环境会使沟通更有效，所以，护士在与病人进行交流前要尽量排除噪声源，如关上广播、电视，安排好交谈环境，避免分散注意力，为护患双方创造一个安静的环境，使沟通顺利进行。

2.隐秘性 在护患沟通中，有时可能会涉及病人的一些隐私，病人讲述时，不希望被其他无关人员听到，如同室病友、同事等，护士应考虑到环境的隐秘性是否良好。条件允许时，可选择无人打搅的房间，或请其他人暂时离开；或把说话的声音压低，双方听得见，别人无法听清楚，以解除病人的顾虑。

3.距离 在社会交往中，人们会有意识或无意识地保持一定的距离，当个人的空间与领地受到限制和威胁时，人们会产生防御性反应，从而减低交流的有效性。护士在和病人沟通时，应注意和病人保持适当的距离，既让病人感到亲近，又不对其造成心理压力。

4.环境设计 舒适的环境有助于沟通的顺利进行。目前，医院里的护士站都是开放的，有些新建医院，病房环绕护士站呈放射状分布；有些医院儿科病房选用暖色调，增加温馨感，这些设计更有利于护患之间的沟通交流。

5.场景 对沟通交流的影响也是不可忽视的。

（1）不期望其他人的存在　涉及病人或家庭隐私时，其他人在场会影响病人的自我暴露。

(2)期望其他人的存在　如未成年的儿童，特别是胆小、性格内向的孩子，和人交谈时，希望自己的父母在场陪伴，以减轻胆怯心理。

另外，若沟通技巧使用不当，则很难达到预期的目的，如突然改变话题；急于陈述自己的观点；虚假的或不适当的保证；迅速提出结论或解答以及不适当地引用一些事实等行为，可导致沟通失败。总之，要了解人的心理，满足人的愿望，才会使沟通顺利地进行。

第二节　护士的非语言沟通

人与人之间除了借助语言文字进行信息交流外，还存在着非语言性沟通形式。通过非语言性沟通可以传递许多不能用语言来形容和表达的思想感情，在沟通中非语言沟通起到支持、修饰、替代或否定语言行为的作用。

人的仪表、服饰、表情、动作、时间、空间等都可以成为人际沟通的载体，在人际沟通中发挥非常重要的作用。

一、非语言沟通的概念

非语言沟通指不以自然语言(如汉语、德语、英语等)为载体进行的信息传递，而是以表情、手势、眼神、穿着、空间距离等为载体，进行的信息传递。

非语言沟通是人际沟通重要方式之一。有的学者曾指出："如果将注意力完全集中在人类的语言交流上，那么，许多交流过程将从眼前消失。"人们对非语言性交流如此重视，是因为人们认识到在整个交流过程中非语言性行为发挥着重要作用，非语言性沟通交流是一个人真实感情更准确的流露，人们有时很难控制自己的非语言反应。

二、非语言沟通的特点

(一)通俗、准确

眼神、表情、姿态等的含义和感情色彩，是人们约定俗成的，是特定情境规定的，所以它的使用有一定的时空范围。同样一个体态动作在不同的民族、不同的国度、不同的时代，有着不同的含义。例如点头和摇头，我国摇头表示否定、点头表示肯定，有的民族恰恰相反；拍桌子，可能是由于异常愤怒而"拍案而起"，也可能是由于赞赏至极而"拍案叫绝"。又如，当我们伸开食指和中指时，表示数目二。自从英国首相丘吉尔利用这个手势表示"victory"后，几乎全世界都用这个手势表示"胜利"及"和平"。所以，准确地运用体态语言，应根据内容表达的需要，既要通俗，又要注意时代的特征和社会的习惯。

(二)协调、自然

体态语言应该与口头表达配合协调默契，也就是应该适时、协调、自然。如果体态语言的表达与口语表达互相错位，是非常滑稽可笑的。

运用面部表情，要求自然真实，喜怒哀乐要根据实际需要含蓄自然，不可"逢场作戏"，过分夸张，那样会令人感到虚伪、滑稽；也不可冷若冰霜，让人感到枯燥压抑。面部表情与有声语言的表情达意应同步。如果表情游离于谈话内容之外，与内心感情变化脱节，那便会让人感到莫名其妙，无法理解。同时，交流者为了有效地传递信息，交流感情，应尽量避免傲慢、讥讽、沮丧的表情。这些表情会使对方产生不良的影响，形成离心效应。在与人交流时要注意站姿与坐姿，若东倒西歪、双手不停地玩弄自己的衣服，或故意模仿名人动作、矫揉造作，或常看钟表等，会大煞风景，引起对方的反感。运用姿势的另一方面要求是协调，只有协调各种动作姿势，并与其他非语言动作如眼神、面部表情紧密配合，才能达到良好的沟通效果，充分体现了一个人的修养。

（三）适度、温和

非语言沟通要做到端正、高雅，符合生活美学的要求，符合大众的审美心理。优美的举止总是自然适度的，超过一定限度，就会发生质变，由美变丑。例如，手势动作，过大显得张牙舞爪，过小又显得缩手缩脚。服饰、举止也应适度，如果蓬头乱发，衣着随便，举止粗鲁，一副邋遢相，势必造成隔阂，令人反感。

在日常生活交往中，微笑可使人精神放松，产生好感和亲切感。因此在沟通的时候，面带微笑是有效沟通的先决条件。微笑时应注意，嘴咧得太大会给人一种傻乎乎的感觉，要把嘴巴的开合度控制好，以“不露或刚露齿缝”为佳。如果在与人沟通时能以平等的态度对待对方，尊重对方的感情、人格和自尊心，那么微笑就是真诚的、美丽的，就具有强大的凝聚力。否则微笑就是虚假的、丑陋的，得到的也只是逆反心理和离心力。

（四）灵活、应变

在人际沟通的场合中，人们会碰到一些意想不到的事情，或是自己的发言失态；或是对方反应不如预料的好，或是周围环境出现了没有考虑到的因素等，这些猝不及防的情况，往往令人进退维谷，陷入窘境。这时需要我们具备敏捷的思维，正确运用非语言沟通，灵活、应变，以达到“柳暗花明”的情境。

三、非语言沟通的作用

非语言沟通在人际交往中发挥着重要的作用，可以用它来表达情感、显示关系、沟通思想、传递信息等。

（一）表达情感

人们通过非语言沟通可以传递情感。久别重逢，双方双手相握或紧紧拥抱表达着内心的激动和愉悦；慈母对儿女的一举一动，包含着无数胜过语言的神情；夫妻之间的体贴，无需语言的表达，却有情感暗含心中。

（二）显示关系

非语言沟通可以帮助人们确定在人际交流中的相互关系，如相互握手表示良好人际关系的建立，而挥拳相向则代表了人际关系的紧张敌对。但要注意的是，单个特殊的非语言行为不一定能表达某个特殊的关系，需对多个非言语行为综合观察，才能正确判断关系特征。例如，两个相隔多年未见面的人，一见面便用拳头使劲捶对方，其动作语言表达的信息好像很痛恨对方，但从他们脸上兴奋的表情、眼角流下的热泪以及之后的紧紧拥抱等非语言动作，可以看出他们是在表达久别重逢的喜悦和激动。

（三）传递信息

亲密的人之间利用非语言沟通，可以很好地传递信息。如妈妈能从女儿微微翘起的小嘴巴上看出比语言更丰富的东西；恋人能从对方的眼神中窥见语言不能表达的东西。

（四）沟通思想

人的认知、情感和意志、心理过程贯穿着整个人际沟通过程，而情感是支配人际交往的主要因素之一。如得到别人的了解和帮助，必然会产生一种感激之情，这时会得到默契的沟通。因此，人们在生活中应善于运用非语言沟通。

四、非语言沟通的形式

非语言沟通的形式多种多样，总结起来有以下几种。

（一）体态语言

体态语言是以身体动作表示意义的沟通形式。人们见面相互点头、握手或拥抱，就是用体语向对方致意、问候和欢迎。人们在交谈时身体略向前倾，不时点头，神情随着谈话的内容变化而变化，这些体态特征表示出对说话者的尊敬和礼貌。如果腿不住地乱抖，身体随意摇晃，眼睛左顾右盼，一定会使说话者感到不高兴，因为这些无声的语言传出的信息是不尊重、不礼貌和不欢迎。所以体态语言与人际沟通成功与否关系很大。

体语主要包括头语、身姿和手势三种，它们既可以支持修饰言语，表达口头语言难以表达的情感，也可以表达肯定、默许、赞扬、鼓励、否定、批评等意图，可起到良好的沟通作用。

头语是人们经常使用的姿势动作。头语往往能简洁明快地表达人们的意图和反应，对人的行为起到强化和削弱的作用。

手势是会说话的工具，是体态语言的主要形式。它使用频率最高，形式变化最多，因而表现力、吸引力和感染力也最强，最能表达其丰富多彩的思想感情。

从手势表达思想内容来看，手势动作可分为情意手势、指示手势、象形手势与象征手势。情意手势用以表达感情，使抽象的感情具体化、形象化，如挥拳表示义愤，推掌表示拒绝等。指示手势用以指明人或事物及其所在位置，从而增强真实感和亲切感。象形手势用以模拟人或物的形状、体积、高度等，给人以具体明确的印象，这种手势常略带夸张，只求神似，不可过分机械模仿。象征手势用以表现某些抽象概念，以生动具体的手势和有声的语言构成一种易于理解的意境。

（二）面部表情

一个人的表情往往就是内心情感的表露，表情可以无声地传达着一个人内心的想法。真诚动人的情感是联系人与人之间融洽关系的一个重要纽带，是不受权力因素影响和制约的。面部表情非常丰富，许多细微复杂的情感，都能通过面部种种表现来传情，并能对口语表达起解释和强化作用。同样是笑，微笑、憨笑、苦笑、奸笑，在嘴、唇、眉、眼和面部肌肉等方面都表现出许多细微而复杂的差异。

国际礼仪专家说："微笑能在一切人际关系中帮助你走向成功，它已经成为唯一的最有效的交际方式。"因此，人们要学会充分贴切地运用面部表情来准确表达自己的意图。面部表情的自我训练的基本要求是：学会照镜子进行仪容仪表的训练。镜子与自我的距离应保持一臂远，是人际交往的一般距离；在镜子前训练笑肌时，口中念英文"chess"可帮助笑肌和嘴角往上翘；每天早晨带着愉快的心情向镜子里的自己微笑，并大声对自己说"早上好"，以良好的心情开始一天的工作。

（三）目光接触

俗话说，"眼睛是心灵的窗户"，说明了眼睛对于人际交往信息传递的重要作用。在沟通交流中，目光的交流总是处于第一位的，因此，应尽量让自己的目光看起来柔和、友好。注意和别人说话时，最忌讳眼睛闪烁、狠狠盯住对方或斜眼看人，这样会使对方产生不信任感。

此外，注视他人时，应以对方鼻子为圆心，以鼻子到肩膀的距离为半径，画一个“圆”，此视线范围就是目光礼仪的交流圈。一个人心理特征的表达与接受往往与眼睛分不开。例如，听者一味地看着对方，表示请求对方说话；演讲者开始发言时用目光扫视一下会场，表示不要干扰，听众也会更加肃静和认真；结束时抬起目光，表示一个问题的结束，允许他人发言；在交谈中，谈话者总保持目光接触，表示对谈话很感兴趣。相反，避免或中断目光接触，通常是对一个人不感兴趣，或表示心不在焉。也有例外，目光不接触，有时表明某人对对方含羞或害怕。

（四）人际距离

个体之间在进行交往时通常保持一定的距离。这种距离受到个体之间关系不同而产生的情感距离的影响。人类学家霍尔认为“人际距离”可区分为4种。

1.亲密距离（0～0.46m） 通常用于父母与子女之间、情人或恋人之间，在此距离上双方均可感受到对方的气味、呼吸、体温等。

2.个人距离（0.46m~1.2m） 一般是用于朋友之间，此时，人们说话温柔，可以感知大量的体语信息。

3.社会距离（1.2m~3.6m） 用于具有公开关系而不是私人关系的个体之间，如上下级关系、顾客与售货员之间、医生与病人之间等。

4.公众距离（＞3.6m） 用于进行正式交往的个体之间或陌生人之间，这些都有社会的标准或习俗。这时的沟通往往是单向的，如报告人在礼堂上作报告。

“不识庐山真面目，只缘身在此山中”。庐山乃人间胜境，看不出它的妙处来，是因为身在山中之故。人与自然景观之间的关系尚且如此，人与人之间的关系更是微妙有加。尽管有着良好的愿望，希望自己所拥有的人际关系亲密度越高越好，但应记住“亲密并非无间，美好需要距离”。

在交往距离上有三种情况值得注意。

（1）作为领导与下属交往时，或师傅和徒弟交往时，要注意有意识地缩短交往的距离，不要人为地与交往对象拉开距离。因为本来领导和师傅的特定身份已使交往对方不易适应，这时更有必要使交往的双方首先在交往距离上减少陌生感，医护人员与病人之间也是如此。护士站在离病人病床远远的地方与之交谈，会使病人感到被讨厌或嫌弃，缩短与之的距离是建立良好护患关系的方式之一。

（2）在与人初次交往或到一个新单位，与他人之间首先要保持一定的距离，使交往的双方都有一个适应的过程，不要一开始就使双方交往的距离很小。因为这样会使双方不自然和不安。但熟悉以后，应使交往的距离逐渐缩小，否则人们会产生疏远感。

（3）在与异性同事交往时，要保持一定的距离。如果双方太近，会使对方感到不安，甚至被人视为轻浮、不庄重，破坏自己的形象。

（五）时间控制

时间本身不具有语言的功能，不能传递信息，但人们对时间掌握和控制，却能用来表达一定的意思。在人际交往中，人们往往会以时间来传递某种信息和态度。比如开会时的早到、迟到或中途退场，往往对会议召集者表示出自己对会议的态度，当然迟到本身也包含着不礼貌的信息。在人际交往中，与人约定的时间不可过早到达，尤其是到新朋友、同事家。但也不可迟到，这样会使主人感到不高兴，会被认为对他的不尊重和轻蔑。在护理工作中也要注意时间问题，如什么时间给病人注射换药，什么时间给病人进行生活护理，要安排得井井有条，不能不注意时间而耽误护理或是影响病人休息。

（六）仪表与环境

仪表是一个人的外部形象，包括面容、体态、服饰、姿态、风度和举止等。在日常交际活动中，交往的技巧和能力固然重要，但保持良好的仪表修饰也同样重要，因此，衣着应高雅大方、端庄得体，体现出自己的审美情趣，以及对他人的态度。

环境布置也能向人们传递一定的信息。医院环境幽雅、宽敞明亮、布局合理会给病人和家属带来良好的感受，使病人容易适应环境，从而在心理上对疾病的恢复起到一定的推动作用。

（七）人体接触

人体接触所表达的信息较多。一是表示亲近、关系密切；二是表明一种关怀或服务。如医患、护患之间的接触，父母与儿女之间的接触；三是表明爱意等等。

一位多年未见的好友不期而遇，两只手紧紧相握，兴奋与激动溢于言表；两国元首之间的会见，相互拥抱以示友好；两位好朋友一同逛商场，相互挽着胳膊或相互拉着手，都表示亲近的关系。

医生在为病人体检时的触诊属于医源性人体接触，是职业需要，同时也是一种关怀。当病人诉说头痛，发病时，护士用手触摸病人的额头；病人手术时极为紧张，护士握住病人的手使其减少恐惧，情绪稳定。以上均表明一种关怀，起到此时无声胜有声的作用。母亲抚摸小宝宝、贴贴脸、摸摸脚丫、拍拍屁股等表明一种亲肤需要，同时也表明浓浓的爱意。

（八）辅助语言

辅助语言，也称副语言。它包括发声系统的各个要素：音质、音幅、音调、音色等。辅助语言，丰富多彩但各有公关交际礼仪含义。一个人的嗓音具有许多特点，如音量大小，音质柔软度，音调高低，鼻音、喉音圆润、平淡等。

在公关交际活动中，将这些特点单个或结合运用就可以表达语言的特定意思，或友好的，或嘲讽的；或兴奋的，或悲哀的；或诚恳的，或虚假的，甚至自觉不自觉地打开情绪状态的“密码”，展示一个人的身份和性格。以礼貌用语中的“请”字为例，语调平稳，会显得客气，满载盛情；语调上升，并带拖腔，意味着满不在乎，无可奈何；语调下降，语速短促，会被理解是命令式的口气，怀有敌意。

事实上，人们在语言沟通时，同一句话，同一个字，因为使用不同的副语言而造成人们不同知觉的事例还有很多，比如，人们往往倾向于把说话语速较快、口误较多的人，知觉为地位比较低、又紧张，而把说话声音响亮、慢条斯理的人，知觉为地位较高、悠然自得。说话结结巴巴、语无伦次的人被认为缺乏自信，或言不由衷；而用鼻音哼声又往往会表现出傲慢、冷漠和鄙视，令人不快。一个人激动时往往声音高且尖，语速快，音域起伏较大，并带有颤音；而悲哀时又往往语速慢，音调低，音域起伏较小，显得沉重而呆板；同样，爱慕的声音往往是音质柔软，低音，共鸣音色，慢速，均衡而微向上的音调，有规则的节奏以及含糊的发音；而表示气愤的声音则往往是声大、音高，音质粗哑，音调变化快，节奏不规则，发音清晰而短促。

比如，在收听球赛广播时，尽管看不见播音员的面容和动作，有时也不完全听清说话的内容，但却能从尖锐、短促乃至声嘶力竭的语调中知觉其兴奋或紧张的心情；而从低沉、叹息声中知觉出惋惜之情。

五、非语言沟通在护理工作中的作用

在护理工作中，非语言沟通有着特殊的意义，对促进和改善护患关系起着非常重要的作用。护士恰当地运用非语言行为，可以使病人获得更准确的信息，得到更好的理解和帮助，从而建立良好的护患关系。

（一）仪表

护士端庄稳重的仪容、和蔼可亲的态度，高雅大方、训练有素的举止，不仅构成护士的外表美，而且在一定的程度上，给病人以很好的印象，产生良好的沟通效果，使病人有安全感、信赖感。现代护理权威提倡护士化淡妆，给病人以良好的感觉，以自己饱满的热情、健康的体魄、旺盛的精力去感召，让病人意识到生活的美好、生命的重要，以便配合治疗。

护士服与帽子，代表护理专业的特征，体现了护士特有的精神风貌。护士服与帽子以白色为主，对不同科室如小儿科、手术室等可选用不同色彩和式样。通过服饰给病人以庄重、亲切、可信的感觉。

（二）姿态

身体的姿势和步态可以反映一个人的情绪状态、身体健康状况和自我概念。护士可以通过观察病人的姿势和步态来收集一些信息。有些特殊的疾病，如角弓反张是破伤风的典型症状之一；脑卒中后遗症病人的偏瘫步态等。此外，步态也可以受某些因素的影响而改变，如疼痛、用药、骨折以及情绪抑郁等，临床应注意观察区别。

姿态可反映一个人文化修养，也是与病人建立沟通的渠道之一。因此，护士在护理实践中，要注意自己的站、坐、行等姿态及持物的姿势，以更好地展示自己的职业形象，更准确地了解病人的病情和心理状态，为病人提供恰当、优质的服务。

（三）面部表情

面部表情是沟通交流中最丰富的源泉，其他的身体语言无法与之相比，面部表情是一种共同的语言，信息的接收者往往是根据对方的面部表情作出判断，面部表情反应极为灵敏，能迅速而真实地反映各种复杂的内心活动。护士的微笑是美的象征，是爱心的体现。当护士带着亲切真诚的微笑，轻巧而勤快地来往于病床旁，对病人的精神安慰可能胜过良药。

作为护士，应该意识到自己面部表情的重要性，并且尽可能去控制那些容易引起误解的表情，如不喜欢、厌恶、敌意等，因为病人很敏感，会仔细观察护士的面部表情，并与自己的情感相联系。当护士与病人交谈时，病人可能会问到一些难以回答的问题，“我的病是不是很重，没有希望了吧，还能活多长时间”等，护士要妥善回答。即使是一些细微的表情，也会对病人产生很大的影响。

（四）目光接触

目光接触即眼神的交流，是面部表情中非常重要的部分。俗话说：眼睛是心灵的窗户。眼睛的运动可以交流感情和情绪，目光的接触通常是希望交流的信号，在交流期间，通过保持目光的接触，表示尊重对方并愿意去听对方的讲述，了解对方的满意度，是否感兴趣，还有没有继续沟通的必要等。所以在交谈过程中，护士是否善于利用目光参与听和讲，直接影响沟通的效果。

护士可用短暂、直视的目光看对方，一般来说，理想的情况是护士坐在病人的对面，使双方的眼睛在同一水平面上，体现平等的关系。目光的位置大体在对方的嘴、头顶和面颊两侧这个范围活动为好，并且表情要轻松自然，目光范围过小，会使对方有压迫感；目光范围过大，则显得太散漫、随便。应避免向下看病人，因为这样会给病人一种居高临下的感觉，使病人产生自卑感。

（五）手势

人们常常不注意自己的手势，其实手势对表达思想和感情起了一定的辅助作用。适当的手势可以增加沟通的效果，但切忌手势太多，手舞足蹈，让病人眼花缭乱。

（六）触摸

触摸是一种无声的语言，运用得当，可以起到比语言性沟通更好的效果。怀抱婴儿可给予婴儿最好的情感温暖，怀抱与爱抚，不仅对婴儿，即使对儿童成长的身心健康，也能起到无法估量的作用。如果长时间得不到满足，可表现为食欲不振、发育不良、智力衰退、性格缺陷等，这种特殊需要，是不能仅仅以食物满足来代替的。因此，在病情允许的情况下，护士应常常抱抱患儿，抚摸其背、头、肢体等部位。抚摸对一般病人来讲，是一种无声的安慰，所以在病人痛苦的时候，不适宜用言语表示同情、关怀的情况下，可用轻轻的触摸来代替。这些都是触摸的正反应，当然触摸也有负反应，若使用不当，会引起不良反应，甚至误解，尤其是年轻的女性病人，一定要注意分寸，避免引起误会。

（七）倾听

要善于听病人讲话，要注意讲话者的声音、声调、流畅程度及所用的词句，尽量理解其想表达的内在含义。在倾听过程中，要全神贯注，集中精力。

谈话时，要保持眼神的接触；双方保持的距离以能看清对方表情、说话不费力但能听得清楚为度；距离也可随说话的内容而调整，以自然为宜。双方位置平持，稍向病人倾斜，勿使病人处于仰视位置。要使用能表达信息的举动，如点头、微笑等。用心倾听，不仅表达了对病人的关心，还表达了对话题的兴趣，以鼓励病人继续说下去，利于病人康复。

（八）沉默

沟通中运用语言技巧固然重要，但在交谈的过程中，沉默本身也是一种信息交流。当病人受到情绪打击或哭泣时，护士可以说：“如果您不想说话，您可以不必说。我坐在这里陪您一会儿，好吗？”这时护士以沉默的态度表示关心，会很有用。它可以表达护士对病人的同情和支持，起到此时无声胜有声的作用，沉默片刻还可以给护患双方思考和调适的机会。

总之，在与病人的沟通中，非语言性沟通占很重要的分量，要与语言性沟通有效地结合，促进护患关系，达到治疗目的。

第三节　护士的语言沟通

语言是人类交流思想和表达情感的心理过程，是维系人类关系的纽带，是人际沟通和交往的基本工具。俗话说“话如其人”，指的是一个人的语言能直接或间接表现其人品和修养。西方医学之父希波克拉底认为：“医学有两件东西可以治病，一是语言，二是药物。”可见，护士与其服务对象的语言沟通在疾病治疗、康复与健康维护过程中起到重要的作用。

一、语言沟通的性质

语言沟通由两部分组成，一是语言，二是言语。语言作为一种社会现象，是人类在社会活动过程中形成的约定俗成的符号系统，是人类最重要的沟通工具。而言语作为一种心理现象，是人们运用语言材料和语言规则进行人际沟通的过程。在现实生活中，人们使用本地区、本民族、本国或外国的语言进行沟通，如汉语、英语、日语等进行读写。从交际角度看，只是一般的交际模式，而言语是对这种模式的具体运用，语言和言语存在着相互依存的关系。因此，语言沟通就是人们运用语言进行表达情意的活动，它是以思维和沟通为基本功能的行为，可分为有声语言沟通和无声语言沟通。有声语言沟通是指用讲话，即口语的方式进行沟通，如交谈、访问、讲课、演讲、电视、电话、报告、会议等；无声语言沟通是指用文字，即书面语言的方式来沟通，如书信、记录、通知、报纸、电报、网络、书籍等。

二、语言沟通的功能

沟通在人的社会生活中占有重要地位，沟通的质量也是现代生活的标志之一，人们通过沟通和信息交流，可以建立各种各样的人际关系。语言沟通的功能主要有以下几个方面。

1.获取信息 通过语言沟通，可以收集、储存必要的新闻、数据、图片、事实、评论，以便了解信息，并作出反应和决定。

2.进行决策 生活中的人们每时每刻都在进行各种决策。语言沟通以辩论和讨论的方式满足了决策过程的两个方面：促进信息交换和影响他人，有利于统一观点和认识，达成一致意见。

3.和谐人际关系 语言沟通是人际沟通的主要形式，良好的语言沟通，能有效调节人与人之间的关系，增进人与人之间的感情，有助于建立和谐的人际关系。

4.参与社会活动 语言沟通能提供有关知识，帮助人们从事社会活动，加强社会联系和强化社会意识。

5.提高职业素质 从整体护理的实践来看，护士与人沟通的实践约占其工作时间的70%，用于分析、处理问题的时间仅占30%。显而易见，护士不但需要专业知识和技能，而且需要与他人沟通的基本知识、能力和技巧。

6.促进人的发展 语言沟通能促进人的智力发展，培养人的思想品德，提高人在生命各个阶段的基本素质和能力。

三、护理语言沟通的基本原则

护士在护理工作中，经常需要通过语言沟通采集病史、收集资料、核对信息，开展心理护理、健康教育等。护士运用良好的语言沟通能力与服务对象沟通有利于双方的情感交流，有利于护理目标的实现。因此，护士在人际沟通过程中，应遵循以下基本原则。

（一）道德性原则

护理人员的语言沟通首先应该遵循医务工作总的道德要求。如在治疗和护理过程中应注意做到保护服务对象的隐私、保守医疗秘密等。

（二）科学性原则

护理人员在语言沟通中引用的例证或资料都应有可靠的科学依据。不要把效果不确定的内容或民间传闻纳入健康指导，不要歪曲事实。另外，要注意表意准确、不含糊，不要把治疗效果扩大化，也不要为了引起病人的高度重视而危言耸听。

（三）目的性原则

人与人之间是依据一定的目的进行语言沟通的。护士无论是向服务对象及其家属询问一件事情，说明一个事实，提出一个要求等，一般都是想达到一定的沟通目的。因此护士在语言沟通过程中要做到有的放矢、目标准确，才能有效地达到沟通的目的。

（四）情感性原则

“感人心者，莫先乎情”，语言始终伴随着情感。护士在沟通过程中，要从爱心出发，坚持真心诚意的态度和“与人为善”的原则，要视病人如亲人，急病人之所急，想病人之所想，加强与病人的情感交流。护士在工作中还应注意：言语文雅、态度谦和、讲话亲切、不矫揉造作；语言表达与表情举止应保持一致；真实地表达自己的情感和想法。

（五）通俗性原则

护士在语言沟通中应坚持通俗性原则，即根据对方的认知水平和接受能力，用形象生动的语言，浅显贴切的比喻，循序渐进地向对方讲授健康知识。要尽量使用口语化的语言，忌用医学专业术语或医院内常用的省略语；同时要熟悉一些方言以利于信息和情感的交流。另外要注意发音纯正，吐字清楚，用词朴实准确，语法规范精练，要有系统性和逻辑性。

（六）尊重性原则

尊重沟通对象是人际交往的重要原则，要将对沟通对象的尊重、恭敬、友好放在第一位，平等待人，尊重病人，在沟通过程中切不可伤害他人的尊严，更不能侮辱他们的人格，如称呼病人要用尊称，如“张大爷”“李老师”等，不要用“3号”“5号”等冰冷的数字来称呼病人。

（七）艺术性原则

在沟通过程中，灵活运用艺术性的语言可以体现语言的魅力，达到沟通的最佳效果。如时而委婉，时而严肃，时而幽默，根据不同的沟通对象的思想境界、性格特点有针对性地选择表达的内容与形式。艺术性的语言沟通能使病人感到亲切、自然、易于接受，有助于减少医患矛盾，改善医患关系。

四、交谈

交谈是护理工作中最重要的语言沟通方式，是以口头语言为载体进行的信息交流。交谈可以通过面对面的形式，也可以通过电话交谈、网络聊天等形式进行。护士在护理服务对象的过程中，如采集病史、收集资料、核对信息、护理评估、护理诊断、制订护理计划、实施护理措施、心理护理、健康教育、征求意见等都需要与服务对象进行交谈。可以说，交谈贯穿于护理工作的始终。通过交谈，护士可以完成护理任务，达到护理目标，还可以丰富日常生活，获得与他人的友谊，改善人与人之间的关系。

（一）交谈的特点

1.广泛性　以口头语言为载体的交谈是运用最广泛的沟通交流的形式，只要有两个或两个以上的人愿意交谈，交谈就可以进行，不受年龄、性别、文化程度等因素的影响，也不受时间、地点等因素的限制，既可以面对面进行交谈，也可以通过电话、互联网等进行交谈，方便快捷，沟通迅速。但交谈的深度、效果、持续的时间和是否达到目的等受到一定因素的制约。

2.目的性　任何交谈，无论其交谈的内容如何广泛，都是为了解决某个问题而产生交谈动机，具有明确的目的性。护士交谈的内容涉及生理、心理和社会政治、经济、文化等方方面面，但这些内容都与健康、疾病有关，具有专业目的性，即为服务对象解决健康问题，促进治疗和康复，减轻痛苦或预防疾病。

3.灵活性　一般说来，交谈是一种比较随意、轻松的语言交际方式，特别是在非正式交谈时。它既不像谈判那样庄重，又不像辩论话题那么集中，也不像回答问题那么紧张。交谈可以就一个话题或几个话题同时展开讨论，也可以在交谈的过程中随时提出新话题，内容灵活。而且交谈的时间、地点、对象、方式和策略也会因人、因事、因时而变化。

4.双向性 交谈作为一种交流思想、交换信息的双向沟通活动，通常发生在交谈双方面对面的交流活动中。人际交流是一种双向交流，交谈中表达者和接受者双方总是运用语言和非语言沟通方式沿着各自的思路彼此交换意见、传递信息，双方既互为发言者，又互为听众，因而有明显的互动性特点。

5.程序性 交谈分正式交谈和非正式交谈。正式交谈具有一定的程序性，即交谈双方遵循规范的原则，围绕交谈目的，进行一系列活动的过程，一般分为交谈开始、进入主题、交谈结束三个阶段，其交谈的基本形式是提出问题和回答问题。

6.通俗性 交谈时所说的话一般都没有经过刻意修饰。由于人们在交谈时，主要考虑语义的确定，对语言的形式考虑较少，因此具有句意明确、句式简短、修饰词和复句较少的特点。同时，由于交谈双方有着特殊的交际场景，对交谈的内容有着或多或少的共知条件，所以有些话不必讲得太清楚、太详尽，就能达到沟通的目的。

7.善问性 护理专业性交谈更多地涉及提问和回答。护理人员通过提问和回答，引导交流围绕主题进行和展开，从而达到专业性目的。因此，护理人员的善于提问在专业性交谈中具有关键性作用。

（二）交谈的过程

一个完整的交谈过程一般要经过准备、启动、展开、结束四个阶段。

1.准备阶段 护理专业性交谈是一种有目的的交谈，是打开与服务对象沟通的第一扇大门，为进一步收集资料，进行有效沟通交流奠定基础。Kris Cole曾经说过："你只有一个机会创造一个良好的第一印象，不论好与坏。第一印象常常是很顽固的，他们能够在最初给人以很大的影响，以至于长期不会改变。"因此，为了达到护理的目的，使交谈获得成功，护士在交谈前应作充分的准备。

（1）资料准备 在交谈之前首先要明确交谈的对象和交谈的目的，确定交谈的主要内容。例如护士与入院病人进行交谈，要根据病人的病情和入院时间选择交谈的内容和时间。必要时，可以列一份交谈提纲，使护患双方的交谈都能集中于同一主题，也可以避免谈话时漫无边际，漏掉必须收集的资料。

（2）护士准备 交谈前护士要做好形象上与心理上的准备。良好的个人准备往往能给病人一个良好的第一印象，无形中拉近护患双方的距离。护士要衣着得体，举止端庄，态度和蔼，使病人产生信任感。国外要求护士上班时必须化淡妆，以显示对病人的尊重。还要收集一些有关病人的信息，如通过阅读病历了解病人的现病史、既往史、治疗经过、本次入院的原因，也可以向其他医务人员或病人家属了解一些情况。

（3）病人准备 要从病人的身体状况考虑交谈的时间，尽量排除由于病人本身带来的一些影响因素。交谈前帮助病人解决口渴的问题、排便的问题、休息的问题等。

（4）环境准备 在进行有目的的信息性交谈、指导性交谈与治疗性交谈时，要尽量优化环境，增进沟通效果。首先要保持环境安静，以免分散病人的注意力，收音机与电视等音响要关掉；其次要为病人提供环境上的"隐私性"，关好门窗，必要时用屏风遮挡；交谈时还要避免治疗和护理的时间。另外，交谈时护士最好要关掉手机，谢绝会客等，以达到预期的沟通效果。

2.启动阶段 交谈的启动是交谈双方形成"第一印象"的关键时期，没有启动，也就不能完成交谈，故交谈开始，可以先使用一些问候、寒暄语言，以礼貌、热情的态度开始。

（1）启动阶段交谈的作用 通过初步交谈，给对方留下一个良好的第一印象，建立彼此的了解和信任；通过初步交谈，调动对方说话的热情，以便使双方交谈得以进行并顺利转入主题；通过初步交谈，了解对方的一些基本情况，以便在下一步谈话中不触及对方的忌讳或隐私，使交谈更加愉快和顺利；确立谈话的基调，即以什么身份、什么态度和方式来与对方谈话；在比较亲热的问候、寒暄氛围中，通过初步交谈，可以减轻对方的焦虑与紧张。

（2）启动交谈应掌握的基本原则 树立自信心，克服胆怯、害羞心理；用真诚和尊重的态度，创建良好的谈话氛围；寻找双方共同感兴趣的话题，调动双方谈话的积极性；使用日常生活的“平常话”是启动交谈的最佳途径。

（3）启动阶段交谈的注意事项

1）问候语和“平常话”要恰当 在交谈的启动阶段，一般所说的都是一些问候语和“平常话”，例如：“好久不见，你好吗”“这儿的天气比您那儿冷多了吧”“您穿的这套衣服款式真好，您穿上真漂亮”“您今天气色不错”“您看了昨晚的足球赛了吗”等。启动阶段的平常话可以是对方的兴趣、职业、爱好、日常生活琐事、时政新闻、大家关心的话或是赞美对方的话。要注意问候语要符合情境习惯，强调与对方的关联性，不可随心所欲，无边无际。有关感情、婚姻、收入、个人信仰等问题的平常话尽量不问，否则有窥探别人隐私之嫌。如因护理需要，确实需要对方提供敏感信息时，应事先讲明原因。

2）态度要温和、自然 温和、自然的态度，关切的方式，容易取得对方的喜欢和信任。建立一种融洽的关系，是成功谈话的良好开端。

3）有礼貌的称呼 要根据对方的年龄、性别有礼貌地称呼，会给人以亲切感，拉近双方的心理距离。

4）适可而止 启动的语言是谈话的开始，只是为了引导对方的谈话，不能无休止地“启动”下去，否则会影响主题的展开，也达不到交谈的目的。

5）调整好关系 交谈双方都期望以一种平等的关系互通信息，高人一等会遭到对方心理上的排斥。

3.展开阶段 护士运用各种方法启动交谈后，接下来就要考虑如何将交谈全面展开，转入主题。此时，护士要作好各种充分的准备，如知识准备、内容准备和时间安排等。交谈的内容往往涉及疾病、健康、环境、护理等实质性问题。

（1）转入主题常用的方法 在交谈的过程中，人们往往遇到一个难题，不知怎样将话转入主题。以下几种方法可供借鉴。

1）因势利导 谈话开始，大家常常是互相问候，谈论生活中的一些小事。但此类话不能说得太多，太多会使人觉得乏味。因此在适当的时候，就应将谈话转入主题。这时可以从一些与主题有关的生活小事谈起，以防止交谈对象感到内容来得突然，然后因势利导，逐渐把交谈引入正题。

2）暗示 在交谈时，如果出现对方谈话离话题太远，而自己的时间又有限，为此，我们可以用暗示的方法启发其回到正题。例如简短的插话或展示与交谈正题有关的物品。

3）提问 可以把对方的思路适时引导到某个话题上来，同时还能打破冷场，避免僵局。但是，提问首先要有所准备，不要问对方难以应付的问题，如超过对方知识水平的学问、技术问题等；也不要询问别人的隐私，如财产、夫妻感情、对方爱人的相貌以及大家忌讳的问题。要注意提问的方式，不要像发炮弹似的连续发问，让对方难以应付。

（2）护士展开交谈应把握的内容

1）灵活运用各种交谈策略 展开交谈时，应根据实际情况灵活运用各种交谈策略。当对方诉说时，护士要认真倾听，表示护士对对方所说问题的关注，对不清楚的地方要采取恰当的提问方式，还要给予适时的反应，能站在对方的角度理解其感受。护士在给病人进行治疗性操作或护理时要阐述其原理、目的、注意事项等。要经常鼓励病人积极与病魔作斗争，增强其战胜疾病的信心。在病人悲伤或情绪不佳时可以采用沉默的方法使其安静下来。

2）围绕交谈目标展开交谈 在交谈过程中，护士要想办法创造和维持融洽、和谐的交谈气氛，围绕目标，整理好交谈内容的主次，按目标引导谈话，让病人无所顾忌地将自己的真实想法、感受全部倾诉出来。另外，护士在交谈过程中可能会发现病人的一些新问题，此时应及时对谈话内容进行适当调整，或改变原来的主题，了解一些新发生的问题，以便及时解决这些问题。病人与护士交谈时，说得最多的是患病的经过、主要的不适、询问目前的治疗效果、需要住院多长时间，所以要求护士应具有良好的应变能力和丰富的经验，及时巧妙地转换话题，达到交谈的主要目的，获取需要的信息和资料。

3）有效控制交谈时间　与病人正式交谈，主要是为了获取医疗动态信息而展开交谈，往往有明确的交谈目的，如询问病史、家族史、疾病的特征性症状和体征等，为下一步的检查、诊断、治疗收集资料，而不能漫无目的地谈论病人感兴趣的事，必须紧扣主题、控制交谈时间。

4）注意交谈的立场　由于交谈的内容是固定的，交谈又受到时间的限制，所以在与病人交谈中，如处理不好谈话立场，则容易使病人误解护士缺乏耐心和同情心。

5）做好相关记录　交谈记录与否，是正式交谈与非正式交谈的重要区别之一。这种记录具有真实性，与病历一同保存，具有法律效应。

4.结束阶段　在语言交流中，如何开始交谈是一种艺术，怎样结束交谈也是一种艺术。实践表明，一个不恰当的结尾给人留下的往往是失望、不快，而一个巧妙适宜的结尾给人留下的将是留恋和美好的回忆。为了使交谈有一个巧妙适宜的结尾，在结束交谈阶段，应该注意以下几个方面的内容。

（1）把握时机，见好就收　护士与病人的每次谈话，都有一个很自然的终止点，即双方都感到目的达成、话题说尽之时。恰到好处地结束交谈，是交谈中不可忽视的最后一步。当双方谈话的中心内容已近尾声时，护士要善于把握时机，及时总结谈话的内容并与病人交换意见，感谢病人的配合和支持，为下次交谈奠定基础。否则无休止地谈下去，尤其是谈论一些与主题无关的问题，会使双方感到疲乏和厌倦，从而冲淡了交谈的效果。

（2）言简意赅，重复主题　在结束交谈时，为了强调谈话的内容，使双方谈话的主题达成共识，可以把主要内容言简意赅，突出重点地重复一下，切忌太啰唆，顺利结束交谈。

（3）再次交谈，做好铺垫　在与对方交谈时，有时一次交谈，可能未能达到预期交谈的目的，这时在交谈接近尾声时，可以为再次进行进一步交谈，做一些铺垫工作，比如可以约定下次交谈的时间、地点、内容等。

（4）正式交谈，做好笔记　正式的专业性交谈，如询问病史、护理评估、治疗性交谈等，在结束交谈后，应及时做好笔记。如果需要在交谈中边谈边记，则应向对方作出必要的解释，以免引起对方不必要的紧张。

（5）勿忘询问，客气结束　在谈话结束时，不要忘记询问对方还有没有其他什么事等，如问“还有别的什么事吗”，这样，既可以防止谈话内容遗漏，又可显得友好、亲切和对对方的关心。结束交谈时，还应站起身，谈一些必要的客气话，认真诚恳地道别，以建立友谊，如“多谢您的帮助”“占用您这么多的时间，十分感谢”“给您添麻烦了”“让您费心了”等，给彼此双方留下一个美好的交谈结局。

以上是正式的专业性交谈的完整过程。事实上，现实中的交谈过程要比这个过程简单一些，随机性要大一些，往往没有明确的分期，有时可能只有几句话或者是比较简单的问答，内容也会很简单。所以，护士在与对方进行交谈时要灵活应变，不要死板地拘泥于这四个阶段的划分。

（三）交谈的技巧

交谈作为护理人员与服务对象及他人沟通的一种重要手段和基本功，其成功的条件除了取决于护士良好的基本素质和融洽的人际关系外，还取决于恰当地运用各种交谈的技巧。交谈中的沟通效果与沟通技巧的运用是有密切关系的。交谈中常用的沟通技巧有：倾听、核实、提问、反应、阐释、沉默、移情、申辩、鼓励等。

1.倾听　是指交谈者全神贯注地接收、感受对方在交谈中所发出的全部信息（包括语言的和非语言的），并作出全面理解、积极反应的过程。倾听在人际沟通中占有十分重要的地位。卡耐基说："如果你想成为一个谈话高手，必须首先是一个专心听讲的人。"倾听要全神贯注、集中精力，与对方保持1米左右的距离，采取稍向对方倾斜的姿势，并保持目光的接触。护士全神贯注地倾听可以使对方畅所欲言、毫无顾忌地说出自己的心里话。倾听伴随着交谈过程，在倾听中要不断地回报以语言反应，如"是吗""嗯""哦""知道了"等。

善于沟通的人，必是一个善于倾听的人。做一个有效的倾听者，应该注意以下几点：保持良好的精神状态，集中注意力；明确倾听目标；充分估计和准备倾听所需要的时间，以便有足够的耐心倾听；尽量排除一些偶然的干扰因素，以便集中注意力，如关掉手机，不要经常插话，让对方充分地诉说；态度专注投入，及时作出情感反应；全面观察对方，及时注意非语言信息，善于透过语言的字面含义理解对方的言外之意。

2.核实　是指交谈者在倾听过程中，为了证实自己的理解是否准确所采取的交谈技巧。核实是一种反馈机制，体现了护士高度负责的精神。通过核实，可以使对方知道护士正在认真倾听自己的讲述，并理解其内容，例如对某些细节、程度、范围的核实。核实包括重复、意译、澄清等方式。

（1）重复　是指交谈中倾听者对讲话者的话语进行复述、核对的一种交谈技巧。在护理交谈中，一种重复是护士把对方的话再重复说一遍，待对方确认后再继续进行交谈；另一种重复是护士要求对方把说过的话再重述一遍，待护士确认自己没有听错后再继续交谈。重复表示承认了对方的叙述，从而加强了对方继续诉说的自信心，让对方感觉自己的诉说已经生效。它只是一种不加任何判断的重述，因此，在运用这种方式时要注意不要对对方所说的话进行判断。恰当的重复可引发对方的积极思维，对维系交谈的顺利进行具有重要意义。例如，病人说："昨晚我头痛得厉害，还恶心……"，护士重复说："你刚才说你昨晚头痛、恶心，是吗？"

（2）意译　也叫改述或义释，护士把对方的话改用不同的说法叙述出来，但意思不变，或将对方的言外之意说出来。例如，病人说："小李护士是刚毕业的吧，她吊水的手法有点生疏啊。"护士说："你的意思是说小李的操作手法不熟练吗？"

（3）澄清　是指将对方的一些模棱两可、含糊不清或不完整的陈述讲清楚，以获得更具体、更明确的信息。例如，可以用下列话语来引导："我还不明白，您告诉我的是……""根据我的理解，您的意思是……""您刚才的话，是这个意思吗""我可以这样理解吗"等。通过澄清，可以有助于交谈双方弄清最重要的关键问题是什么，以便下一步工作时集中精力先解决关键问题。

3.提问　在交谈中具有十分重要的作用。它不但是收集信息和核实信息的手段，而且可以引导交谈围绕主题展开。有效的提问可以使护士获得更多、更准确的资料。提问一般分为开放式提问和封闭式提问两种方法。在交谈中，可以根据不同的情况选择不同的提问方式。

（1）开放式提问　是一种不限制回答者应答的一种提问方式，如"您对手术有什么看法""这几天您的感觉如何"，它的优点是可以诱导对方开阔思路，鼓励其自由回答自己的观点、意见、想法和感觉，有利于进一步发展谈话。缺点是需要的时间较长，容易偏离主题，且交谈的双方都要有所准备。

（2）封闭式提问　是一种回答者的应答受到限制的提问方式，应答者回答的选择性很小，用简单的"是"或"不是"，"有"或"没有"就可以回答，如"您今天感觉好些了吗""您喜欢喝牛奶吗"。它的优点是对方能直接坦率地作出回答，使护士能在短时间内迅速获得所需要的有价值的信息，有利于节约时间。缺点是回答者应答的自由空间小，使对方没有机会解释自己的想法和释放自己的情感，限制了对方的思路和自我表达，不利于沟通的发展和深入进行。

4.反应 是指交谈过程中信息接收者对信息发出者的谈话内容所引起的态度、行动或意见。美国语言心理学家多罗西·萨尔诺夫说：“交流是双行道，没有反应的谈话是无效的谈话。”在交谈的过程中，如果信息接收者只是被动地听，可能会让他人认为你对对方的谈话内容不感兴趣，对彼此的交流不够积极。因此，护理人员在与其服务对象交谈时，要掌握正确的反应要点和逻辑思维方法，同时应注意以下问题。

（1）思维速度相适应 护士对病人的谈话要给予及时的反馈，护士的思维速度与病人的谈话速度相适应，不能超前，也不能过于落后，要适当地进行调整，并提出一些相关的问题，如果护士在交谈时注意力不集中，思维速度跟不上病人的说话速度，谈话过程中总是让病人重复，这样既容易耽误时间，又容易伤害病人的自尊心。

（2）不要急于下结论 没完全弄懂对方的真正意思之前，没真正把握对方的感受之前，不要急于定论，否则会使交谈失败。

（3）语言要具体明确 病人在倾诉过程中可能会伴有一些疑问，对疑问的回答应具体明确。如“今天听了你的情况，我对你的病情有了初步了解，如有不清楚的地方我们下次再接着谈。你不要着急，我们一定尽全力帮你恢复健康”，一般这样的反应，可使病人的情绪稳定下来。

（4）不做虚假保证 过于肯定、热情的许诺，虽然能鼓舞病人，但也容易使其增加疑虑，产生怀疑，甚至埋下护患纠纷的隐患。因此，在与服务对象交谈时，不要做虚假的保证和承诺。

5.阐释 是叙述并解释的意思。当需要解答病人的各种疑问，阐述并解释某项护理操作的目的及注意事项，对病人的陈述提出看法、解释、建议、意见时，就要求护理人员具有一定的阐释技巧。如护士为一位高热病人用乙醇擦浴法物理降温时，向病人解释乙醇擦拭降温的目的、方法、禁忌部位等。

阐释的注意事项有：尽可能全面了解对方的基本情况；尽量为对方提供感兴趣的信息；尽力理解病人发出的全部信息内容和情感；将自己的观点、意见用简明扼要、通俗易懂的语言阐释给对方；用委婉的口气向对方表明自己的观点和看法并非绝对正确，对方可以选择完全接受、部分接收或拒绝接收；整个阐释过程要使对方感受到关怀和尊重。

6.沉默 是一种特殊的语言交流，它是指交谈时倾听者对讲话者的沟通在一定时间内不作语言回应的一种交谈技巧。沉默既可以表达接受、关注和同情，也可以表达委婉地否认和拒绝。在运用中，选择时机、场合及如何运用是问题的关键。

在护理工作中适当应用沉默技巧，可以起到以下作用：表达对病人的同情与支持；给病人一定时间考虑自己的想法和回顾自己所需要的信息；给护理人员一定的时间去组织进一步的提问及记录资料；使病人感到护士在用心倾听讲述；有助于病人宣泄自己的情感，使病人感到护理人员能理解自己的情感，尊重自己的愿望；缓解病人的过激情绪与行为。

7.移情 即感情进入的过程，体现了人与人之间的情感联系。在护患沟通中，移情是指护士站在病人的角度，通过倾听、提问等交流方式理解病人的感受。

移情不同于同情。同情是指面对他人处于困境时，对他人的关心、担忧和怜悯，是自我情感的表现。而移情是从他人的角度感受和理解他人的感情，是分享他人的感情而不是表达自己的感情。

在护患沟通中，应用移情的交谈技巧，有助于保护病人的自我价值，有助于护患沟通的准确性，密切护患关系，有助于提高病人的自我控制能力，有助于护士走出自我，学会关注环境与他人，发展爱心、宽容、合作、尊重、善解人意等人格品质，建立健康的人际关系。如果护士不能很好地理解病人，体验病人的真实情感，就无法使自己与病人的交往行为具有合理性与应对性，就不能真正体现“以病人为中心”的工作目标和要求。

8.申辩 必要的申辩可使他人明白自己的态度和观点，但要注意方式、方法和态度，不要申辩过度，否则会使他人觉得自己很“固执”。护患沟通中，不适当的申辩，会激化病人的情绪，使其在短时间内难以平静。所以，对病人即使是应该说明、解释和申辩的问题，也要选择时机，视病人的情绪而定。

9.鼓励　是指护士通过交流，帮助病人增强信心的一种交谈技巧。在与病人交谈过程中，适时运用鼓励性语言，对病人尤其是病情较重且预后较差的病人是一种心理支持，可以增强他们战胜疾病的信心。护士要根据病人的不同情况，用鼓励性的语言，帮助他们树立信心，坚定意志，振奋精神，放下包袱，积极配合治疗；或再介绍一些他人战胜疾病的例子鼓励和安慰病人。护士可以说：“你要有信心，你看老李比你的病还重，现在都好转了，只要你配合治疗，你的病也非常有希望。”还可以说：“你配合得很好”等。只有当护士明确希望病人达到的目标是什么，鼓励才会有效。尤其是对慢性病病人，更需要经常结合治疗中的具体处境和实际问题给予鼓励。

第四节　护理工作中的关系沟通

在临床护理工作中存在着许多关系，包括护士与病人、护士与医生、护士与病人家属、护士与护士、护士与其他医务工作者等。如何处理好这些关系是做好护理工作的重要条件，也是摆在护士面前的重要课题。

护理工作中，护士的人际关系主要指和护理发生直接联系的人与人之间的交往关系。护患之间的相互理解、信任、关心、爱护和友好，可以形成良好的工作氛围，有助于提高护士的工作效率。下面主要介绍护士和病人、病人家属及医务人员之间的关系。

一、护士与病人之间的关系沟通

护士和病人之间的关系称为护患关系，护患关系是在特定的条件下，通过医疗、护理等活动与病人建立的一种特殊的人际关系，是一种专业性的人际关系。

（一）护患关系的性质

1.帮助与被帮助系统之间的关系　护患关系是一种人际关系，但不同于一般的人际关系，是帮助者与被帮助者之间的关系。有时还是两个系统之间的关系，即帮助系统（包括与病人相互作用的护士和其他工作人员）和被帮助系统（包括寻求帮助的病人和家属、重要成员等）之间的关系。每个人在不同时期可以成为帮助者或被帮助者，如朋友之间相互帮助，父母是子女的主要帮助者，但子女有时也可帮助父母。

护患关系的特点是护士对病人的帮助一般是发生在病人无法满足自己的基本需要的时候，其中心是帮助病人解决困难，通过执行护理程序，使病人能够克服病痛，生活得更舒适。因而作为帮助者的护士是处于主导地位的，这就意味着护士的行为可能使双方关系健康发展，有利于病人恢复健康，但也有可能是消极的，使关系紧张，病人的病情更趋恶化。

护士作为一个帮助者有责任使其护理工作达到积极的、建设性的效果，而起到治疗的作用，护患关系也就成为治疗性的关系。治疗性的护患关系不是一种普通的关系，它是一种有目标的、需要谨慎执行、认真促成的关系。由于治疗性关系是以病人的需要为中心，除了一般生活经验等因素有影响外，护士的素质、专业知识和技术也将影响到治疗性关系的发展。

2.护患关系特定的作用　护士与病人之间的关系，不是两人（或两方面）的简单相遇，而是护患双方之间特定的相互作用。护患关系是一种专业性的互动关系，通常还是多元化的，即不仅是限于两个人之间的关系。

由于护患双方都有属于他们自己的知识、感觉、情感、对健康与疾病的看法以及不同的生活经验，而这些因素都会影响互相的感觉和期望，并进一步影响彼此间的沟通和由此所表现出来的任何行为，即护理效果。

3.护患关系的实质 作为关系的一方——护士满足病人的需要是护患关系的实质。护士掌握着帮助病人恢复健康的技能，病人患病受到了影响，病人住进医院接受治疗，护士履行自己的职责对病人进行帮助。

正是病人的需要和护士准备满足这种需要，使两方发生了关系，即治疗性的人际关系。病人的需要和护士竭力满足这种需要构成了双方关系的基础。离开了这一基础，或者说这一基础不存在，护士和病人的关系也就终结。在目前的护患关系中，常发生一些问题，或是护士对病人种种不满，或是病人对护士的挑剔，都是与对这种关系的基础缺乏认识有关。

4.护患关系中双方的影响是不对等的 护士与病人关系的另一个特点，是一方依赖另一方，其相互影响的作用不是对等的。由于护患关系是在病人患病的情况下形成的，一旦这种特殊情况结束，病人与护士的关系也就终结了。因而在这种关系中，病人是依赖护士的，而护士也常常是以病人的保护人和关照人的身份自居，这与其他关系相互依赖的特点不同。

由于一方依赖另一方，也就决定了在这一关系中，主要是护士影响病人，病人则主要接受护士的影响，病人甘心情愿地接受护士的意志与要求，这也是护患关系不同于一般关系之处。当然，所有这一切是以病人的健康利益为前提的，离开了这一前提，就是一种不健康的护患关系。

5.护士是护患关系后果的主要责任承担者 在护士与病人的关系中，护士是决定这一关系的主要方面，是关系后果的主要承担者。病人由于疾病的折磨，来到医院接受医疗护理，是处于被动地接受帮助的地位。而护士则是提供帮助者，处于主动地位，其行为在很大程度上决定了护患关系的后果。后果有两种，一种是积极的，病人战胜疾病，逐渐康复；另一种是消极的，病人病情恶化，护患关系紧张。毫无疑问，护士是护患关系的主动方面，应对护患关系的后果承担更多的责任。

在多数情况下，护患关系出现扭曲，护士要承担主要责任。在护士与病人关系中，应该承认护士一般处于“有力”者的地位，其行为在很大程度上决定着关系的好坏。因此，护士要尽力争取积极健康的后果，避免消极的后果，因为消极的后果是与护患关系建立的目的相矛盾的，不仅是病人，也是护士所不愿见到的。

（二）护患关系的发展过程

护患之间的关系是从病人入院或护士接触病人开始，至病人出院或因健康恢复与护士结束关系为止，是一个动态发展的过程。一般可分为三个阶段。

1.初始期 此期是建立良好护患关系的关键时期。在护士和病人一见面就开始了，在此期主要是护患双方彼此熟悉并建立信任关系，这时的病人很注意自己的行为并对护士进行考查，以决定以后在多大程度上依靠这位护士。

护士在这个阶段主要是收集资料、了解病人的情况、书写护理病历、发现问题、制订护理计划。为建立信任关系，护士应注意诚恳待人、给人以温暖、善解人意的印象。敏感而准确地找出病人的需要，让病人了解自己、信任自己，为护理工作的顺利开展奠定良好的基础。

2.工作期 这是护患关系最重要的阶段，即护士完成各项护理任务、病人接受护理最主要的阶段。在信任的基础上，用具体行动来帮助病人解决问题，要注意的是没有信任的行动会造成病人的被迫感而影响护理效果。护士要以高尚的医德、精湛的护理技术、热情耐心的服务态度，真诚地关心病人，尊重病人，尽力满足病人的合理要求，赢得病人的信任，并从为病人提供护理服务的过程中熟悉、了解病人，随时与病人沟通，取得病人的密切配合，逐步形成良好的护患关系。在这一过程中，护患关系可能会出现波动，护患双方可能会发生一些不愉快或争执。

如护士埋怨病人不认真执行医嘱，不主动配合，过分娇气，病人不满意护士护理技术的熟练程度，对病人的疼痛麻木不仁，不负责任等。遇到这些不协调的情况，护士应以积极主动的态度及时解决出现的问题。对病人提出的意见作出解释，及时纠正工作中的不足之处，对病人不遵医嘱行为进行劝导。

总之，此期的护患关系对病人健康的恢复关系甚大，必须特别重视。

3.终末期　是说再见的时期，应尽可能在完全结束护患关系之前就考虑一些护患关系结束后可能发生的问题，以便作好必要的准备，如进行如何保持健康的教育，出院后应注意的事项，并应征求病人的意见以便今后改进工作。此期常以病人出院而结束，这一阶段一般是护患关系最融洽、最和谐的阶段。

（三）建立良好护患关系的条件

由于护士在护患关系中的主导地位，为了建立良好护患关系，护士必须具备一定的素质，主要内容如下。

1.健康的生活方式　作为护士应会运用自我照顾的活动，并会评估、计划、执行和评价自己的健康状况，会以平衡的、对健康有帮助的方法来满足基本需要，例如合理的饮食、适当的运动和休息以及如何应对应激以适应平衡等。

2.健康的情绪　由于护士的感觉和情绪反应会影响治疗性护患关系的建立，因而护士应了解自己的情绪，并注意自己的情绪流露对病人的影响，只有这样才能增加护患之间彼此了解。

3.诚恳、适当的移情　当护士接触病人时，注意不应摆架子或只做一些表面的事，而应表现出自己的态度和感觉都是开放的，愿意接受对方的感觉并使其感到自己是真心想帮助他的。给以温暖是指正面关心，鼓励对方将感觉表达出来，然后用语言或非语言方式给以照顾。适当的移情是护士应尽力了解病人的感觉和经验，并接受和了解他的感觉。

4.丰富的科学文化知识　要具备丰富的科学文化知识，学习有关护理专业的知识，不仅只是在求学期，而是应贯穿在整个职业生涯中，一个优秀的护士应利用一切机会更新自己的知识和技能，树立终生学习理念，提高护理水平。

5.掌握沟通的技巧　护士的人际沟通能力直接影响护患关系，影响病人对护士的理解、信任和支持。

总之，护士如果不注意自己在身体、情感和智力方面的成长，是很难帮助别人成长的。因而，护士必须注意自己整体素质的提高，只有这样才能做到：①按整体观点对待病人，给病人提供全面的照顾；②创造治疗性的环境，给病人提供一个舒适的、有利于健康恢复和发展的环境，包括身体上和心理社会上的舒适，真正使病人感到温暖而接受帮助。

（四）治疗性沟通

在30多年前，治疗性沟通尚未被认为是临床护理中的重要内容，多数护士认为照顾病人就是给病人做些具体的事，这样不但能得到病人承认，而且可以解除病人的痛苦。有的人还认为与病人交谈或沟通是浪费时间，甚至认为这是对病人的娇惯。

随着医学模式的转变，沟通对生活工作的影响是广泛而深入的。特别是在护理过程中，从评估、计划、执行措施到评价都需要沟通。护士人员的沟通行为会对病人产生影响，因此每个护理人员，都应该对治疗性沟通有所认识，根据沟通的原则，恰当运用沟通技巧，将有助于搞好护患关系，提高护理质量。

1.治疗性沟通与一般性沟通 治疗性沟通是一般性沟通在护理实践中的具体应用，信息发出者与接收者是护士和病人，而要沟通的事物是属于护理范畴以内的专业性事物（不仅限于在医院范围内的，可包括家庭和社区的所有与健康照顾有关的内容），并且治疗性沟通是有目的的，即为病人健康服务、满足病人需要，较好地运用沟通技巧能使护士与病人真诚交往及做好整体护理。

由于这些具有服务精神的、和谐的、有目的的沟通行为可以起到治疗的作用，因而称之为治疗性沟通，每个专业护士必须有意识地、有计划地进行学习和运用。

2.治疗性沟通的目的 护士通过与病人进行沟通，应达到以下目的。

（1）建立互相信任的、开放的良好护患关系，这是有效护理的根本保证。

（2）收集病人的有关资料，提供给病人必要的知识和教育。

（3）观察非语言性行为，如兴奋、激动、紧张、急躁、战栗等，以了解病人的情绪和态度。

（4）与病人共同讨论确定需要护理的问题。

（5）与病人合作，制定明确的目标、制订行之有效的计划，并通过共同努力达到预期的目标。

3.治疗性沟通的原则

（1）目的性 通常是收集病人的资料以了解病人的问题所在和解决病人所存在的问题，因而沟通内容具有很强的目的性。

（2）心理、社会原则 即应根据病人不同的年龄、职业、文化程度、社会角色等来组织不同交谈内容和运用不同沟通方式。

（3）关系原则 建立良好的护患关系对治疗性沟通很重要。

4.治疗性沟通的影响因素

（1）注意力不集中 在沟通过程中，沟通的任何一方的注意力分散，都会阻碍沟通的进行。接收信息者不能全神贯注的表情、视线的转移、环境过于嘈杂或沟通气氛不够融洽、不舒适等因素，使得沟通信息经常被打断、改变。

另外，在沟通中有一方显露出不耐烦、没有兴趣的现象，都可能影响注意力的集中，而使信息不能沿着传递渠道进行有效的沟通。

在护理过程中还可能会因为护理人员或病人本身有困扰而分心，或护理人员有意识地选择性去忽略某些刺激和信息，直接改变话题以及转移病人谈话要点，也会影响沟通的进行。例如，病人问护士："我能很快出院吗？"而护士则说："你该打针了。"病人听到护士的回答感到唐突，无奈停止了谈话。

（2）感受的差异 由于人与人之间的生活经验、社会阅历以及成长背景的不同，加之价值观念上的差异，每个人对事物的评价也不相同。例如，对"经济"一词，有人认为省钱就是经济，有人却认为是指省力及省时。另外，由于存在先入为主的偏见，也会导致沟通双方不能准确、恰当地确认信息。

护理人员和病人过去经验的不同，或者因病人感觉器官的障碍会影响沟通。例如，由于病人耳部的疾患导致病人说话声音过大，而病人自己并未觉察，护士一方听到病人大声说话，误以为病人不高兴不满意，这种信息理解上的错误就是由感受的差异所造成的。

（3）情绪的影响 情绪是沟通过程中的感情色彩因素，具有感染力，它会直接影响沟通的有效性。一个人情绪轻松自如，与人相处愉快时，便容易表达出自己的思想。而情绪紧张忧郁的人，常因这些情形干扰其接收或传递信息的能力，比较难将信息有系统地组合与表达。

同样地，一些过度的情绪反应，例如极度兴奋、愤怒、惊吓等，会传染给信息的接收者而使不良情绪的影响扩大，直接影响个人的沟通能力，妨碍沟通的进行。护理人员在给予病人提供需求的沟通过程中，应尽可能使自己的情绪处于良好、平和的状态，避免不良情绪的外露。

（4）人格的影响　由于每个人都有其本身的人格特质，因此对接纳信息后的理解程度也会有所不同，会以自己的知觉方式来解决和判断信息。

在同病人的交往过程中，护理人员的人格较含蓄、内向、神经质、紧张等均会影响沟通；另一方面若病人太急躁或过于退缩也同样会对沟通造成不良影响。

（5）缺乏计划性　会谈前应很好计划会谈的主题、目的、内容、时间等。在沟通过程中，无论是引发沟通或持续沟通，相关信息的刺激是必要的。护士应作充分的准备，包括对病人病情的熟知、有关疾病必要的医学护理知识，及对会谈场所的选择、时间的安排等。例如，病人提出问题，应该给予适当的回答，以促进彼此间对问题达成共识，同时能建立彼此的人际关系及促进更高层次的沟通。有时，不要等对方提出问题，护理人员应主动地发觉病人所需要的信息。

当病人入院后，护理人员应该对病人表明自己的姓名、角色、个人所能提供的服务，工作时间及什么时候有较充裕的时间进行会谈等。事先计划周全，病人才能充分利用护理人员这个资源，讨论自己的健康问题。

（6）认知不准确　信息认知不准确，以至于无法做有效的沟通或不能听出“弦外之音”“言外之意”，而以自己的想法来解释信息的内涵，常常会造成对信息的解释发生误差。例如，护士在与病人沟通过程中，应使用通俗易懂的话交流，过多使用医学术语，会使病人感到困惑和焦虑。信息不在传递者和接收者的共同经验范围内，会直接导致信息认知的错误，加之在沟通中不能有效运用沟通技巧，最后会变成错误的沟通。

（7）沟通方式不恰当　在治疗性沟通中使用不恰当的非治疗性的沟通方式会直接影响沟通的进行。常见的不恰当的沟通方式主要有给予保证、批评病人、转移话题、命令病人、指责性话语、向病人挑衅或争辩、使用刻板的陈腔滥调、自我设限等。

5.特殊情况下的沟通技巧

（1）愤怒者　在病人生气发怒时，护士应首先证实病人是否在生气或愤怒，可问他：“看来你很不高兴，是吗”，然后可说“我能理解你的心情”以表示接受他的愤怒，其次是帮助病人分析发怒的原因，并规劝他做些可能的体力活动。最主要的是不能以自己的愤怒来对待愤怒，应有效地处理病人的意见和要求并重视他的需要。

（2）哭泣者　当病人哭泣时，应让其发泄而不要阻止他。哭泣有时是一种健康的和有用的反应，最好能与他在安静的地方待一会儿（除非他愿意独自待着），可以轻轻地安抚他，片刻后给一块冷毛巾和一杯温饮料。在哭泣停止后，用倾听的技巧鼓励病人说出流泪的原因。

（3）抑郁者　抑郁的病人往往说话慢、反应少和不主动。由于其很难集中注意力，有悲观情绪，或者显得很疲乏，甚至有自杀想法，所以不容易进行交谈，护士应以亲切和蔼的态度提出一些简短的问题，并以实际行动使其感到有人关心他、照顾他。

（4）危重者　与病情严重的病人交谈应尽量简短，10~15分钟即可，避免一些不必要的交谈。对无意识的病人，可持续用同一句话、同样的语调反复地与他说，这样其有可能听见。对这样的病人进行触摸可以是一种有效的沟通途径，但在触摸前应该告诉他，应假设病人是能够听到的，注意尽可能保持安静的环境。

（5）感觉缺陷者　对感觉有缺陷的病人，如对听力丧失的病人，要想到他听不到他人进病房时的动静，可轻轻地抚摸让其知道你的来到，在病人没见到你之前不要开始说话，应让病人很容易看到你的脸部和口形，并可用手势和脸部表情来加强你的表达。可将声音略微提高，但不能喊叫，要有耐心，不能着急或发怒。

对视力不佳的病人，在走进或离开病房时都要告诉病人并通报你的名字，在接触盲人前要给以说明，并对发出的声响作解释，应避免或减少非语言性信息。要时刻想到为这些病人补偿一些可能因听不见或看不见而遗漏的内容。

总之，沟通对护士来说是一种艺术，能使其和病人形成更有意义的相互作用。护士可以通过治疗性沟通的方法去识别和满足病人的需要，因而这是每一个护理人员都应学习和在护理实践中应用的。

二、护士与病人亲属间的关系沟通

在护理工作涉及的众多关系中，最容易被忽视的是护士与病人亲属的关系。病人亲属是沟通和联络病人感情、调整护患关系的纽带，护士与病人亲属的关系是护患关系的补充。

在护理实践中，护士与病人亲属之间的良好关系在提高护理效果和促进病人康复中起着非常重要的积极作用。

（一）病人亲属的角色特征

1.支持者 生病后，病人容易出现焦虑、恐惧等心理问题，需要有人排解和安慰，病人亲属是担当这一角色最合适的人选。许多病人的心理症结，只有亲属才能理解，护士和其他人员是无法替代的。因此，亲属可以帮助病人稳定情绪，排除心理干扰，是病人心理的支持者。亲属的心理支持，对病人的康复是非常重要的。

2.照顾者 病人由于受疾病的折磨，生活自理能力会受到不同程度的影响，住院期间和出院后一段时间内，生活上都需要亲属承担起照顾的责任。亲情关系使病人从心理上更易于接受亲属提供的生活照顾，能避免因其他人员照顾而产生的不安或内疚感。

3.参与者 整体护理需要病人的积极配合与参与，但如果病情严重，或者是婴幼儿、高龄病人、精神病人、病人的参与能力受限时，就需要病人亲属的积极参与和配合。亲属是病人病情的知情者，特别是那些缺乏自我表达能力的病人，没有病人亲属提供病情资料，护士难以作出正确的护理诊断。

病人护理计划的制订、护理措施的实施都需要亲属的帮助。因此，护士应把病人亲属看作帮助病人恢复健康的助手和支持者，要善于调动病人亲属的积极性，共同为病人提供高质量的护理服务。

（二）护士与病人亲属关系的影响因素

1.角色理解欠缺 护士与病人亲属之间缺乏相互理解，很容易产生矛盾冲突。由于我国医疗机构中护士普遍缺编，临床护士不足，护理任务繁重，护士长期处于超负荷工作状态，且因医学的局限性，护士不可能为病人解决所有的问题。

由于很多病人亲属不了解护理工作特点，不理解护士工作的难处，护士的工作稍有耽搁，就会埋怨、指责甚至殴打护士。有少数护士，由于长期处于权威性的帮助者地位，养成了较强的优越感，不善于移情，缺乏沟通技巧，甚至对病人或其亲属流露出厌烦的情绪，因而与病人亲属产生矛盾冲突。

2.角色责任模糊 病人亲属是病人心理的支持者、生活的照顾者，也是病人护理计划的制订与实施的参与者，是护士的助手和支持者，亲属和护士应共同为病人的健康负责。一方面，病人亲属对自己的角色责任认识不清，认为病人住院，医院就应为病人承担全部责任，包括治疗、护理和一切生活照顾，而把自己摆在旁观者和监督者的位置，当要求亲属配合或协助时，便产生不满情绪。

另一方面，病人的护理虽然需要亲属积极参与和配合，但并不意味着病人的护理都由亲属来完成。为病人提供优质的护理服务，满足病人的需求是护士的基本职责。有些护士认识不足，把本应由自己完成的工作交给病人亲属去做。这两方面的问题是引起护士与亲属矛盾冲突的常见原因。

3.角色期望冲突　人们把护士誉为白衣天使，是对护士职业的肯定，也是对护士美好形象的期望。许多病人和亲属也以此来勾画理想的护士形象，对护士期望过高，他们认为护士应该有求必应，有问必答，百问不厌，操作无懈可击，能为病人解决一切健康问题。他们常用这种理想化的标准来衡量现实中的每一位具体的护士。当发现个别护士的某些行为与他们的期望不相符，或病人的某些健康问题通过护理手段不能解决时，就会对护士产生不满或抱怨，从而导致护士与病人亲属之间的矛盾冲突。

4.经济压力过重　随着医疗卫生体制改革和医疗保险制度的运行，原有的公费医疗制度逐渐被取消，取而代之的是自费医疗和医疗保险。

随着新的诊疗技术的推广应用和新药的不断开发使用，医疗费用不断提高，病人家属的经济承受能力与医疗费用上涨之间的差距越来越大，收费成了病人和家属极为敏感的问题，尤其是当某些病人花费了高昂的医疗费用，而治疗效果不明显，甚至恶化时，病人家属往往因难以接受而产生不满情绪，这种不满常常会因为护理工作中的微小不足而爆发出来，引起病人家属与护士之间的矛盾，影响双方关系的正常发展。

（三）护士在与病人亲属沟通中的角色功能

护士与病人家属建立良好的关系并进行有效沟通，是为了指导病人家属很好地承担自己的角色责任，支持与配合护士为病人提供良好的护理，帮助病人早日康复。护士在与病人家属建立和发展良好关系中发挥着主导性作用。

1.热情的接待者　热情接待病人亲属的探访，及时向家属介绍病人的病情诊断及预后，使他们对病人的情况心中有底，便于做好各种安排。

2.细心的协调者　应做好家属的思想工作，使他们对疾病有正确的认识，以便共同稳定病人的情绪，积极配合治疗护理。对于家庭关系不和的家属，应提醒他们关心病人的重要性。

3.热心的帮助者　对年幼、年老、残疾病人的家属，应指导家属协助病人恢复自我照顾的能力，提供恰当的照顾，而不应完全由家属替代病人，以免影响病人健康重建。

4.耐心的解答者　倾听家属提出的合理要求，主动解答家属的疑点，创造条件和机会，满足家属更多的信息要求，减轻家属的心理负担。在友好、信任、和谐的气氛中共同参与病人的护理计划。

三、护士与医务人员间的关系沟通

医学是最能充分体现人类互助精神的领域，而医生与护士的精诚合作，建立良好的医护关系既是医护人员医德修养和医德实践的具体体现，也是完成医疗过程，解除病人疾患，促进病人康复的重要保证。因此，作为新型的医护关系，应是以同心同德、互相支持、真诚合作的道德规范为基础。医疗和护理是两个不同的学科，有着各自独立的体系，但在临床医疗过程中两者是密不可分的，在治疗疾病整个过程中发挥同等重要的作用，两者缺一不可。只有医生和护士协同工作，才能满足病人各方面的要求，从而提高医疗水平。随着护理科学的发展，鉴于现代护理工作在临床工作中的地位和作用，应该建立一种“并列-互补”的新型医护关系。

（一）建立良好医护关系的重要性

1.保证医疗过程的完整性　医疗过程需要医护间不断交流信息，这是治疗信息的传递和反馈发生不断循环的过程。在信息交流中任何一个环节的信息受阻，都会影响整个医疗过程的顺利进行，因此良好的医护关系是保证医疗过程完整性的重要条件。

2.解决医疗过程的非偏性　由于医生、护士各自业务水平和医德修养水平的不同在工作中都可能出现“角色认知偏差”，并列、平等的医护之间可以互相监督、互相制约，使医生、护士避免角色认知偏差，即使出现也能及时纠正。

3.适应医疗过程的多样性 由于疾病的类型以及病人的心理、社会状况不同，选择的治疗手段和救治的缓急程度也必然不同。要求医生和护士在医疗过程中不断调整关系，以适应治疗过程的多样性。如在抢救病人时，必须主动配合、行动准确、迅速，对有思想顾虑的病人进行解释、安慰，进行心理治疗时，必须言谈一致，配合默契。医护关系是动态的，只有不断沟通交流才能搞好协作，只有在协作中才能发现互补点，并以各自特定的专业知识和技能“互补”，共同完成医疗任务。

（二）改善医护关系的技巧

1.把握自我角色 医生和护士虽然工作的服务对象、工作目的相同，但工作的侧重面和使用的技术手段不尽相同。医生主要的责任是作出正确的诊断和采取恰当的治疗手段。护士的责任是能动地执行医嘱，做好躯体和心理护理，向病人解释医嘱的内容，取得病人及亲属的理解和合作，不盲目地执行医嘱。如果发现医嘱不当，应主动向医生提出意见和建议，协助医生修改，调整不恰当的医嘱。

2.精诚合作、互相配合 医生和护士在医院为病人服务时，没有高低之分，只有分工不同。医生的正确诊断与护士的优质护理相配合是取得最佳医疗效果的保证。医护双方的关系是相互尊重、真诚合作的关系，而不是发号施令与机械执行的关系。

3.关心体贴、互相理解 医护双方要充分认识对方的角色功能，承认对方的独立性和重要性，彼此相互支持。一方面护士要尊重医生，主动协助医生，对医疗工作提出合理的意见和建议，认真执行医嘱；另一方面，医生也要理解护理人员的辛勤，尊重护理人员，重视护理人员所提供的病人情况，及时修正治疗方案。

4.坚持原则、互相监督 任何医疗差错都可能给病人及其亲属带来痛苦和灾难。因此，医护之间应当互相监督对方的医疗行为，以便防患于未然，减少医疗差错的发生。一旦发现医疗差错，应该不隐瞒、不包庇，要给予及时纠正，避免铸成大错。当然必须与人为善，不可幸灾乐祸，乘人之危打击别人。

医疗和护理是医疗工作不可缺少的两个主要组成部分，在处理具体的医护关系时只有遵循平等合作、互相配合、互相尊重的原则，才能建立互相协作、互相信任的新型、和谐医护关系，也只有这样才能充分调动医生和护理人员的积极性，发挥现代医院的整体效应，提高医疗服务质量。

（三）医生对护士的角色期望

热爱护理专业，爱护病人；具有丰富的医学、护理学和人文科学等方面的知识；具有娴熟的护理操作技能；具有高度的责任心；具有敏锐的观察力，及时发现病人病情的变化并通知医生；具有良好的人际沟通能力，有团队协作精神；准确、及时地执行医嘱；有能力对病人的治疗提出建议。

第五节　护士的有效沟通

健康中国背景下的现代医疗体系将保障病人的安全作为基本职能，有效的沟通是保障医院安全管理重要信息途径。近年来国家卫健委更是将医护人员的有效沟通作为三级医院评审细则中的重要安全指标，同时纳入中国医院协会的病人安全目标之一。国内外多项研究表明有效沟通对提升医疗服务质量、病人满意度、医护关系以及降低医疗成本具有重要作用。

一、有效沟通的内涵

沟通是一种深入的交流，它涉及双方的思想、语言、精神，旨在建立良好的关系，从而达成共识。因此，双方都应该清楚地认识到自身的角色，并且能够准确地表达出自己的观点，以便让对方能够及时反馈，从而形成一个完整的沟通闭环。为了保证沟通的顺利进行，双方应该保持信息的透明度，并不断交换意见。在讨论同一个问题时，应该反复协商，直到达成共识。在这个过程中，沟通的主体应该是主动参与者，而接收者则应该是被动的参与者。沟通的媒介可以是文字、有声语言或肢体动作。

有效沟通的标准应该是全面、及时、科学、高效，以确保双方都能获得最佳的沟通效果与质量，所以有效沟通的特点包含全面性、及时性、科学性、有效性。

1.全面性特点　意味着，双方的信息不会被完整地保留，而是会被细分成更小的部分，以便更有效地进行交流。然而，由于信息的不对称性，主客体之间的信息数量、结构和比例都存在差异，因此，主客体必须在交流过程中尽可能完整地传达信息。

2.及时性特点　是指信息能够在最短的时间内被传达出去，它决定了信息的价值，信息的价值大小和时间有很大的关联性，及时的信息往往价值很大，而过时的信息则可能会带来负面影响。这种价值的大小受到时间的限制，在一定的时间内，信息的价值会更高，而超出这个时间的信息则会变得毫无意义。

3.科学性特点　是指有效沟通应该是一种客观规律，它不断出现在日常生活中，经常重复性地起作用，不以人的意志为转移，沟通中应该有严密的规律，有序的规则，经得起时间的考验，不断指导人们的实践过程。

4.有效性特点　是指沟通达到预期结果的程度，利用社会资源满足人类有针对性的要求，用最科学规范的方式，用最小的时间和投入产生最大的个体效率，达到这个结果需要标准流程、操作流程、评估检查、经验总结。

二、护士有效沟通的内涵

护理工作是一项十分认真、细致的工作。要做好这项工作，不仅需要有扎实的临床护理技能，更要有高度的耐心、责任心和同情心，要熟悉本专业的业务，灵活运用所学的知识，协助医生做好医务工作。“沟通”一词源自古代，它描述了两个或多个个体在一起的情感、思想或行动。在当今社会，它被广泛应用，成为一种重要的社会关系手段。在护理领域，它也被视为一种重要的社会关系手段，它涉及医务人员、病人、家属等多个角色。通过有效的交流，护士能够加强彼此的认知，提升彼此的信赖，深入探究病人的情绪、生活习惯，并且能够帮助病人获取必要的知识，这不仅能够促进护理的准确性，还能够帮助病人制订出完善的护理方案。

当前护理模式的转变突出了以病人为中心、病人至上的服务理念。因此，护士要通过和病人的有效沟通，了解病人住院期间的意见和要求，解决病人提出的问题，满足他们的需求，让病人感到温馨和放心。护士与病人交流中要投入感情，以真情感人，以真心待人。只有建立相互信任的和谐的护患关系，护患有效沟通才能达到理想的效果。

三、加强护士有效沟通的背景

（一）医疗改革不断深入

随着我国医疗保障体系的变化，当前人们可以根据自身的需求和预算，自由地选择是否接受治疗、如何接受治疗以及选择适合的护理方案等，这样的情况使人们对当前的治疗与护理有了更多的选择性，同时随着卫生三项改革的不断发展，当前医疗行业的竞争变得更加激烈，很多方面的挑战对医院的可持续发展与运营起着至关重要的作用，所以在医疗改革的大环境下，加强护士的有效沟通是非常有必要的。

（二）人们的法律和保护意识增强

随着人们法律意识和自我保护意识的明显增强，病人和家属必然要维护自身的合法权益。当前有一部分病人将看病、护理看作成日常生活必不可少的行为，但由于看病与护理的过程较为复杂，在消费的过程中难以控制，甚至有些病人的病情复杂，需要花费大量的时间、精力与金钱，但由于一些病人并不完全了解护理人员的整体护理计划，导致了护患不和谐的事情发生，所以当前进行护患之间的交流，就显得尤为重要了。

（三）建立新型的护患关系

护患之间要建立融洽的朋友式的关系，不能把护患双方对立起来，护患双方应该是融为一体的。护士有义务把护理的具体情况告诉病人，如果能让病人或其家属清楚地了解这些，搞好护患关系也就有了基础。

（四）解决护患矛盾的现实需要

首先，有效沟通关系着医院的生存与发展。医院的生存与发展必须有病人和医疗市场，病人、购买力以及消费意识构成了现代医疗市场的三大要素。虽然病人的购买能力是固定的，但他们仍然有能力从不同的渠道获取最佳的护理体验。为了满足这些需求，现代医院应该采取有效措施，如完善服务流程，确保每位病人都能获得最佳的治疗体验，同时也应该增进与病人的有效沟通，以此提升所在医院的口碑，不断促进医院的生存与发展。护士有效沟通是一门艺术，是护士的必修课程，是解决护患争议的重要途径。有效沟通是每一位护士的必备技能，通过有效沟通来缓解病人的对立情绪。

其次，缓解信息不对称产生的问题。护士拥有精湛的专业技能，并且受到严格的培养，以确保其能够为病情恶化的病人提供优秀的治疗服务。通常来讲，病人会尽量避免与医生的治疗相抵触，然而，病人也具备着自己独特的见解和价值观。随着人们知识水平的提高和健康知识的普及，病人在医疗问题上享有比以往更大的主动权、自主权、参与权。病人有权了解自己的病情、治疗方案和预后情况，护士应当及时给予解答。目前，大多数医疗纠纷并非由于医疗技术的缺陷，而是由于病人和家属之间沟通的障碍，从而使得他们对医院和医务人员的满意度大打折扣。病人对医院和医务人员的满意度，不仅仅取决于他们的治疗水平和护理技能，更取决于他们的耐心和同情心。这些多是通过护士的护理行为以外的言行表现出来的，有时病虽然没有治好，但是病人仍然表示了满意，而有的情况是病虽然治好了，病人对医院、对医护人员仍有怨言，甚至引发了医疗纠纷。因此，护士的行为和言行都应该受到重视，以确保病人的健康。护患沟通可以为护患之间构筑起一座双向交流的桥梁，通过护患有效沟通可以使病人对医疗技术的局限性和高风险性有正确的理解，增加对医护人员的信任，从而使信息不对称的矛盾得到缓解。

再次，提高护士整体素质、建立医院现代服务理念的依据。“需要层次论”指出，医护人员应该致力于满足自身的尊重、实现自我价值以及建立良好的人际关系，以此来满足其终生的追求，并获得社会的认可。因此，通过正确的有效沟通能力，可以激发医护人员的主观能动性，以更好地服务于病人。通过培养护士的情感管理、情绪调节以及人际交往技巧，帮助他们更好地理解病人情感，更好地为病人提供服务，让病人获得更多的治疗和康复，从而得到更多的认可和肯定，不断实现自身价值的最大化。通过实现自身价值，护士可以持续不断地学习现代化的医疗服务理念，从“要我做”中获得更多的认知和认可，并将其转化为“我要做”。

最后，提高护理质量的需要。通过护士的有效沟通，护士可以更好地将护理方案传达给病人，从而获得护理的第一手资料，积累经验。拥有良好的沟通技巧对于改善护理质量、维持护理安全至关重要，而且这一技巧的发挥也将直接影响最终的结果。因此，护士应该积极主动地去探索、协调，以便更好地满足病人的需求，从而达到最佳的护理结果。拥有高水平的沟通技巧，能够帮助病人更全面地认识和接受护士的护理，与护士建立起良好的信赖关系，从而更坚定地接受日常护理行为，并且能够为医生的诊断和护理服务提供相应支持，提升护理质量。此外，有效的沟通还能够帮助护士缓解病人的情绪，从而更快地康复。根据最新的研究，75%的内科住院病人面临着各种各样的心理问题，例如缺少健康的支持、财务状况的恶化、家庭关系的紧张、治愈率的下降以及对治愈结果的怀疑。为了更好地帮助他们，护士需要积极地探索病人的心理情况，并与病人进行沟通与交流，为病人提供恰当的指引和建议，以期达到更好的治愈结果。所以将“护患沟通”作为一种全面的质量观，并加以有效地实施，将有助改善护理的整体水平。

四、影响护士有效沟通的主要因素

首先，病人病情复杂，疾病种类多，服务要求高，因此，在提供优质的护理服务时，需要护士们不断深入地探讨，以便提供最佳的护理方案，并且加强与病人有更多的沟通，展现出过硬的护理技术和良好的形象。其次，有些病人的社会关系复杂、既往病史不明确，不愿意对自己的病情做过多的陈述，拒绝透露他们的疾病信息。因此，护士更需要掌握有效沟通技巧。再次，由于不同宗教、思想道德观念、生活习俗以及饮食等多种多样的因素的影响，使得护患之间的有效交流变得更加复杂，而且在新的环境中，病人也会有不同的应激反应与适应能力，为了更好地与不同病人进行有效沟通，除了满足基本的护理需求，还需要结合不同的民族、生活习惯等进行针对性的沟通与护理，如对于政府官员和教育工作者，他们更加强调对于临床的综合评估，要用明确的态度进行护理回馈。而对于少数民族的病人，要尊重他们的风俗习惯，有些少数民族重视日常的诵经、祈福，因此，护理人员也必须做好准备，在诵经、祈福期间尽量不去打扰，进而能够更好地与他们进行沟通。

五、护士有效沟通的重要性

（一）有利于了解病人病情变化

护士与病人之间的沟通是治疗过程中不可或缺的一部分，它不仅能够帮助护士更好地了解病人的病情变化，还能够更加准确地收集有关病人健康的信息，从而更好地为病人提供护理服务，有效地帮助病人实现康复。护士应当利用沟通技巧来深入了解病人的情绪、需求和期望，根据了解的情况，评估护理措施对于当前的病人是否有效，进而能够更有针对性地完善和修正护理计划。

（二）有利于证实信息

护患间的沟通可以证实护士所收集到病人的信息（包括语言的和非语言的）是否准确。当作为信息接收者时，护士可以通过使用给予反馈的方法来证实信息，当作为信息发出者时，护士可以通过使用接受反馈的方法来证实信息，即证实护士所发出的信息内容是否被病人全面、准确地接受。

（三）有利于促进病人康复

建立有效的护士与病人之间的沟通关系，是完成所有护士精准护理服务的关键。因为护士所服务的对象本身就是人，很多护理工作需要病人的密切配合，所以必须与病人保持紧密的联系，以便让他们充分参与到护理服务中来。此外，护士与病人有效的交流也有助于帮助病人释放压力，改善病痛症状。经调查发现，86.9%的受访者认为，护患沟通的内容和诊断是相互联系的，进而提示了病人对健康知识的要求呈现普遍性的特点，通过护患沟通可以有效满足病人的需要。

（四）有利于建立护患之间的信任关系

通过有效沟通，护患可以互相分享信息、思想和情感。通过有效地沟通，可以建立一个充满信任和包容的护理团队，从而为实施护理计划提供一个有利的人际交流环境。

六、护士有效沟通在临床应用中存在的问题

（一）护士缺乏法律风险意识

近年来，由于社会的发展，公众的法治思想以及个体的安全意识不断提升，使得对于医护服务的需求也变得更加迫切，从而导致了护患双方的矛盾加剧，以至于出现了各种各样的医护合同纠纷。因此，护士必须牢记有关的法律法规，以确保病人的正当利益得到有效的维护。尽管《中华人民共和国侵权责任法》要求医务人员必须提供充足的信息，以便更好地为病人提供有效的治疗服务，但是一些护士却偏向于依赖传统的护理模式，没有充分考虑到病人的基本权益，还有一些护士没有充分掌握有关的卫生法律法规，不具备足够的危机预警能力，未认清与病人相互之间的有效沟通的重要性，从而为后续的护理服务留下了隐患，所以当前提升护士的法律风险意识，能够提升护士有效沟通的意愿，不断促进护士有效沟通的质量。

（二）对护患有效沟通的重要性认识不足，沟通流于形式

病人在就诊时应当充分了解医疗信息，并且享有相应的知情同意权。然而，由于护士们缺乏对这些信息的充分了解，他们往往会拒绝与病人进行沟通，或者只是勉强应付。因此，护士们应该积极转变沟通观念，提升自主沟通的意识，同时确保在沟通的过程中信息的准确性。另外，由于护士的工作时间较长，压力较大，他们很难有足够的时间进行有效的沟通。但考虑护理管理部门的严格检查和考核，与病人之间的沟通往往停留在表面，没有发挥出应有的积极作用，也使得当前的沟通处于无效状态。

（三）缺乏有效沟通技巧

首先，因为医疗技术的复杂性，护士在与病人进行沟通时，往往会遇到各种各样的问题。如果他们没有恰当地将专业术语进行转化，可能会导致病人的理解受限，无法取得良好的沟通效果与质量，使病人处于一知半解的状态。其次，由于护士的沟通方式缺乏创新性，以及信息量的过度增加，导致护士在进行护理、评估等活动时，缺少对病人的尊重、关怀，未能充分考虑病人和家属的情绪，从而导致双方产生误会，这种情形的具体体现形式包括：急于表达观点，将大量的信息传播给病人，而忽视其可以接收的程度；缺乏积极性，缺乏深入的交流，无法及时响应病人的诉求，也无法获取病人的良好反馈；言辞简洁、生硬，缺乏灵活性，无法让病人更好地体验护理的乐趣，不能够根据病人的实际情况，进行针对性强的沟通。再次，由于缺乏对病人的全面了解，在进行沟通之前，护士没有充分考虑到病人的需求，导致沟通过程中缺乏明确的目标，使得病人感到毫无头绪，从而产生了一种不安全感，不利于病人

的身心恢复。另外，护士服务态度差，缺乏人文关怀，随着生物医学模式的普遍应用，传统的医学教育忽视了人文素质教育，从而使得一些护理人员没有足够的热忱去照顾病人，也没有足够的能量去和病人建立良好的沟通，更没有足够的精神去倾听病人的声音、理解病人的需求，从而给病人带来了更多的不安和困扰。

（四）患方的原因

首先，病人对护理的期望值较高，当病人来到医院就诊时，他们通常都有一种强烈的恐惧，他们渴望能够恢复健康，而这种恐惧又来源于复杂的医疗环境，如排队、等待就诊、进行护理等，这些都让他们的情绪变得极其敏感而又脆弱。如果这些因素没有得到满足，就很可能出现一些不理想护患关系的不良事件。同时在临床实践中，由于某些疾病的快速发展，许多病人缺乏充分的心理准备，且财务状况不容乐观，即很难控制自身的就诊、护理情绪。因此，在这种情况下，与他们进行有效沟通是非常困难的。因此，当前需要从病人的角度出发，呼吁社会各界认识到医护患命运共同体的构建重要性，并积极制定医护患命运共同体的构建策略，进一步促进我国和谐医护患命运共同体的发展。另外，病人认知和修养存在差异，对医疗活动以及对诊疗过程中不可控因素的理解与病人的自身素养和认知有关，自身素养较高的病人较容易理解护士制订的护理方案，在护士向其交代相关护理事项时，病人更容易接受并作出权衡。但面对大多数文化程度低，家庭经济状况较差，支付医疗费困难，农民与无业、下岗及打工者或性格内向、孤僻、偏执病人来说，有效沟通的难度较大，在遭遇突发事件时，更容易产生片面的思维，做出破坏护患关系的行为。

（五）媒体原因

媒体应当以真实、客观、全面、公正的态度报道与医护人员和病人有关的敏感事件，以此作为医护人员与病人之间沟通的桥梁，但是当今的媒体在报道这些事件时，往往忽略了宣传医护患关系的和谐，以及向病人普及医疗知识，以便让他们更好地理解医护群体的重要性。反之，一些快餐式的负面报道可能会吸引更多的关注，并且能够带来更高的阅读量。然而，由于虚假信息的存在，真正有价值的信息很难被传播出去，这就导致医护患之间的沟通渠道变得极其狭窄，从而使得他们之间的信息差距变得更加明显。这些报道的可信度存在疑问，会给建立和谐的医护患关系带来不利的影响。

七、护士进行有效沟通的方法

（一）善于将学习的护患沟通技巧灵活应用于实践

研究显示，护士有效沟通技巧的转移很大程度上取决于实践中的护士和教师是否重视护士有效沟通技巧的传授。目前，许多医疗领域的培训资料与教材都会深入探讨如何更好地进行护理交流，以及如何在各种特殊的环境下进行更好的沟通。此外，一些医学院、医院还会举办一些有关护患交流的小型团队活动，比如根据真人故事创建团队演出，或是针对特定病人进行模拟治疗情境测试，帮助实习护士更好地掌握有效沟通技巧。所以当前的实习护士应将学习的护患沟通技巧灵活应用于实践，不断建立有效护患沟通模式，为后续职业生涯的发展打下基础。

（二）调整护理心态，照顾每一位病人

近年来，虽然有一些护患纠纷事件出现，但大多数病人依旧可以做到理性就医，作为一名护士，应当始终认识到自己的职责所在，并且尽量避免产生护患不良纠纷事件。应当用一种平和、接纳和尊重的心来接受每一位病人，并且尽力创建一个和谐、友善、互助、接纳、友好的环境。让病人在特定的护理环境中，享受优质的护理服务。护士应当积极表现出友好的态度，鼓励病人，与病人聊天，并且建立起有效的沟通关系，以便更好地满足病人的护理需求，改善原有护理现状。此外，还需要根据病人的特殊情况，采取多种多样的沟通方式，以便更好地促使病人恢复健康。

（三）用通俗易懂的语言与病人进行有效沟通

由于病人的背景、社会地位、受教育程度等方面的不同，在提供护理服务时，如果护士运用严谨的专业术语，就会导致病人在理论上的理解存在偏差，从而降低了与病人的交流质量。为了更好地和病人沟通，护士尽量避免使用过于复杂和难懂的话语，应采取日常生活中更为实际、更容易被接受、理解的方式来描述疾病以及护理情况，这样才有助于改善与病人之间的沟通效果。同时在病人提出相应的护理问题时，护士需要以一种更加友好、更加贴近病人的态度，运用让病人理解的、有效的话语，去回答有关的医学护理问题，并最终实现良性沟通、理性沟通。

（四）有效倾听，尊重病人的情感需求

护士在有效沟通中应该学会倾听，并且在病人到达医院的初期，尽量保持沉默，以便让病人感受到护士的尊重和理解，并且能够更好地了解病人的病情，在病人叙述的过程中，护士需要理解病人的想法，并且能够更好地满足病人的需求。当病人有许多担忧时，护士应该帮助他们把自己的情感表达出来，并且要学会接纳病人的想法，而不是用冷漠或者嘲笑的语气去回答病人的问题。这样病人就会感受到护士的关怀，并且会更加积极地参与治疗，从而减轻他们的恐惧心理。

（五）尊重病人的文化和宗教背景

尊重是人际沟通的基础，不同病人有不同的文化、经历和社会背景，护士应予以尊重，平等对待，一视同仁。不能分职务高低，在职或离退休，更不能有种族歧视。比如，在查房时，对本病区的所有病人都要热情相待，不能有高低贵贱之分；同时尽可能多地熟悉和了解不同地域、民族及宗教等文化表现与内涵，掌握应对不同文化背景下与病人及亲属的沟通方法和技巧，研究并探索个性化的护理服务，让病人与护士进行沟通时更加顺利和有效。

（六）主动换位思考，与病人共情

尽管护士与病人之间存在信息差异，有时护士与病人看待问题的角度也会有所不同，但是，当护士以客观的态度去思考，以病人的利益为出发点，去关注病人的需求时，就会更容易地与病人建立起良好的沟通关系。同时只有当护士与病人达成共识，病人才会更加坦诚地表达自己的想法，并且能够更好地与护士进行交流，从而增进双方的信任。

在临床实践中，许多病人会因为疾病而感到沮丧和焦虑，这种情绪可能会持续很久，如若护理不能迅速改变自己的疾病状况，病人可能会对护理人员表达出强烈的不满。对于那些伴随着疼痛的检查、需要搬运、更换伤口药物和注射治疗的病人，往往会因为疼痛而拒绝配合护理，这会影响护理工作的进展，这时护士应该采取一些赞赏和鼓励的语言，激励他们积极参与诊治与护理，实现良好护理目标，同时要及时观察病人的情绪变化，并给予及时的指导，以防止出现严重的后果。

（七）非语言技巧在有效沟通中的运用

在临床诊疗过程中，护士可以根据病人的实际情况，采用非语言沟通方式，以便更有效地与病人进行交流，并获得他们的信任和理解。在沟通开始时，护士还应该穿着整洁、举止文明、态度友善、面带微笑、礼貌地与病人交谈，以展示出自己的专业性、严谨性和认真性，给病人留下良好的第一印象。由于护士的职责艰巨，但护士也应学会使用面部表情来辅助自己与病人的有效沟通交流，比如运用恰到好处的面部表情，让他们的话语更加温暖、真诚。对于病情较重，心理脆弱的病人，护士应倾听病人述说病情，并使用温暖的语言安抚病人的情绪。对于没有家庭成员陪伴的病人，护士可以轻抚病人的额头，帮助他们缓解焦虑情绪。此外，护士在检查病情的过程中，可以帮助那些需要特殊支持的病人，比如帮助手脚不方便的病人整理床铺、摆放鞋子等。通过这样的护理方式，可以让护士以一种全新的视野来看待护理工作，把所护理的病人看作是自己的亲人，从而从自己亲人的角度为病人着想，有效激发护士对病人护理的真诚心，进而为有效沟通提供相应的支持与帮助。

（八）善于应用肢体语言和表情艺术

肢体语言是全世界最通用的“语言”，在对待少数民族、外国病人时，要注重灵活运用沟通方式。由于大多数护理人员缺乏多种语言的使用，所以大多数情况下，双方的沟通仅限于使用基本的文字和表达。为此，应该学会观察、分析病人的肢体语言与表情，给予病人足够的时间进行表达。其次，也可以利用周围的环境和自己制作的道具进行相应的交流，这样能够有效提升护士与病人的互动性，提高有效沟通质量。另外，为了更加融洽地进行有效沟通，护士可以简单地学习几句有关病人民族的问候语与口头语，并在沟通时适当地表达出来，提升护士与病人之间的亲密度，消除陌生感，达到有效沟通的目的。

（九）讲究谈话艺术，处理好沟通冲突

由于各种各样的原因，护士与病人之间难以避免地存在着矛盾与分歧，即护士与病人的沟通冲突。解决这类矛盾应该从三个方面入手。①应该采取回避措施来解决。由于各个国家、各个职位、各个年龄段的病人都会提出各自的需求，比如要求更换护士、调整床位，以及对同一个病房的其他病人的生活、工作方式等方面的疑惑，这些问题无法正面回答时，则应该采取回避措施来解决。②运用迎合的方式进行解决。为了更好地达到护理目标与完成护理计划，应对病人提出的一些非原则性的问题进行回答，在回答时可以采用迎合的态度。③合作。在与病人进行沟通时，应该积极地与他们进行协商，尽量让他们的需求得到满意，这样才能够更好地完成护理计划，并且更好地与病人保持有效的沟通关系。

另外，护士应与病人家属进行全方位的谈话，使病人家属及时了解病人病情的现状、护理情况、所必需的检查治疗手段以及可能出现的各种状况等。在护患谈话中根据病人的要求，有针对性地做好解释工作，正确引导病人及其家属了解医院的诊疗、护理水平，充分尊重病人及其家属的知情权及选择权。

（十）把“护士有效沟通”纳入质量管理

为了保证病人就诊过程顺利，医院应当严格遵守相关法律法规，护士应当与病人建立有效沟通，包括了解其就诊状态、检查内容、最终结论，同时也应当回答其他有关疾病、疗程、住院期限、护理方案等方面的疑惑，将这些信息记录在病历上。此外，应定期开展护士有效沟通满意度调查，采用护士进行自主调查、同一科室护士互相评分、病人与家属进行评分的方式，综合地了解当前医院护士有效沟通的情况，进而针对具体情况制定相应的解决策略，这样能够有效提升医院护士有效沟通质量。医院应该将护理沟通记录作为护士工作质量的重要指标，并设立质量检查小组和专家监督小组，对其进行严格的监督和指导。

随着社会的不断发展，现今的医疗机构正面对着前所未有的挑战，而有效的沟通是建立良好的护患关系的重要组成部分，能够提升医院的口碑与信誉度。为此，护士必须改变传统的沟通模式，深入了解有效沟通的概念，加深对其重要性的认知，提高对其作用的把握，并基于当前有效沟通在临床应用中存在的问题，建立一种健康、稳定的护患有效沟通环境，促进护患之间的良性互动，实现护理服务的最大价值。为了确保医疗、护理工作的顺畅开展，同时作为护士更应充分掌握沟通的语言技巧和非语言技巧，提高沟通质量和病人满意度，更好地给予病人提供最佳的护理体验，从而推动医院的长期健康发展。

（汪娟　周霞）

第七章　护士的礼仪修养

学习目标

知识目标

1.掌握礼仪的特征、基本原则、基本功能；护士的仪表、服饰、体态礼仪。

2.熟悉社交礼仪的类型及要求；护士职业礼仪的基本要求。

3.了解求职礼仪规范；门诊、急诊、病房、社区等服务礼仪。

能力目标

1.能将社交、仪表、服饰、体态礼仪规范运用于日常生活和工作中。

2.能将求职礼仪运用于求职工作中。

素质与思政目标

自觉遵守礼仪规范，展现良好的礼仪修养。

PPT

第一节　概　述

荀子说："人无礼不生，事无礼不成，国无礼则不宁。"我国自古就是礼仪之邦，礼仪是人们在长期共同生活和相互交往中逐渐形成，并且以风俗、习惯和传统等方式固定下来，是要求人们共同遵守的最起码的道德规范。对一个人而言，礼仪是一个人的思想道德水平、文化修养、交际能力的外在表现，对一个社会来说，礼仪是一个国家社会文明程度、道德风尚和生活习惯的反映。懂礼仪、讲礼仪、行礼仪，才能在人际交往中充满魅力，展现风采。

一、礼仪概述

（一）礼仪的基本概念

《说文解字》中的解释为："礼，履也。所以事神致福也。"可见，礼的本意是祭祀敬神，祈求神灵赐福。中国古代社会，礼常常作为行为规则、道德规范和各种礼节的总称，在政治、文化和社会生活中占有重要的地位。

"仪"有四层意思。一是仪容仪表，《诗经·大雅·烝民》云"令仪令色，小心翼翼"。二是仪式和礼节，《周礼·春官·小宗伯》云"肄仪为位"。三是法度和礼法，《墨子·天志中》云"置此以为法，立此以为仪，将以量度天下之王公大人、卿大夫之仁与不仁，譬之犹分黑白也"。四是典范表率，《楚辞·九章》云"望三五以为像兮，指彭咸以为仪"。

最早将"礼"和"仪"合起来使用始于《诗经·小雅·楚茨》："献酬交错，礼仪卒度，笑语卒获"。礼就是尊敬、问候、祝福。仪是在一定场合举行的、具有专门程序、规范化的活动。礼仪（etiquette）有广义、狭义之分。广义的礼仪是"礼"的同名词，包括制度法规、生活方式、伦理风俗等。狭义的礼仪是对礼貌、礼节、仪表仪式等传统社会交往约定俗成的、共同认可的行为规范和准则。

（二）礼仪的起源与发展

1.中国礼仪的起源与发展 礼仪在其传承沿袭的过程中不断发生着变革，其演变过程可以分为以下几个阶段。

（1）礼仪的起源时期（公元前5万年～公元前22世纪） 据考证，我国最早的礼仪起源于祭祀神灵。这是因为在原始社会，生产力极其低下，人们处于一种愚昧的状态，认为各种自然现象是受某种神奇的力量所控制，为了表达崇拜之意，就开始有了祭祀的活动，并逐渐规范了相关的规范、制度，形成了祭祀礼仪。原始的政治礼仪、敬神礼仪、婚姻礼仪等在这个时期也有了雏形，但尚不具有阶级性。

（2）礼仪的形成时期（公元前21世纪～公元前771年） 在夏、商、周三代，我国的传统礼仪进入了飞速发展乃至成熟阶段。统治阶级为了巩固自己的统治地位，把原始的礼仪发展成符合奴隶社会政治需要的礼制，礼仪被打上了阶级的烙印。在这个阶段，中国形成了比较完整的国家礼仪与制度。例如，《仪礼》《周礼》《礼记》合称“三礼”，是我国最早的礼仪学专著，是我国礼仪发展史上的里程碑。

（3）礼仪的发展、变革时期（公元前770年～公元前221年） 随着奴隶社会向封建社会过渡，学术界形成百家争鸣的局面，相继出现孔子、孟子、荀子等重要思想家，发展和革新了我国的古代礼仪。孔子是儒家学派的创始人，他主张恢复周礼，“克己复礼为仁”，把“礼”看成治国安邦的策略。他认为，“不学礼，无以立”，并且告诫人们“非礼勿视，非礼勿听，非礼勿言，非礼勿动”，要求人们用道德规范约束自己的行为，做“文质彬彬”的君子。倡导“仁者爱人”，强调人要有同情心，要关爱、尊重别人。总之，孔子较系统地阐述了礼及礼仪的本质与功能，把礼仪理论提到一个新的高度。孟子继承和发展了孔子的“仁学”思想，主张“民贵君轻”“以德服人”，他认为要达到“礼”的标准，要讲究“修身”，培养“浩然正气”。荀子则主张理法并用，他说：“人无礼则不生，事无礼则不成，国无礼则不宁。”他认为“礼”既是目标、理想，又是行为过程。

（4）礼仪的强化时期（公元前221年～1911年） 自汉到清末，礼仪是维护封建社会等级秩序的重要工具，这一时期礼的重要特点是尊君抑臣、尊夫抑妇、尊父抑子、尊神抑人。内容涉及国家政治的礼制和家庭伦理两类。这一时期的礼仪构成中华传统礼仪的主体，具有一定历史局限性。

（5）现代礼仪的发展（1911年～1949年） 辛亥革命以后，科学、民主、自由、平等、博爱的观念逐渐深入人心，反帝、反封建的新文化运动更是对传统礼教制度进行了狂风暴雨式的摧毁。这些为我国现代礼仪的产生作了充分的酝酿，打下了扎实的基础。

1949年后，确立了新型的人际关系，我国的礼仪建设进入了一个崭新的历史阶段，摒弃了一些腐朽、落后的封建礼教，继承、完善、流传符合时代要求的优良礼仪。随着中国与世界交往日趋频繁，我国吸取了世界上一些优秀的礼仪、礼节，传统礼仪一起融入社会生活的各个方面，逐渐确立以平等相处、友好往来、相互帮助、团结友爱为原则的现代礼仪基本框架。现代礼仪也进入了全新的发展时期，大量的礼仪书籍相继出版，各行各业的礼仪规范纷纷出台。

2.西方礼仪的起源与发展 礼仪一词最早见于法语的“etiquette”，原意为“法庭上的通行证”。当“etiquette”一词用为英文后，就有了礼仪的含义，意即“人际交往的通行证”。西方礼仪的产生与西方文明的发展有着密切的关系。它萌芽于古希腊，形成于17～18世纪的法国，期间深受古希腊、古罗马、法兰西等国文化的影响。西方礼仪的发展深受西方各国文化的影响，很大程度上表现了人类礼仪演进的历史。早期为了避免“格斗”或“战争”，逐渐形成了相关礼仪，如为了表示自己的友好与尊重，愿在对方面前“丢盔卸甲”，于是创造了脱帽礼等。中世纪更是西方礼仪发展的鼎盛时期，在古希腊的文献典籍中，如苏格拉底、柏拉图、亚里士多德等先哲的著述中，都有很多关于礼仪的论述。文艺复兴以后，西方礼仪有了新的发展形成适应社会平等关系的礼仪规则。到了近现代，世界各国各民族，都有各自的礼仪和礼节规范，各自继承着独有的文明特点，也相互影响着，交织成绚烂的人类文化。

（三）礼仪的特征

礼仪的具体形式是各自独立的，但是礼仪的特征却是普遍存在的，了解礼仪的特征，有助于人们对礼仪有一个整体认识，更好地运用礼仪。

1.普遍性　礼仪是普遍存在的，大到国家的礼仪形象，小到个人的接人待物，都展现着礼仪。礼仪涉及生活的方方面面，只要有人类生活的地方，就有礼仪的存在，就要遵守礼仪规范。

2.发展性　礼仪是随着人类文明的出现而出现的，并随着社会的变化而变化，没有一成不变的礼仪。如古人相见，抱拳弯腰施礼，今天人们则以微笑问候。古代男尊女卑，今天则提倡男女平等，这些都体现了礼仪的不断发展。

3.共同性　礼仪在漫长的发展过程中，形成了许多通行的原则，大多以约定俗成的民俗习惯、特点文化为依据，具有明显的共同性。

4.差异性　每种文明都有所不同，形成的礼仪本身也会有不同，在实际运用礼仪过程中，一定要注意礼仪的民族差异性、地域差异性以及时代差异性等。

（四）礼仪的基本原则

礼仪规范因文化传统、风俗习惯、宗教信仰等不同而存在差异。在实施礼仪时，应当遵循以下基本原则。

1.敬人原则　孔子曰："礼者，敬人也。"尊重是礼仪的本质，既要尊重他人，也要尊重自己，要敬人之心常存，处处不可失敬于人，不可伤害他人的尊严，更不能侮辱对方的人格，要相互谦让、互尊互敬、友好相待、和睦相处。尊重是礼仪的情感基础，只有人与人之间彼此尊重，才能保持和谐、愉快的人际关系。

2.遵守原则　"遵守"一词就是"依照规定行动，不违背"。无论身份高低、职务大小、财富多少，在社会活动中均要自觉、自愿地遵守礼仪，才能赢得他人的尊重，确保人际交往活动达到预期的目标。

3.自律原则　"慎独自律，修己安人"。自律最重要的就是要自我要求、自我约束、自我对照、自我反省、自我检查。慎独是自律的最高境界，它是指一个人在独立工作、无人监督的时候不为外物所左右，谨慎自觉地按照一贯的道德礼仪标准准则去规范自己的言行，一如既往地保持自律原则。

4.平等原则　古人云："己所不欲，勿施于人"。平等是礼仪的核心，即尊重交往对象，以礼相待，对所有交往对象做到一视同仁，平等、友好地相处，给予同等程度的礼遇。不允许因为交往对象在年龄、性别、文化、职业、身份以及与自己的亲疏远近等方面的不同，就厚此薄彼、区别对待，给予不公平的待遇。

5.真诚原则　《礼记·中庸》中说："君子诚以为贵"。真诚就是在人际交往过程中做到诚实守信，不虚伪、不做作，言行一致、表里如一。真诚是人与人相处的基本态度，只要以诚相待，就能赢得他人的信任和尊重。

6.宽容原则　"海纳百川，有容乃大"。运用礼仪时，既要严于律己，更要宽以待人。不能以一个标准去要求所有的人，要豁达大度、有气量。要多体谅他人、多理解他人，不要求全责备、苛求、咄咄逼人。

7.从俗原则　"十里不同风，百里不同俗"，在人际交往中，往往因国情、民俗、文化背景等差异导致礼仪要求的不同。从俗就是指交往各方都应尊重相互之间的风俗、习惯，了解并尊重各自的禁忌。

（五）礼仪的基本功能

1.弘扬礼仪传统 文明古老的中华民族以聪颖的才智和勤奋的力量创造了人类历史上最灿烂的文化，几千年来，全国各族人民创造了一套独具特色的礼节、仪式、风尚、习俗、节令、规章和典制等，并为广大人民所喜爱、所沿袭，如我国的传统节日礼仪习俗等，反映了我国民族的传统美德与优良品质，勾画了我国民族的历史风貌。

2.塑造良好形象 从个人的角度来看，讲究礼仪关系到个人的良好形象，有助于提升个人的教养、风度和魅力，增加自信。从组织的角度来看，组织形象是组织最宝贵的无形资产，决定着组织的成败与发展。

3.维持秩序 《礼记·礼器》记载："君子之行礼也，不可不慎也；众之纪也，纪散而众乱"。礼仪是社会文明发展程度的反映和标志，也和法律、纪律一起共同维护正常的生活秩序，对社会的风尚产生广泛、持久和深刻的影响。当出现矛盾时，礼仪的约束力和自我控制力使矛盾双方相互谦让，以"礼"服人，化解矛盾。讲究礼仪的人越多，社会便会越和谐安定。

4.教育示范 礼仪通过评价、劝阻、示范等教育形式纠正人们不正确的行为习惯，倡导人们按礼仪规范的要求协调人际关系，维护社会正常生活。注重礼仪的人同时也起着榜样的作用，潜移默化地影响着周围的人。我国古代思想家、教育家们十分重视"礼"的教育，如"曾子避席"（尊重老师）、"孔融让梨"（团结友爱）、"管鲍之交"（交友之道）、"三顾茅庐"（待人以诚），这些讲究礼仪的故事脍炙人口、妇孺皆知，至今对人仍有很大的教育意义。

二、护理礼仪概述

（一）护理礼仪的概念与特征

1.护理礼仪的概念 护理礼仪属于职业礼仪范畴，是护理工作者在进行医疗护理和健康服务过程中必须严格遵守的准则、程序和行为规范的体系总和。主要包括护士的仪表与服饰礼仪、体态礼仪及护理服务礼仪等。

2.护理礼仪的基本特征

（1）规范性 护理礼仪是护士必须遵守的行为规范，是在相关法律、规章制度的基础上，对护士待人接物、律己敬人、行为举止等方面规定的模式或标准，也是护士尊重自己及他人的一种规范表达形式。如护士上班时需穿着医院统一规范的护士服、佩戴燕尾帽、穿白色软底的护士鞋、不留过长指甲等。

（2）强制性 护理礼仪中的各项内容基于法律规章和原则，对护士具有一定的约束力和强制力，代表了个人和组织形象。如在护理服务实践中，护士必须严格按照护理标准操作流程进行操作，不得违规操作。护士工作过程中不得佩戴手镯、手链、戒指等；不得随意谈论病人病情或者泄露病人隐私等。

（3）可行性 护理礼仪要关注"人"，应根据病人的身体状况，视病情、民族、生活习惯、周围环境、文化层次等灵活运用，要得到护理对象的接受和认同。如有的病人是回族，护士尽量避免提到"猪肉"，或有的病人对"癌症"很忌讳，护士要避免使用这些词语。

（二）学习护理礼仪的意义

1.塑造良好的职业形象 护理礼仪是护士职业形象的重要组成部分，是护士素质、修养、行为、气质的综合反映，护理队伍每一位成员的仪容、仪态、举止、言行组成了护理队伍群体形象。良好的护理礼仪，是体现医院精神文明的"窗口"，整洁的仪容、饱满的精神、干练的行为能增进病人的信任，有助于护理工作的开展。

2.增进护患关系　一个热情大方、举止优雅、语言真切的护士，能使病人产生温暖、亲切、信任的感觉，良好的护士形象、严谨的护理行为、灵活多变的语言交际方式，有利于护患之间的交流，帮助病人树立战胜疾病的信心和勇气，也有利于营造健康、祥和的治疗氛围，使护患双方产生情感上的共振，使护患关系更加密切。

（三）学习护理礼仪的方法

良好的护理礼仪不是与生俱来的，需要后天的培养和自我修炼。

1.思想上认识礼仪的重要性　一个有高素质、有道德、懂礼仪的人，必定在人际交往中游刃有余。因此护理人员首先要在思想上认识到学习礼仪的重要性，才会产生学习礼仪的积极行为。重视、开展礼仪教育可提升思想认识，促进护士学习、评价、认同、模仿和实践，逐渐使礼仪成为自觉行动和惯性做法。

2.自觉学习礼仪知识　礼仪是一门综合性的学科，它和公共关系学、传播学、美学等学科都有密切关系。护理人员可以通过多途径学习礼仪知识，如教材、互联网、慕课等，提升礼仪修养。

3.加强护理礼仪实践　学习礼仪不能仅停留在理论的基础上，还要加强实践，运用到日常生活和护理工作中。实践不仅能加深对礼仪的理解、强化对礼仪的印象，还可以检验个人掌握和运用礼仪的实际水平，及时修正礼仪行为，真正成为一个秀外慧中的护理人员。

第二节　社交礼仪

PPT

社交又被称为社会交往、社会交际，社交礼仪指的是人们在人际交往、社会交往和国际交往活动中用于表示尊重、亲善和友好的、大家共同遵守的、律己敬人的道德准则、行为规范、礼仪仪式，也可以说是人际交往中的约定俗成的示人以尊重、友好的习惯做法。

一、会面礼仪

（一）称谓礼

称谓即称呼，是交往的起始点，也是交往成功的一个重要因素。人际交往中选择正确、恰当的称呼，既可以体现对别人的尊重，又可以体现人与人之间的距离，展现良好的个人修养。

1.称呼的作用　称呼表示尊重，明确人和人之间的距离。根据交往场合、交往对象的不同，称呼也要遵守不同的规则。

2.称呼的规则

（1）遵守常规　称呼要遵从对方的民族、文化、传统和风俗习惯。如对于年龄较大的老者，在北方一般称呼为“爷爷、奶奶”；而在海南等地，称为“阿公、阿婆”。在美国，一般不用“先生”“太太”“小姐”“女士”之类的称呼；德国人在交往中喜欢以“先生”“太太”“小姐”“女士”之类的称呼，他们特别看重法官、律师、医生、博士、教授一类有社会地位的称呼。因此不同民族、文化的称呼是不一样的，要遵守常规，入乡随俗。

（2）称呼的一般方式

1）泛尊称　国际上称谓不受年龄影响，通常称为“先生”“太太”“小姐”“女士”的称呼，在国内，还可以使用“同志”称呼，表示志同道合的朋友。此外，还有谦称和敬称，如称呼自己，为了体现谦虚、内敛、自省，称自己或家人为“寒舍”“家父”“家母”等，为了体现对别人的尊敬，可以称呼为

“令尊”“令郎”“贤弟”“贵府”等。

2）职务称　是以他人职务作为称谓的方式，一般在较为正式的场合使用。如“李院长”“张校长”“董经理”等。

3）职业称　是以他人职业作为称谓，如“李医生”“张护士”“胡警官”等。

4）姓名称　在一般人际交往活动中可以采用此称谓，可以称呼为全名，也可以在姓名前加“大”“小”“老”。如“小王”“大张”“老张”，但要注意，在姓名后加“老”字表达的含义完全不同，表示对方是德高望重的人，表示尊重，如“李老”“张老”等。

5）亲属称　在人际交往中，为了拉近人和人之间的距离，往往采用亲属称谓，如在临床护理工作中，护士称呼病人为“李奶奶”“张阿姨”等。

6）昵称或爱称　这种称呼往往用于较为亲密的人之间，如“老爸”“老妈”等。除了以上称谓外，还有一些其他称呼也较常用，如对德高望重、有较高学识与地位的女性可以采用“先生”称呼，如杨绛先生等。

（3）不恰当的称呼　人和人交往过程中，要避免一些不恰当的称呼，防止麻烦。

1）替代性称呼　如在临床工作中，护士采用床号称呼病人，会使病人不舒服，也容易出现查对错误。

2）容易引起误会的称呼　如“同志”，以前表示志同道合的人，现在又有“同性恋”之意，因此在使用时应慎重。

3）蔑称　带有歧视、蔑视的称呼是人际交往中不允许的，如给人起外号等。

（二）介绍礼仪

介绍是社交活动最常见，也是最重要的礼节之一，它是初次见面的陌生的双方开始交往的起点。介绍在人际交往中起桥梁作用，可以缩短人与人之间的距离，为进一步交往奠定基础。

1. 自我介绍

（1）自我介绍的分类　自我介绍即将自己介绍给他人，根据不同场合、环境，自我介绍可以分为以下五种。

1）应酬式　这种自我介绍方式最简单，往往只包括姓名一项即可，如“您好，我叫张红”。应酬式的自我介绍适合于一些公共场合和一般性的社交场合。它的对象，主要是一般接触的交往人士。

2）工作式　工作式的自我介绍，应包括本人姓名、工作单位及部门、担任的职务或从事的具体工作，如“您好，我是××大学护理学院负责教学的副院长，我叫××”。比较完整的介绍有利于工作中更好地交流。注意如果没有具体职务时，则可报出目前所从事或分管的具体工作。

3）交流式　交流式的自我介绍也称为社交式自我介绍或沟通式自我介绍，是一种刻意寻求与交往对象进一步交流与沟通，希望对方认识自己，与自己建立联系的自我介绍。在交流式介绍时，要尽量寻求一些和对方的共同点或者联系点，如共同的兴趣爱好、籍贯或者校友等，以增进彼此之间的情感。如“您好，我叫王飞，是学校学生会主席，咱们都来自山东，是老乡”。

4）礼仪式　礼仪式的自我介绍是一种表示对交往对象友好、敬意的自我介绍。适用于讲座、报告演出、庆典、仪式等正规的场合，内容包括姓名、单位、职务等。自我介绍时多加入一些适当的谦辞敬语，以示尊敬。如“各位老师及同学大家好！我叫刘倩，是护理专业一名大三的学生，今天我演讲的题目是……”。

5）问答式　针对对方提出的问题作出自己的回答。这种方式适用于应试、应聘和公务交往。在普通交际应酬场合也时有所见。

（2）自我介绍的时机　进行自我介绍时，应注意把握适当的时机，比如对方有兴趣结识时，对方有空闲时，对方情绪好时以及对方干扰少时，时机选择恰当，才能达到事半功倍的效果。如果对方忙于工作、心情欠佳、疲惫不堪或在洗手间里，这时的自我介绍就显得不合时宜，达不到应有的效果。

（3）自我介绍的注意事项　自我介绍时，应面带微笑、自然大方、声音洪亮，充满信心和勇气，语速中等，语音清晰。介绍内容要简洁，时间不宜过长，一般半分钟以内为宜。切忌自吹自擂，夸大其词，往往会适得其反。听者应专心致志，不能漫不经心，心不在焉，有失礼仪。

2.介绍他人　介绍他人就是要介绍互不相识的两个人认识，或者把一个人引荐给其他人。在介绍时要注意妥帖自然，合情合理。

（1）介绍他人的基本原则　介绍礼仪的基本原则是“位尊者优先知情”，如将男士介绍给女士，将年轻人介绍给年长者，将客人介绍给主人，将下级介绍给上级，将未婚者介绍给已婚者等。在介绍时，注意要先称呼位尊者，再介绍被介绍者。如果需要介绍的人比较多时，可以先采用笼统的方法介绍，如“这是我的家人”“这是我的朋友”，随后再一一介绍，可以按照位次尊卑的顺序进行，如果身份、地位大致相同时，可以按照从左往右的顺序介绍，要面面俱到，而不能厚此薄彼。

（2）介绍礼仪的姿势　为他人作介绍时，双方都应起立，表示尊重和礼貌。介绍时，介绍者应站立于被介绍者的旁侧，身体上部略倾向他，伸出靠近被介绍者一侧的手臂，手掌伸直，四指自然合拢，并与拇指分开，指向被介绍者，眼神直视另一方，面带微笑。被介绍者在他人介绍到自己时，应报以微笑、握手或致意等举动予以呼应，并彼此使用“您好”“久仰大名”“幸会”等语句问候对方，以示礼貌。

（3）介绍内容　在普通的社交场合，可以只介绍姓名。如果是正式的社交场合，除了介绍姓名外，为了使介绍氛围比较融洽，也可以将被介绍人的工作单位、现任职务、专长兴趣、个人学历等一起介绍，如“李老师您好，这是我的同学李浩，他可是咱们学校篮球队的风云人物呢”，通过介绍人物及特点，可以让位尊者尽快了解被介绍者。但注意介绍前，要征求介绍双方的同意，否则，双方会感到很突然，甚至措手不及，影响沟通效果。

（三）握手礼仪

握手是人类在长期交往中逐渐形成的一种重要礼节，最早可追溯到“刀耕火种”的原始时代，现在已经成为人际交往过程中最为常见、使用范围十分广泛的见面礼。

知识链接

握手礼的由来

握手礼起源于远古时代，那时人们主要以打猎为生，手中常持有棍棒或者石块作为防卫武器，当人们相遇并且希望表达友好之意时，必须先放下手中的武器，然后相互触碰对方的手心，用这个动作说明：“我手中没有武器，我愿意向你表示友好，与你成为朋友。”随着时间的推移，这种表示友好的方式被沿袭下来，成为今天的握手礼，并被世界上大多数国家所接受。

1.握手的优先次序　遵循“尊者决定”的原则，由尊者先伸手，对方给予回应。如男士和女士之间，女士应先伸手；长辈和晚辈之间，长辈应先伸手；主人和客人之间，无论男女主人，主人都应先伸手。但需要注意的一点是，在社交和商务场合，当对方不按先后顺序已经伸手时，应立即回应，拒绝别人的握手是不礼貌的。

2.握手的姿势　握手时，应表情自然，面带微笑，目视对方。双方起身站立，面向对方，彼此最佳距离为1米。双方同时伸出右手，手掌与地面垂直，拇指张开，四指并拢，虎口相对，手掌和手指全面接触对方的手，力度适中，时间一般持续1～3秒。遇到长者、身份较高者，上身应略前倾15°，头微低。与女士握手时，握手时间不宜过长，初次见面只需礼节性握一下即可。

3.握手的禁忌

（1）忌贸然出手　握手应按照先后顺序，不能突然出手。

（2）忌戴手套握手　握手时务必脱下手套，只有女士在社交场合可戴着薄纱手套与人握手。

（3）忌掌心向下压　握手时右手手掌应与地方垂直，切忌掌心向下。

（4）忌心不在焉　握手时应目视对方，切忌目光游移，心不在焉。

（5）忌用力过重或过轻、忌握手时间过长　握手用力过重给人不舒服的感觉，过轻给人以怠慢的感觉。

（6）忌滥用双手　双手握手只有在熟人之间才可以使用，初识者不建议双手握手，尤其当对方是异性时。

（7）忌左手握手　左手握手被认为是失礼的行为，尤其是和阿拉伯人、印度人打交道时，左手只能用以洗澡或上洗手间，因而被认为是不干净的，尤其要牢记。

（8）忌交叉握手　避免两人握手时与另外两人相握的手形成交叉状。

（9）忌出手时慢腾腾　对方伸出手时，应积极回应，如慢腾腾伸手，给人以怠慢感。

（10）忌握手后用纸巾或手帕擦手。

（四）鞠躬礼仪

源自古代祭天仪式，后世演绎成日常礼节，弯腰、低头，避开对方视线，向其表示恭顺和没有敌意，主要表达“弯身行礼，以示恭敬”的意思。

1.应用场合　鞠躬既适用于庄严肃穆或喜庆欢乐的仪式，也用于一般社交场合，可表示感谢、道别、致意或追悼等。常用于：①下级向上级、学生向老师、晚辈向长辈表达敬意；②服务人员向宾客致意，演员向观众致谢等；③重要的讲话前后、领奖前后；④道别或追悼时。

2.鞠躬的姿势　行礼时，保持身体端正，手自然下垂，男性双手放在身体两侧，女性双手下垂放在腹前，面向受礼者，以腰部为轴，整个身体上部向前倾。①15°礼：表示问候和欢迎，此时视线由对方脸上落至自己的脚前1.5米处。②30°礼：表示感谢，此时视线落至自己的脚前1米处。③45°礼：一般用于道歉，眼睛要注视对方的脚部。④90°礼：仅用于忏悔、追悼等场合。

需要注意的是，鞠躬必须脱帽，因为戴帽子鞠躬既对别人不尊重，也容易使帽子滑落，使自己处于尴尬的境地。鞠躬时，目光应向下看，表示一种谦恭的态度，不要一边鞠躬，一边试图偷看对方。

（五）名片礼仪

名片在古代就已经产生，其载体从木到纸，是现代人际交往中不可缺少的社交工具，可以起到自我介绍、加强联系的作用。

1.名片的作用

（1）用于自我介绍　名片的内容一般为姓名、职务、职称、学术头衔、工作单位等信息，可使对方一目了然，增进了解。

（2）保持联络　名片上有较为完整的个人信息，如联系电话、QQ、邮箱、单位等，方便日后联系。

（3）用于通报和留言　拜访名人、长辈、职位较高者，但又不熟悉时，为了避免被拒见的尴尬，可以先请人递上名片先做了解，再行判断。

2.名片的制作　名片呈长方形，目前市场上多为长9cm、宽5.5cm的名片，因此如无特殊需求，不应刻意追求标新立异，应注重其实用性、简洁性。制作名片的纸张一般为柔韧耐磨，白板纸、布纹纸、香片纸均可以。色彩讲究淡雅端庄，白色、黄色、乳白色、淡蓝色等，但不宜过于花哨，令人感到不够稳重。

3.名片的使用

（1）存放名片　在参加交际活动之前，要提前准备好名片。随身所带的名片最好放在专用的名片夹里，也可放在上衣口袋里。不要把名片放在裤袋、裙兜、提包、钱包中，那样既不正式，又显得杂乱无章。

（2）递交名片　名片应放在身上易于取放的位置，取出名片后先郑重地握在手里，然后在适当的时机得体地交给对方。在递交名片时，应起身站立，面带微笑，上身前倾15°，双手递送。动作要洒脱、大方，态度要从容、自然，表情要亲切、谦恭。递交名片时，应按照由近及远，按顺时针或逆时针的方向发送，避免无序或仅发给个别人，应尽量照顾到在场人士的感受。

递交名片的姿势是：用双手的拇指和食指固定名片两端，名片上的文字应正向对方，方便对方观看。要双手递送，以示尊重对方。递送名片前，应先打个招呼，令对方有所防备。递送的同时，可以说“这是我的名片，请多关照”或“可否交换一下名片”等表示友好客气的话语。

（3）接受名片　接受他人名片时，一般也应起身站立，面带微笑，双手捧接，并道感谢。接过名片后，至少要用1分钟的时间认真观看或者默念名片上的内容，必要时可把名片上的姓名、职务（较重要或较高的职务）等读出声来，以示对赠送名片者的尊重，同时也加深了对名片的印象，然后把名片细心地放进名片夹里夹好。

切忌接受名片后，走马观花，漫不经心，给人一种不重视的感觉。切忌顺手不经意地塞进衣袋或随意往裤子口袋一塞、往桌上一扔，名片上压东西、滴到菜汤油渍，在名片上乱写乱涂乱画，离开时把名片忘在桌子上。名片是一个人人格的象征，这些行为是对其人格的不尊重，会使人感到不快。接受他人名片，应立即给对方递送自己的名片，若没有名片，则可以作以解释，以防误解。

（4）索要名片　也要讲究礼仪，要可进可退，大家都不失颜面。比如可以委婉表达，向对方提议交换名片、主动递上本人的名片，或主动询问对方“今后如何向您请教”（向尊长者索要名片时多用此法），或询问对方“以后怎么与你联系”（向平辈或晚辈索要名片时多用此法）。

反过来，当他人向自己索取名片而自己不想给对方时，不宜直截了当地拒绝，而应以委婉方式表达此意。可以说“对不起，我忘带名片了”或“抱歉，我的名片用完了”，或者说“以后还是我和你联系吧！”

二、通信礼仪

现代社会多种多样的通信工具大大方便了人和人之间的交往。在使用通信工具时也应遵守礼仪规范，以使人际交往恰当得体。

（一）电话礼仪

1.拨打礼仪

（1）拨打电话前的准备

1）选择恰当的通话时间　一般来说，应在正常上班时间拨打电话，避免休息时间或者节假日期间拨打电话，以免影响别人休息，引起别人反感。如果确有急事需打电话，一定在通话开始时向通话者道歉，并说明缘由。在国际交往中，应注意时差。

2）选择恰当的通话地点　要选择安静、不被打扰的地点通话，特别是一些重要的通话，如面试、复试或询问重要问题等，要避免大的噪声或者被人打扰，影响通话效果。

3）准备相关资料、纸笔等　通话时往往有一些重要内容需要记录，或回答问题，需要将资料准备好，以防措手不及，错失良机。

（2）通话过程中的注意事项

1）自报家门　如果和对方不熟悉，则在电话接通后，应自报家门，如果直接切入主题，没有给对方留出反应空间，可能会造成对方摸不着头脑，还会浪费时间。

2）询问对方是否方便　在通话开始前，最好先确认对方此时是否方便通话，如果对方不方便，则可更换时间。比如“王老师您好，我是护理本科大一（2）班的学生王红，您现在方便通话吗”，待确认对方有空时才可以继续。

3）通话时长　一般应遵循3分钟通话原则，打电话前先列好提纲，拟好内容，通话应简洁、清晰，时间不要多于3分钟。

4）文明用语　接打电话时，应该多用文明用语，如“您”“您好”“您稍等”等，以体现一个人的修养。

5）及时记录　对于重要内容要边说边记，如果不确定的可以重复一遍，以确认正确。

（3）通话结束的礼仪　挂电话前，应确认通话内容已经结束，方可挂掉电话。一般与位尊者通话时，位尊者先挂。如果是同等地位，则主叫先挂。接打电话时应注意轻拿轻放，如果拨错电话，应主动表示歉意。

2.接听礼仪

（1）及时接听　一般铃响两三声内接听。

（2）得体应答　接听电话时注意礼貌用语，如果是工作电话，在接听时要报单位或部门名称，如“您好，这里是消化内科”，一方面表示尊敬，另外一方面方便拨打电话者核实是否拨打错误，节约时间。如果电话要找的人不在，不应简单应付或追问，如“不在”或“你找他什么事”，这都是失礼的表现，应该体现耐心和礼仪，如“对不起，他现在不在，需要我帮忙转告吗？”

（3）及时记录　对于重要电话，应提前准备好纸笔，及时记录。

（4）注意事项　无论在哪里接打电话，都要注意礼仪，声调适中，语气柔和沉稳，不要在打电话时与别人打招呼、说话或小声议论某些问题。如果对方说话时，为了表示自己一直都在认真听，可以轻声回应，如“嗯”“好”“对”等。通话结束时，可以询问对方“您还有什么要吩咐的吗”确认通话挂断时机。

（二）手机礼仪

手机已经成为人们生活中不可缺少的通信工具，在使用手机过程中需要注意以下礼仪规范。

1.不妨碍他人　上课、重要的会议、影院、图书馆、展览馆等公共场所，手机应调成静音，必要时关机。如果实在是非常重要的电话，可以到无人处接听，压低音量。公共场合如地铁、公交车，可以佩戴耳机，不应外放音乐或者视频，以免影响他人。

2.保持通畅　为了与外界保持联络，应准确无误地将手机号码告知交往对象。若更换了手机号码，则应及时告知，以免联系不畅。如有的同学就业简历、研究生考试留存的电话是空号或者一直无法接通，就会影响就业和复试。如果有未接电话，应及时回复，并表示歉意。

3.禁忌使用手机的情形　在飞机上、加油站和驾驶车辆时，不要拨打和接听手机。在临床护理工作中手机要调至静音，不要在病人面前接打私人电话，更不能在工作时间玩手机。

（三）电子信件礼仪

电子邮件日益普及，在国际通信交流中也有明显优势，因其方便快捷、费用低廉等特点，深受人们喜爱。使用电子信函的礼仪规范值得关注。

1.书写规范 虽然是电子邮件，但是写信的内容与格式应与平常书信一样，开头部分要写称呼、敬语，正文部分另起一段，内容应言简意赅，字体和字号可作适当修改，以方便阅读为宜。写邮件时最好在主题栏写明主题，以便收件人一看就知道来信的主旨。最后签名和日期写在右下方。

2.发送邮件 邮件发送前，应确认收件人邮箱无误，邮件内容无误后方可发送，如有错误，就会显得粗心或不够礼貌。发送后，可通过短信、微信等通知对方已经发送邮件，并提醒对方注意查收，必要时简单介绍邮件内容，以防由于电脑或者网络原因导致缺少部分内容。如果邮件有误，应重新发一次，注意最好用和上次不一样的主题或者重新命名文件，告知对方并表示歉意。

3.邮件安全 电子邮件是计算机病毒重要的传染源和感染病毒的主要渠道。来历不明的信件必须谨慎处理，若不确定则最好删除。

（四）使用QQ、微信的礼仪

目前网络即时通信工具几乎成了职场中最受欢迎的网络工具。人们可以通过这些通信工具联络事宜，现在国内使用最普及的就是QQ和微信。需要注意的是，网络通信虽然方便、快捷，但只是辅助通信手段，在使用时同样要遵守礼仪规范。

1.注意时间 QQ或微信联系一般也要避开节假日、休息时间，尽量在工作时间联系，如要语音或者视频，应征求对方是否方便，待对方同意后方可进行。

2.注意内容 文字内容应反复斟酌无误，不要有错字、别字及容易引起歧义的话，确认对方信息无误后方可发送，以免出现发错人或发错字的尴尬，影响人际交往效果。听语音时要戴上耳机，或者转化为文字浏览，以免将私密语音和大家“分享”。

3.合理使用 使用QQ或者微信时，应彬彬有礼、有理有节，做到诚实友好交流。不在QQ、微信上发布、转载违法、庸俗、格调低下的言论、图片、信息等，要坚决抵制黄色、低俗、诽谤、恶意攻击等不健康的网上聊天、交友、游戏等活动。增强自我保护意识，不随意与网友约会，自觉维护网络安全和网络秩序。

三、拜访与接待礼仪

拜访和接待是商务活动和社会交际中必不可少的环节，拜访是前往他人的工作地点或私人居所会晤对方，探望对方或与之接触。接待是拜访者到达之后，受访者积极接待应邀而来的客人。因此无论是拜访还是接待，都要遵守礼仪规范要求。

（一）拜访礼仪

1.事先预约 现代人讲究高效利用时间，因此务必与受访人事先预约。可以采用电话、书信或者当面告知的方式提前预约，以免突然造访给别人带来麻烦。预约时，双方应定好时间、地点、拜访人员的身份和人数以及拜访意图，语言、口气应该是友好、商量式的，而不是强求命令式的。

2.做好准备 拜访前，拜访者应拟好谈话内容，准备相关材料，如有需要，可以提前准备一点精致的小礼品，拉近人际距离。服装上，如果初次见面或者公务拜访，应穿正装，如果比较熟悉或私人拜访，可以选择整洁得体的服装即可。

3.按时赴约 双方按约定时间、地点见面，准时到达最为得体。如因故迟到，应向主人表示歉意。在对外交往中，更应严格遵守时间，有的国家安排拜访时间常以分为计算单位，如拜访迟到10分钟，对方就会谢绝拜会。准时赴约是国际交往的基本要求。

4.礼貌登门 无论是办公室或是寓所拜访，一般要坚持“客听主安排”的原则。如是到主人寓所拜访，应用食指轻轻叩门或按门铃，一般3声为宜，待有回音或有人开门相让方可进入。若是主人亲自开门相迎，见面后应热情向其问好。如果是初次见面，还应做自我介绍。入室时应换上指定的拖鞋，还应与受访者家人或其他人员一一打招呼、问好。当主人请坐时，应道声“谢谢”，并按主人指定的座位入座。主人上茶时，要起身双手接迎，并热情道谢。对后来的客人应起身相迎。

5.讲究卫生 拜访者应保持室内卫生，不可乱扔瓜果、纸屑或在室内抽烟、乱弹烟灰等，更不可随地吐痰。

6.举止文雅 一般而言，拜访者的活动范围应限于客厅或者接待室之内，未经允许不得乱动受访者的物品或四处乱闯，尤其是卧室等私人空间，不能随意闯入。坐姿要文雅。同受访者谈话，态度要诚恳自然，不要随意评论主人家的陈设，也不要谈论主人的长短和扫兴的事。如有长辈在场，应用心听长者谈话，不要随便插话或打断别人的谈话。不可在拜访过程中与其他拜访者窃窃私语，交头接耳，以免被人误解。

7.适时告辞 与受访者交谈时，应稍作寒暄后直切主题，切勿东拉西扯，浪费对方的宝贵时间。若无重要事情，一般应在半个小时左右，主动向受访者提出告辞。提出告辞的时机最好是在双方的谈话告一段落且没有新的话题之前，切勿在对方讲话时或者话音刚落时提出。拜访过程中，如果对方临时有事，或者对方给予谈话结束的提醒，或者另有客人来访时，应立即提出告辞，以免妨碍对方。告辞时应对受访者给予感谢，若受访者起身相送，则应说“请留步”或“不必远送”等给予回应。

（二）接待礼仪

1.作好准备 接待者应提前了解客人的基本信息，如来访的人数、身份、目的、性别、年龄等，以确定接待规格，一般而言，负责接待的主陪人员的级别应当与主宾的级别相当。但在上级领导派人传达意见、同级单位派人商谈事宜、社会知名人士或先进人士来访等情况下，主陪的级别通常应高于主宾的级别，以示对拜访者的高度重视。

2.礼貌迎客 如果客人是第一次来访，或者客人是长辈、师长，可以提前安排公务车或私家车接机。接待时注意提前到达，勿让客人等待。如果客人直接到达单位，客人应亲自下楼迎接，向客人握手并主动自我介绍，并致以诚挚的问候，如“您好，欢迎光临”“路上辛苦了”。若对方有大件行李，则应主动帮其提携；如有年龄较大的拜访者，应上前搀扶，以示关心。

3.交谈礼仪 交谈是待客的重要内容，谈话内容方面应有考虑，不能毫无顾忌。谈话态度要诚实、谦逊、热情、关心。如果同时来访者较多，要一视同仁，不要有亲疏、远近之别。如果交流的时间过长，也不要显出厌倦或不耐烦的样子，不要长时间冷场，不要频繁地看表，不要打哈欠，以免对方误以为逐客。

4.送客礼仪 当拜访者准备告辞时，接待者应婉言相留。主人应等拜访者起身后，再起身相送，注意拜访者应走在前面。接待者送客，一般应送到门外、电梯口或者楼下，目送客人离开，并道以“欢迎下次再来”。如果客人要乘坐火车、飞机或轮船离开，应等其开动后再离开。如果有事不能等候很长时间，应向客人解释原因，以表示歉意。

总之，无论是招待客人还是送别好友，都要使对方感到主人热情、诚恳、有礼貌、有修养，使客人感到温暖、融洽，给客人留下良好印象。

（三）乘车礼仪

乘车迎接远道而来的客人时，主人应当注意乘车的座次礼仪、上下车的次序礼仪和乘车的举止礼仪。

1.乘车座次礼仪　迎接客人的交通工具车通常为轿车，根据车型不同、开车人的不同，礼仪也不尽相同。

（1）专职司机驾驶时的座次礼仪　如果乘坐专职司机的车迎接客人时，前排副驾驶座应安排给主人方的秘书或陪同等随从人员，而座次按照“以右为上，以后为上”的原则来安排，即司机的右后方为上座（图7-1）。

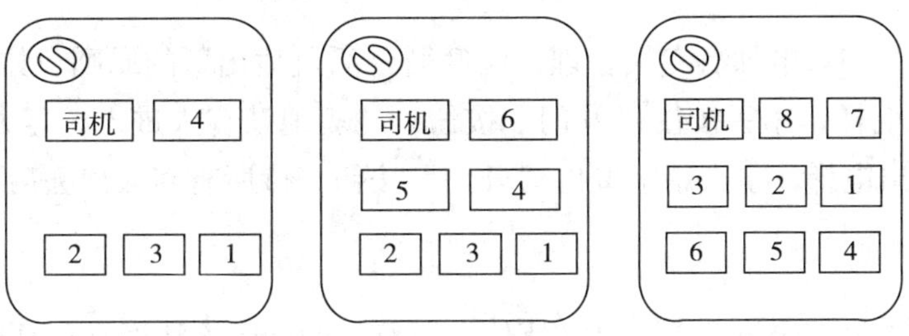

图7-1　专职司机驾驶时的座次示意图

（2）主人亲自驾驶时的座次礼仪　主人亲自开车迎接客人时，一般而言，客人方的负责人应就座于副驾驶座，以示对主人的尊重（图7-2）。

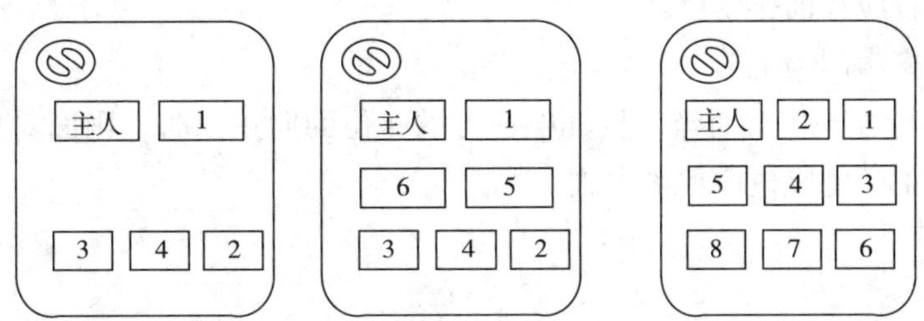

图7-2　主人亲自驾驶时的座次示意图

（3）大型轿车的座次礼仪　大型轿车是指具有（除司机座位外）四排及四排以上座位的轿车。乘坐这类轿车时，无论是由专职司机开车还是由主人亲自开车，座次的安排规则均应遵守前座尊于后座、右座尊于左座的原则，即距离前门越近的座位越尊贵，尊贵程度从前往后、自右向左依次递减。

需要注意的是，在安排乘车座次时，“客人的选择永远都是正确的”，应尊重客人的意愿和选择，即客人坐在哪里，哪里就是尊位，即使客人不明白座次而坐错了地方，也不可对其指出或纠正，否则会有失礼仪。

2.上下车的次序礼仪　上车的规则，一般讲究“尊者先行”。即应请女士、长辈、老师、客人、职位高者先上，并提供必要的照顾。下车的规则，车上的人可以同时分别从车子的两侧下车，也可以在他人的照顾下下车。在较为正式的场合，人们在走下轿车时讲究“尊者居后”，即同车的男士、晚辈、学生、主人、职位低者在没有礼仪接待人员的情况下首先下车，从前门走到右侧后门，或从左侧后门下车后从车后绕到右侧后门旁，为“居后”者拉开车门。

3.乘车举止礼仪　乘车时，主客双方均应坐姿端正、举止文雅、动静适宜，切勿吃喝抽烟、乱扔垃圾、随口吐痰、脱鞋脱袜、蹬踩座位或将手、腿伸出窗外。除此之外，穿短裙的女士还应注意，上下车时最好采用背入式和正出式，背入式指上车时先双腿并拢、背对车门坐下，再将双腿同时移入车内；正出式指下车时先正面面对车门、双脚并拢同时伸出车门并着地，再将身体移至车外。

（四）引导礼仪

主人为客人陪行时，应当注意不同情形下的引导礼仪。

1.并行时的礼仪 主人和客人两人并行时，应遵循以右为尊的原则，让客人走在右侧。三人并行时，则应遵循居中为尊的原则，身份最尊贵者应位于中间，身份次之者居右，再次之者居左。当和长者、尊者、女士等同行时，注意走在其后其左，以示尊重。行走时，主人应配合客人的步伐，注意为客人引路，并恰当使用语言提醒客人方向等，如“请您这边走”或“请注意前面的台阶”等。

2.上下楼梯的礼仪 主人引导客人上楼时，客人应走在前面；下楼时，主人应走在前面，以保护客人的安全。

3.乘坐电梯的礼仪 如果电梯有专人管理，应遵循“后进后出”的原则。如果无人管理电梯，进电梯时，主人应该先进入电梯，用手按住“开门”按钮，礼貌地请客人进入，客人安全进入后方可关门。出电梯时，客人应该先出电梯，主人用手按住“开门”按钮，待所有客人出去后方可走出电梯。

（五）座次礼仪

主人在安排待客座次时，应将客人安排在尊位上。尊位的确定方法通常包括以下几种。

1.以右为上 国际惯例是以右为尊，所以在外事活动和商务场合中，如主客双方并列坐或站立，一般会强调以右为尊。

2.居中为上 主人与客人并排而坐，客人应居中就座。

3.前排为上 位高者应在前排就座。

4.以远为上 以远离房门为上。

5.面门为上 主人与客人相对而坐，且其中一方的座位面向正门时，则面对正门的座位为尊位，此座应礼让给客人；背对正门的座位应留给主人。

（六）馈赠礼仪

礼品馈赠是社交活动中的“润滑剂”，可以用来表达对他人的尊重、敬意、祝贺、感谢、慰问等，能起到联络感情和促进交际的作用。

1.礼品的选择 可以选择有意义、有特色的礼品，注重体现“礼轻情意重”的思想。重点突出礼品的纪念意义，而不是礼品本身的金钱价值。赠送礼品时应投其所好，避其禁忌，以免引起受赠者的不快或误解。选择礼品后应精心包装，使礼品更加精致、高雅，也会使人感觉馈赠者的用心，往往能达到更好的效果。

2.注重场合 赠送礼品应在合适的场合进行。通常情况下，赠送具有象征意义的特殊礼品（如锦旗、牌匾等）适合在大庭广众之下进行，而其他礼品则不适合当众赠送。通常，当众只给一群人中的某一个人赠礼，会使受赠者有受贿之感，而其他人有被冷落或受轻视之感。

3.受赠礼仪 要双手接捧对方递过来的礼物，同时要面带微笑。对收到的礼物一定要表示喜欢和谢意，对收到的礼物要妥善保存，切忌随手把礼物丢在一边，这是表示对礼物的不喜欢或是对送礼人的不屑。当馈赠者为中国人时，一般不当场拆封礼品，如果馈赠者为西方人时，可以当场拆封，并赞美礼品的精致或者实用。一般不当面拒绝礼品。如果认为对方的礼品考虑欠妥，应在事后及时予以说明，取得对方的谅解后再行退还。

4.回赠礼品 中国人讲究礼尚往来，在接受他人的礼品后，一般应给予回赠。回赠的礼品应当避免与对方所送礼品同种或同样，而应尽量选择价值相当的礼品。但回赠的礼品价值不可明显超过对方礼品的价值，给人一种攀比的感觉。

四、校园礼仪

校园是大学生生活、学习的主要场所，良好的校园交往礼仪有利于大学生培养良好的礼仪形象和文明行为，为将来踏上工作岗位奠定基础。

（一）校园场所礼仪

1.课堂礼仪　课堂是学生学习的重要场所，也是教师传授知识的场所，遵守课堂礼仪，有利于建立和谐的师生关系、强化纪律观念，提高教学质量。课堂中要注意如下礼仪。

（1）穿着整洁、大方，不能穿背心、吊带等暴露的服装进入教室；可以穿运动鞋、皮鞋，不能穿拖鞋进课堂；不要做怪异的发型或将头发染成各种颜色，不在教室内进食。

（2）不迟到，提前5～10分钟到课堂，并准备好相关书籍以提前预习。如迟到，应向老师报告致歉。

（3）见到老师应主动问好，如有需要可以帮助老师准备上课多媒体，并擦好黑板。

（4）上课应认真听讲，积极参与互动。与上课无关的电子设备应调成静音，不允许在课堂上玩手机游戏或者做与上课无关的事情。

（5）上课结束后，应和老师说“再见”，最后离开者，应自觉关灯、关门、关空调及其他公共电子设备。

2.实训室礼仪　实训室是护理专业学生练习护理操作技能的场所，是课堂学习的延续。对于学生成长为一名优秀的护士具有重要的作用。实训室要注意如下礼仪。

（1）要严格按照护士服饰礼仪规范来要求自己，穿戴整齐，头发盘起，用发网固定，穿白色软底护士鞋。

（2）遵守实训室各项规章制度，严禁在室内吃东西，保持室内清洁。不允许坐在病床上，也不允许在室内大声喧哗，嬉笑打闹。

（3）爱护仪器、设备以及模拟人，如有不懂应及时询问老师，不要擅自摆弄、拆卸、破坏，用物用完应及时归位，做好清洁卫生。

3.图书馆礼仪　图书馆是学生的第二课堂，学生可以在图书馆学习、查阅资料、上网等，是学生学习的重要场所。进出图书馆时也应遵循相关礼仪要求。

（1）保持安静，走路轻、说话轻，不允许在图书馆内喧哗及吃零食，保持良好的卫生。如要打电话可遵循馆内安排进入特定区域内进行，以免影响他人。

（2）查阅图书时要轻拿轻放、轻翻，不私自剪裁图书资料。书刊应逐册取阅，不同时占有多份，阅后立即放回原处。办理借还书手续要按序进行。

（3）查询电子资源时，不要恶意下载，注意使用电脑安全。

4.宿舍礼仪　宿舍是大学生共同生活的场所，讲好宿舍礼仪有利于建立和谐的同学关系，也有利于身心健康与愉悦。

（1）遵守学生宿舍的管理制度，保证宿舍用电安全，不在公寓楼内大声喧哗、打闹，不在宿舍内吸烟、饮酒，不高空抛物、乱扔果皮杂物。按规定就寝，不影响他人休息。

（2）团结同学，互谦互让，严于律己，宽以待人。多关心同学，如同学之间有矛盾，应及时沟通、及时化解，保持良好的同学友谊。交往应有度，不侵犯他人的隐私和个人权利，要尊重各自的生活习惯。

（3）保持良好的个人卫生，衣铺勤打扫，被褥叠整齐，用具摆放合适。不随便坐卧他人床铺，未经允许，不随便挪动或翻看他人物品。

（4）关爱集体，主动搞好公共卫生。讲究文礼貌，以礼待人。老师及客人进宿舍，下铺的同学要起立，上铺的同学要坐起。主动打招呼，当客人告辞时应以礼相送。在宿舍接待外人来访，交谈声要轻，时间要短，以免影响其他同学的正常作息。

（二）校园交往礼仪

1.师生交往礼仪

（1）有事应提前和老师预约，进老师办公室时应先敲门，待同意后方可进入。进入后保持安静，不要随意搬动椅子，用完椅子要归位。

（2）路遇老师应点头致意或问好。

（3）尊重老师组织的教学活动，不能对教师评头论足，如有意见，可以单独找老师反馈。

2.同学之间对交往礼仪

（1）同学之间友好相处，相互尊重，相互信任，不自卑、不自傲、不攀比。

（2）谨言慎行，不在背后说人坏话，也不要出口伤人。

（3）不轻易借钱或贵重物品，如有借用应及时归还。

（4）男女同学之间交往应把握分寸，平等相处，互帮互助。

3.集体活动参与礼仪

（1）衣着整洁、仪表大方、准时入场、进出有序。切勿勾肩搭背、大声谈笑、东张西望，应在指定区域入座，保持安静。

（2）有奏国歌仪式时，应起立肃静（面向国旗行注礼）。

（3）不要随意进出，中途退场，更不要交头接耳，吃零食、打瞌睡，不吹口哨、不喝倒彩。

PPT

第三节　求职礼仪

毕业求职是大学生职业生涯的重要环节，而求职的成功与否除了与扎实的专业知识、技能有关外，还与大学生的礼仪修养有着密切关系。奥里·欧文斯曾说过："大多数人录用的是他们喜欢的人，而不是最能干的人。"因此，掌握求职中的礼仪技巧、展现大学生的风采，才能达到成功求职的目的。

一、求职准备

（一）求职文书

求职文书是求职者介绍自己，能够让供职单位快速了解求职者的各种说明性材料和证明性材料，分为求职信和个人简历，漂亮的求职文书是成功求职的敲门砖，因此求职文书的准备是求职过程中重要的环节。

1.求职信的写作　求职信（application letter）是求职者写给招聘单位的求职信函，是求职者向用人单位介绍自己实际能力、表达就业愿望和理想的一种特殊书信。一封好的求职信能起到毛遂自荐的作用，使自己获得更多的面试机会。求职信一般由开头、主体和结尾三部分组成。

（1）开头部分　一般包括称呼和引言。主要吸引招聘方看完自己的材料，引导对方自然进入正题而不突然。

1）称呼　要顶格写在第一行。一般来说，求职信的收信人是所求职单位中有录用权利的人，因此称呼要得体、准确，有礼貌。如果对用人单位有关人员不熟悉，在求职信中可以直接采用职务或头衔称，如“××处负责同志”“××部负责人”等。如果明确用人单位负责人的，可以直接写出负责人的具体职务，在称呼之前要最好加上表示尊敬的话语，如“尊敬的张主任”等，以示尊重。

2）问候语　可长可短，要体现真诚、简洁、自然，如“您好”。

3）求职缘由和意愿　写明获取招聘信息的方式或途径，表示对本岗位的兴趣。

（2）主体部分　是求职信的重点，详细阐述求职者的资格及能力，突出优势。

1）简单介绍自己　包括姓名、毕业院校、专业、学历、毕业时间等基本信息。

2）突出能力与应聘岗位的匹配　详细阐述自己的专业学习经历和工作经验，重点要突出与应聘职位相关的知识和技能，注意自身特长和优势的展示，要写出自己的特色，不要千篇一律。比如在校期间获得何种奖励，担任何种职务，让应聘单位感受到自己的潜在能力和可培养价值。

（3）结尾　这部分请求对方给予面试机会。要自然，不可强人所难。

1）结尾部分　应将自己想得到这份工作的迫切心情表达出来，可婉转地提示招聘方给予回复，并请求前去参加面试或试用，如“非常期待您的回复”“盼望收到贵公司的面试通知”等。附联系电话、电子邮箱及联系地址。

2）结束语后　书写表示祝愿的话，如“此致”“敬礼”“祝您身体健康”“工作顺利”等。

3）署名和日期　在结尾祝词的下一行的右下方进行署名。若有附件，可在署名上一行注明。如“附件：个人简历；成绩单；获奖证书。”

2.个人简历的内容　简历是一个人对其学历、经历、特长、爱好、成绩等有关情况所作的简要介绍。其目的是让用人单位全面了解自己，从而为自己创造面试的机会。制作简历时要注意内容全面、简洁清楚；突出亮点、体现差异；实事求是，条理清晰。简历一般包含三大模块。

（1）个人信息　简洁明了地说明个人基本情况，主要包括姓名、性别、出生年月、民族、政治面貌、籍贯、最高学历、通信地址、联系方式及求学和工作经历等，电子邮箱也是用人单位常用的联系方式，求职者应在与联系电话相近的位置留下邮箱，方便用人单位传达消息。一般在简历的右上位置粘贴近期免冠证件照片，使用的照片应为清晰、大方、自然的标准证件照，切忌使用艺术照、写真照和生活照。

（2）求职者资格和能力　资格和能力是个人简历的重要部分。描写时，语气要积极诚恳，适当增加代表性事例，增强说服力。

1）列出个人经历　针对所应聘岗位的相关要求，按时间顺序列出所受教育、培训及学习经历，如起止日期、学校名称、专业、证明人、担任职务等。

2）突出个人优势　一份好的简历能够突出求职者的闪光点，应总结提炼自己的与众不同。如学习成绩优异者，可突出获得奖学金、知识、技能竞赛等荣誉。如科研经历丰富者，可突出参加国家级、省级创新创业项目，发表的论文、获得的专利等。如有其他方面的特长，也应介绍，如钢琴、编程、演讲等，并说明这些特长与所应聘岗位之间的关系，为自己的简历增添亮点。

3）突出社会实践　在校期间参加的社会实践可较好地展现求职者的组织能力、沟通协调能力等综合素质。求职者可重点阐述在校期间参加的社会实践活动，如兼职、志愿者活动、实习经历、大学生三下乡活动等。

（3）佐证资料　个人简历后，附上相关证件和资料，以增强个人资料的真实性和可信度。如果有知名专家、教授、权威人士或原单位领导的推荐信，则会起到事半功倍的效果。

1）有关证件　毕业证、各种奖励证书、英语水平证书、计算机等级考试证书、各种技能水平测试证书、资格证、培训证等，这些展示的是求职者的专业素质。

2）学术成就　特别是将与目标工作有关的代表性材料进行展示，如科研课题、专利证书、设计作品、发表的论文、撰写的论著等。

3）主要的社会活动及兼职聘书等。

3.求职文书的打印　求职文书一般采用A4纸打印，纸张应干净整洁，没有墨点。字体最好常用楷体或者宋体，不要使用标新立异等花哨字体。切忌出现错别字，或者逻辑混乱，重复或者遗漏。

（二）信息准备

求职者应通过网络、媒体、校园招聘会等方式广泛搜集就业信息，如有心仪的单位，可以通过单位的官网详细了解。如了解单位的性质、组织文化、组织发展、员工发展等，特别是所应聘专业的发展近况等。了解用人单位面试考核的方式，面试时最有可能考察的问题等，做到知己知彼。

（三）心理准备

求职者应放松身心，打造求职形象与准备各种资料，要对自己充满信心。只有充满自信，别人才会认为求职者准备充分，有足够的能力去胜任这份工作。即使求职失败，求职者也不应灰心丧气，而应调整好自己的心态。

（四）形象准备

第一印象是交往双方初次接触时留下的印象，这种印象会在进一步的交往中给对方的认识评价带来很大的影响，它容易产生“先入为主”的认知偏差。因此，在面试前，求职者一定要注重自身形象，给对方留下良好的第一印象。

1.着装　求职者服装要合体，讲究搭配，展现出正统而不呆板、活泼而不轻浮的气质。无论应聘何种职业，面试着装均要遵循“朴素典雅”的原则。

（1）男生着装

1）西装　可以选购整套两件式的西装，颜色应以主流颜色为主，如黑色、灰色或深蓝色。如果是大学生，应避免选择价位过高的奢侈品而给面试官留下不好的印象。

2）衬衫　衬衫颜色以浅色为主，这样搭配领带和西裤会比较方便。平时也应该注意选购一些较合身的衬衫，面试前应熨平整，不能给人“皱巴巴”的感觉。

3）皮鞋　选择皮鞋时应搭配西装或者衬衫，一般以黑色或者深棕色为宜，皮鞋一定要穿着舒适，且面试前要擦亮。

4）领带　参加面试一定要在衬衣外打领带，领带颜色要与西服颜色相衬，注意领带应保持平整，不用领带夹。

5）袜子　颜色的选择也有讲究，穿西服时袜子应该是深灰色、蓝色、黑色等深色，这样在任何场合都不失礼。

6）头发　尽量避免在面试前一天理发，以免看上去不够自然，最好在面试前三天理发。保持头发干净整洁。

7）指甲　指甲应干净，不留长指甲。

（2）女生着装　要大方得体，一般不穿极薄透明的或紧绷的衣服，尽量穿西装套裙，注意服饰整体搭配，以简单朴素为主。

1）套装　女士可穿套裙，如有需要，可在上衣配以胸针等小饰物，会显得优雅而自信，会给对方留下良好的印象。切忌穿太紧、太透或太露的衣服。

2）鞋子　总的原则是要和整体相协调，在颜色和款式上与服装相配。避免长而尖的高跟鞋，可以准备中跟鞋，这样既坚固又能体现职业女性的尊严。设计新颖的靴子也会让人显得自信而得体。准备靴子时，应该注重裙子的下摆长于靴端。

3）袜子　如果着裙装，应配以丝袜，颜色以肉色为宜，切忌黑色丝袜，给人一种不稳重的感觉。不能有脱丝，求职者最好在包里放一双备用袜，以便脱丝能及时更换。另外，避免露腿，这样会给面试官随意、不重视的感觉，有失礼节。

4）饰物　首饰选择重要原则是少而美。如耳环应小巧，最好是耳钉。面试时避免戴脚链，戒指也尽量不要戴。

2.妆容修饰　职业妆容一般不宜过浓，一定要看起来简单大方，让人看起来更加可靠。男士一般不提倡涂脂抹粉和使用香水。发型应以庄重、简约、典雅、大方为主导风格。头发必须保持健康、干净、清爽、整齐的状态。

3.仪态训练　一个好的仪态会给面试官留下良好的第一印象，从而起到加分的作用。求职者应从站、坐、蹲、走等方面加强练习，保证以饱满的精神参加面试，充分展示自己的风度和魅力。

4.模拟演练　面试前可以进行招聘预演，模拟面试场景，可使求职者发现准备过程中存在的问题，总结经验。求职者可请同学、亲友或者老师担任“评委”进行模拟面试，在预演时应注意仪表着装、体态礼仪、语言表达以及临场应变能力，以修正不足。

二、面试中的礼仪

面试过程是双方交流和认识的起点，面试官通过与求职者的沟通交流，考察其专业知识、人文素质、职业道德、表达能力等，对决定求职者能否成功有着重要意义。面试类型有面对面面试、网络面试以及电话面试。

（一）面对面面试

1.守时　是职业道德的一个基本要求，也是一个人良好素质和修养的体现。所以准时面试是求职面试的基本礼仪。如果不熟悉面试地点，最好提前一天踩点，了解面试地点交通、位置等信息。如果对面试地点较为熟悉，则可以于面试开始前10～20分钟到达面试地点。如果由于特殊原因导致迟到，应尽早打电话通知面试单位并表示歉意。

2.仪表体态礼仪　求职者在面试前一天最好洗澡，注意个人卫生，确保体味清新。注意口腔卫生，不要饮酒，不食用大蒜、韭菜等带有强烈异味的食物。必要时，可以喷口腔清新剂或咀嚼口香糖以减少口腔异味，但交谈时不可咀嚼口香糖。注意双手的清洁，指甲修剪合适，无污垢，不使用指甲油，不做花式美甲。

3.面试中的举止礼仪　对面试的接待人员要以礼相待，要多用礼貌用语，恰当表达礼貌。在进入面试办公室时，必须先敲门，经主考官示意允许后，方可进入。进门后主动与面试官打招呼，如“各位专家好”，并对自己作简洁的自我介绍。在面试官没有请求职者入座时，不要主动落座。当面试官允许求职者入座时，求职者应表示谢意。入座的动作要轻缓，背部要与椅背平行，沉着、安静地坐下。落座后，上身要保持直立状态。在面试时，握手、呈递个人资料等均用双手，求职者注意不宜主动行握手礼。

4.面试中言谈礼仪　求职者得体的仪表举止、高雅的谈吐，能体现其良好的文化修养、精神面貌、审美情趣和性格特征，有助于建立良好的第一印象，因此，面试中的言谈举止礼仪非常重要。面试谈话时要注意语气平和、语调要始终一致，必要时要使用适当的专业术语。在回答面试官的问题时，要重点突出、有问有答、谦虚诚恳。对于回答不上的问题，先回答自己所了解的内容，然后坦率承认自己仍有不了解的地方，但要注意不能直接回答“不懂”或者“不会”，会给面试官留下不好的印象。在面试时，要注意认真聆听面试官的讲话，礼貌地正视对方，以示专注。交谈时恰当的眼神能体现出智慧自信以及对未来的向往和热情。切忌在说话时信口开河、夸夸其谈和多余的手势，会给人装腔作势、缺乏涵养的感觉。如果面试官问，还有什么需要补充的吗？求职者切忌不作答，这是再次补充介绍自己的最好时机，求职者可将已准备好而没有展示的优势尽量展现，但应控制时间，并观察面试官表情，适时结束。

5.告别礼仪 当面试官通知面试结束后，求职者便可起身。应注意将自己用过的物品归位，如椅子、纸笔等，如有用过纸杯，要扔进垃圾桶，若发现地上有废纸或其他垃圾时，也应一起扔到垃圾桶。在离开时，要对面试官行礼，面带微笑，给对方留下良好的印象。

（二）电话面试礼仪

电话因其便捷性而成为用人单位联系求职者最常见的方式，所谓电话面试，即用人单位收到简历后，打电话邀约求职者进行面试，从而初步判断求职者的沟通表达能力等基本素质。由于电话礼仪“只闻其声不见其人”，因此求职者在电话中的语言、语气、措辞等各方面都应当格外留意，只有这样，才能给对方留下好印象。具体来说，应做到以下几点。

1.选择恰当的通话时间和地点 求职者应提前与用人单位沟通面试时间，时间应以用人单位时间为主，尽量避免由于个人问题而更改时间，容易给面试单位留下不好的印象。面试地点应选择安静的环境，确保双方能够听清楚对方的话语。嘈杂的环境、被人打扰等都会大大降低沟通的效果。

2.准备好个人资料 在电话面试之前，应准备自我介绍，提前组织好语言，并准备好相关资料和纸笔，将一些重要信息可列在纸上，以起到提示作用。

3.电话面试中的礼仪 电话拨通后，应先问候，如“您好”，请问您是××单位的老师吗？得到明确答复后，开始面试。语言是电话联系中连接双方的唯一桥梁，因此问候、语气、发音、措辞、回应等就显得至关重要。在打电话时应保持适中的音量、平稳的语调与平和、温婉、谦卑的语气。态度谦虚、语调温和、语言简洁、口齿清晰是电话交流的理想状态。面试结束后应表示感谢，等对方挂断电话后方可挂掉电话。

（三）网络面试礼仪

网络面试是指求职者通过网络视频的形式接受用人单位面试。网络面试将传统面试与电话面试的优势相结合，招聘、应聘双方只需通过互联网、电脑及摄像通信设备就可以实现面对面谈话，给面试双方都带来了极大便利，因而这一面试方式也得到越来越频繁的应用。网络面试要注意以下几点。

1.网络环境的准备 网络面试应在安静、宽敞、干净、明亮的环境进行，避免面试环境脏、乱、差，给面试官留下不好的印象。应注意网络环境的调整和检测，确保摄像头和麦克风及音箱应用效果，确保面试顺利进行。

2.面试资料的准备 求职者应保持桌面的干净整洁，不要出现与面试无关的书籍、杂物等。可准备好简历、白纸、笔等资料，避免需要用到时慌忙寻找。

3.面试过程的礼仪 面试过程中要保持坐姿挺拔，不要做小动作，以优雅、自信的姿态与对方交流。同时，表情要和缓，保持微笑，不仅有利于自身心情的放松，也能使对方心情愉悦。回答问题要有礼貌，如果遇到网络不好没有听清面试官的问题，应及时道歉，并请求面试官再重复陈述问题，禁忌没有听懂就胡乱作答，影响面试效果。回答结束应说“回答完毕”。面试结束时应礼貌询问对方是否还有问题，如有重要信息应及时确认，确定无问题后，等待对方关闭视频。

三、面试后的礼仪

很多求职者往往重视面试中的礼仪表现，忽视了面试后的礼仪，面试结束并不代表求职过程的完结，面试后仍应保持与用人单位的沟通，以表现对这份工作的渴望与热爱，给面试官留下深刻的印象。面试结束后，应注意保持手机通畅，以便及时收到用人单位的通知。不管结果如何，都应表示感谢。如果得到求职失败的结果时，可以诚恳询问自身存在的不足，总结经验，准备迎接下一次的面试。

第四节　护理职业礼仪的基本要求

PPT

护士在与护理服务对象接触的过程中，要时刻注意自己的行为，使之符合人际交往的行为规范。在护理工作中，护士应该遵从以下原则和基本要求。

一、尊重服务对象

尊重服务对象主要是指护士尊重服务对象的人格和权利。护士要尊重服务对象的人格，即要尊重其个性心理，尊重其作为社会成员应有的尊严；同时要尊重服务对象的权利，如获得及时医疗的权利、医疗过程中的知情权、对医疗方案的选择权、对医疗行为的拒绝权及个人隐私权等。

二、举止文雅

护士的举止常常直接影响服务对象对护士的信任乃至护理效果。特别是在护患初次接触时，护士的举止是形成“第一印象”的主要内容。所以护士的举止要落落大方，不随便倚靠床边或门边；不随地吐痰；面部表情适度自然，谈吐礼貌；作风正派。切忌在公共场合特别是办公室嬉笑打闹。

三、诚实守信

在护患交往的过程中，当服务对象对护士给予了充分的信任后，服务对象有任何困难和要求都会向护士诉说，并请求一定的帮助。此时护士应该根据服务对象的健康状况及医院的实际条件，尽可能给予满足，如不能满足时应向病人解释清楚理由。护士在工作中答应服务对象的事情，一定要想方设法给予兑现并认真完成。只有诚实守信才能形成良好的护患关系，才有助于服务对象健康的恢复和护理质量的提高。

四、雷厉风行

护理工作面临的是服务对象的生命，对时间的要求很严格，特别是在紧急情况下，争取时间就等于争得了生命。因此，护理工作，尤其是抢救工作，特别需要雷厉风行的工作作风，同时应镇静果断、机智敏捷。任何怠慢迟疑、优柔寡断都会使病人失去良好的治疗护理机会，可能导致病人的病情恶化，甚至丧失生命。所以，护士不仅要具备扎实的专业知识，还要有雷厉风行的工作作风。

五、共情帮助

共情简言之就是设身处地的意思，是从对方的角度出发，用对方的眼光看问题，从对方的角度去感受、理解他人的感情。共情不是同情，共情是把自己完全摆在对方的位置上，去体验对方的感受，提出“如果是我，该怎么办”的类似问题。护士在护患交往中多表达共情，可以使病人减少被疏远和陷于困境的孤独感觉，使病人感到护士能正确理解他，从而使护患之间产生共鸣，促进护患关系的良好发展。

第五节　护士的仪表与服饰礼仪

PPT

仪容在个人礼仪中有着非常重要的意义，因为一个人的仪容往往传达出最直接、最生动的个人信息。护士得体、健康的仪容能给人奋发向上、亲切热情、端庄可信的感觉，同时也体现了对自己、对他人及对社会的尊重。随着系统化整体护理在临床实践中的应用和发展，要求护理人员除拥有丰富的专业理论知识和熟练的操作技能外，还应具有良好的仪容仪表及专业形象。美好的护理职业形象不仅对病人的身心健康有着积极的意义，而且对进一步改进护理工作，提高护理质量有着至关重要的作用。因此，对自己仪容的修饰是每个护理人员都应关注的重点，护理人员应先从塑造良好的仪容礼仪着手，塑造自我良好的职业形象。如何塑造自身良好的仪容，既是一门科学，更是一项艺术。

一、仪容礼仪的含义

仪容是指人的外观、外貌，主要包括头部和面部，其重点是指人的容貌。在人际交往中，每个人的仪容会成为交往对象关注的重点，特别是在社交和公共场合，个人仪容的良好展示，会赢得交往对象良好的第一印象和整体评价，而在社交礼仪中，对个人仪容的首要要求就是仪容要达到仪容美。

礼仪对仪容美的要求有3个层次的含义：一是仪容自然美，它是指仪容的先天条件好，天生丽质，美的容貌让人看起来赏心悦目；二是仪容修饰美，是指根据个人的条件和特点，依据规范和标准对仪容进行修饰，扬长避短，塑造出美好的个人形象，在社交中显得得体大方，充满自信；三是仪容内在美，它是仪容美的最高境界，必须要通过后天的努力学习，提高自身的文化修养、艺术素养和道德水平，从而达到高雅的气质与美好的心灵的有机结合。

真正意义上的仪容美必须是自然美、修饰美和内在美这三个方面的高度统一。自然美是每个人的心愿；内在美是追求美的最高境界；修饰美则是在仪容礼仪里关注的重点。

二、仪容修饰的基本礼仪原则

1.整洁　即整齐洁净，这是仪容修饰的首要要求。整洁性原则，要求在修饰仪容中注意对面部、头发、肢体的清洁，祛除异味，保持干净卫生，清爽的形象。

2.自然　是要求无论在修饰的程度上、技巧上还是效果上，都要把握分寸，自然适度。要根据自身的个体特点，即年龄、身材、容貌、肤色、气质及职业、身份等相一致；还要与时间、季节、出入场合以及环境等因素相吻合，达到自身整体和外界环境的和谐与协调，体现真实自然、具有生命力的效果。

3.端庄　是指端止平直，庄严大方，它是美的一种特殊表现。端庄不仅是简单的仪容修饰，更是气质和修养的自然流露。仪容端庄主要是一个人内在素质的外在体现。端庄的修养必须从行为做起，包括言谈举止、情操气度以及爱好阅历，达到庄重大方、气质高雅的仪容效果。

4.个性化　是本身充分了解及掌握自己的优劣，通过修饰，对自我形象重新塑造，扬长避短，把自身的风格、气质特征和个性魅力完全展示出来。

5.避人　修饰仪容要规避他人，特别在公共场合，不要当众整理自己的头发和妆容，尽可能在私密处或卫生间进行整理。

三、护士的仪表礼仪

由于护理职业的特殊性，紧张而劳累的工作状态使得护士可能出现倦容，而略施粉黛不仅能掩饰倦容，美化容颜，还能使护士的精神面貌有所改观而显得精力充沛，充满自信。在社交场合，这既是自尊的表示，也意味着对交往对象的重视。养肤四步骤：乐观的情绪、良好的睡眠、适当的饮食、合法的护理等。

（一）化妆的原则

1.自然淡雅　护士的工作妆主要以表现健康、自信为主，体现职业特点。因此，妆容要求真实自然，生动高雅，给人以“妆成有却无”的感觉，恰似天然的美感。

2.得体协调　化妆既要突出个性，又要注重整体协调。除要根据个人的气质设计妆面的色调，还要注意与服装、场合、环境的协调，突出整体效应，体现品位不俗的高雅气质。

3.美观靓丽　化妆意在使人变得美丽、漂亮。因此，在化妆时要注意避短藏拙，修饰得法，要通过高超的手法技巧、色彩的合理运用对五官进行适度的矫正，使之达到整体和谐、自然之美。

（二）化妆的步骤及方法

护士在化妆时，要注重化妆的方法和步骤，体现职业特点。护士工作妆应与爱岗敬业的工作态度、专心致志的服务热情协调一致。化妆的整体步骤主要分为洁面、润肤、涂粉底（含定妆粉）、修饰眼部（眼线、眼影和眉毛）、晕染腮红、唇部修饰、修正等。

（三）化妆的禁忌

1.勿当众进行化妆、补妆　在众目睽睽之下化妆是非常失礼的，这样既有碍于别人，也不尊重自己，在修饰仪容时应注意“避人”的原则，无论在办公室还是其他公共场合都不适合化妆，如有需要应在无人的地方进行，否则非常失礼。

2.勿借用他人的化妆品　如确实忘了带化妆盒而又需要化妆，在这种情况下除非别人主动提供方便，否则千万不要借用他人的化妆品，既不卫生，也不礼貌，故应避免。

3.勿在病人及异性面前化妆　让自己更加妩媚，应是每个女性的私人问题，从某种意义上来说“距离”就是美。

4.勿评论他人的妆面　由于个人民族、文化传统的不同，皮肤及种族的差异，每个人对化妆的要求及审美是不一样的。不要对别人的妆容品头论足，若当面评论会令人尴尬难堪，不尊重他人。在和他人交往的过程中，即便是好朋友，也不要主动去为别人化妆、改妆及修饰，这样做就是强人所难和热情过度。

5.勿使妆面出现残缺　若妆面出现残缺，应及时避人补妆。

四、护士的服饰礼仪

（一）护士服饰礼仪概述

俗话说：“人靠衣裳马靠鞍”“三分人才，七分打扮”，这说明了服饰的重要性。在现代社会，着装服饰不仅是御寒、保暖的物品，也是一种社会文化形象的象征，服饰是一种无声的语言，它能传递一个人的气质、性格、职业、教养、社会地位、审美情趣和价值趋向等。服饰也是个人精神面貌和形象的体现。当然，良好的形象并非在于服饰是否华贵、时髦，而在于是否得体。

作为护理工作者，处于医院这一特殊环境中，更应当注意自己的衣着打扮，以体现护士的严谨和干练，从而塑造护士美好的形象。

（二）护士的服饰礼仪

护理是一门科学，又是一门艺术。护理独特的艺术是通过护理人员的形象来实现的。而护士的形象对护理服务对象的身心将产生直接或间接的影响，从而影响护理效果和质量。正确得体的着装不仅体现护士良好的形象，而且还可以增强护士的信心，提高与人交往的能力，使护理工作顺利开展。因此，护理人员的着装，除了应遵守着装的基本规则外，还应体现出护理人员的职业特点。

1.护士服的问世与发展 护士服源于公元330年，当时修女穿统一服装，且有面罩，现今的护士帽就是由此演变而来，象征着“谦虚服务人类”。而护士服始于19世纪60年代，南丁格尔首创护士服时，以“清洁、整齐并易于清洗”为原则。样式虽然有差别，却也大同小异。此后，护士服在世界各地的护士学校仿效、流行。在美国，许多护士学校的服装各具特点，款式不一，且要求政府注册，彼此不准仿制，并规定不许穿护士服上街或外出等。

20世纪初，护士服在我国开始出现，当时女护士着粉红色衣裙，男护士着蓝色长衫，女护士的发梢上系一根红头绳，也显得十分雅致。随后，护士帽代表护士职业，被赋予高尚的意义，护士戴护士帽成为常规，而且只有正式护士才有资格戴护士帽。当时，我国各地的护校服装虽然还没有统一，但设计都以庄重、严肃为主，不仅美观大方、清洁合体，也表现出护士纯洁、沉稳、平和的气质。

20世纪20年代，我国各地医院，护生服装样式相同，但颜色不一。护士着装时，要求鞋、袜、裤的颜色均为白色，并规定护士除佩戴特别的别针外，一律不许佩戴首饰。1923年协和护校学生服装改为浅蓝色衬衫与白裙，头戴一顶小方帽，这套素雅清淡的护士服装，端庄大方，使人仪表非凡。当时，护士的服装与气质吸引了不少青年女性投身护士职业。

1928年，第九届全国护士代表会时，协和高级护士学校毕业的林斯馨女士提出统一全国护士服装的建议，当即组成护士服装研究委员会。重新设计的服装样式刊登在护士季报上，要求全国护士统一制作，此后我国护士服装得到统一。20世纪30年代后期，毕业护士着素雅大方的护士服（白裙、白领、白鞋，白袜、白色燕帽，衣裙下摆一律离地10英寸，统一制作的半高跟网眼帆布鞋）。每年“5.12”国际护士节各大城市护士都统一着装参加纪念活动，整齐靓丽、十分精神。其情景庄严肃穆，感人至深，使大家深切体会到护士形象的美好和护士职业的崇高与圣洁。

2.护士工作时的穿着礼仪 护士工作着装，虽然是人的外表，但可以反映一个人的内在修养与素质。护士作为专业人士，处于医院这一特殊环境中，更应注意自己的服饰，以体现专业人士的严谨和干练，同时也通过自己的服饰使病人感到亲切与信任。

（1）护士着装原则

1）干净整齐 护士服是护士身份和职业的体现。护士服应清洁、整齐、平整、无皱、无污渍、血迹，衣扣要扣齐，长短适宜，给人以干净、整洁、利落、明亮、整体美的感觉。干净整洁的工作服代表护士的尊严与责任，显示护士职业的特殊品质和群体的精神面貌；统一规范的格式，体现了护理人员严格的纪律和严谨的工作作风。

2）端庄大方 护士上班穿工作服，是护理职业的基本要求。有利于服务对象的辨认，也是对服务对象的尊重，护士在着装上，应做到端庄实用、简约朴素，通过服装体现护士职业的自豪感、责任感和可信度。

3）搭配协调　穿着护士服，其大小、长短、型号应适宜，腰带平整，松紧适度。同时要注意与其他服饰搭配统一，如护士帽、鞋袜、发夹等。

4）简洁素雅　穿工作服时，不宜戴太阳镜，不宜留长指甲，涂指甲油，以免影响工作，使病人产生不良看法。

（2）护士着装的具体要求

1）护士服　是一种职业礼服，是护士职业的象征，一般为白色裙服。我国的护士服多数是连衣裙式，给人轻盈、纯洁、安静、神圣的感觉，其设计以整齐洁净、大方适体和便于各项操作为原则，目前我国各大医院的护士服在白色基础上，增加了淡蓝色、粉红色、淡绿色、淡米色等，款式也由经典的样式不断翻新变革，在不失典雅、文静、端庄的原则下，更增添了几分时代的新气息。如一般病房和门诊护士，为白色护士服；手术室护士服选用绿色，能淡化手术操作中长时间看到鲜红血色而产生兴奋、烦躁、注意力不集中及焦虑心理，给术者以平和、镇静的心态，利于医疗护理安全。儿科护士为粉红色护士服，以悦目优美的色调，增添温馨、柔和的气氛，以避免孩子产生恐惧心理。男护士服为白大衣或分体式工作服。

护士服在穿着中要求尺寸合身，以衣长刚好过膝，袖长刚好至腕。腰部用腰带调整，宽松适度。护士服的领扣要求扣齐，缺扣要尽快钉上，禁用胶布或别针代替，衣兜内忌塞满物品。衣服的内领不外露。男护士穿着时不宜穿高领及深色内衣。

2）工作帽　护士的帽子有燕帽和圆帽2种。护士帽是护士职业崇高和圣洁的象征。

①燕帽：戴燕帽时，两边微翘，前后适宜，一般帽子前沿距发际3～5cm，戴帽前将头发梳理整齐，前头发不过眉，后头发不及衣领，长发应将头发盘于枕后或用发网盘起，使用发卡或头花固定。短发应将头发自然后梳，两鬓头发放于耳后，不可披散于面颊，需要时可用小发卡固定。全国护士脱帽自2020年的12月就有医院开始实行，截止于2022年8月7日，全国已有很多家医院实行了护士脱帽，取消佩戴护士帽，以全新的面貌投入到护理工作中，但全国依然有少部分医院没有完全实行护士脱帽。

②圆帽：戴圆帽时，头发应全部放在圆帽内，前不露刘海，后不露发际，圆帽的缝线在后。圆帽一般用于手术室、传染科及特殊科室的护士，为了无菌操作和保护性隔离的需要而佩戴圆帽。

③口罩：戴口罩应完全遮盖口鼻，戴至鼻翼上。护士上班时口罩要勤更换，保持洁净。一般情况下与人讲话要摘下口罩，长时间戴口罩与人讲话是不礼貌的表现，但要注意在操作中或操作后未清理完毕时，不应取下口罩。

④袜子：袜子长度要高过裙摆或裤脚边，袜色以近肤色为最佳，不穿破损的袜子。

⑤护士鞋：为便于工作和适应病房环境，女护士上班应穿护士鞋，颜色以白色或乳白色为主，平跟或坡跟，软底防滑，穿着舒适。护士鞋应保持皮鞋洁净，无论下身配穿工作裤或工作裙时，袜子均以浅色、肉色为宜，以与白鞋协调一致。夏季不可赤脚穿凉鞋，不宜穿高跟、硬底、带钉及带响的鞋。

⑥胸牌：是向人表明自己身份的标志，护士穿工作服时，应同时佩戴有相片、姓名、职称、职务的工作胸牌。佩戴时要求胸牌正面向外，端正地别在胸前，胸牌不可吊坠或粘贴它物。佩戴胸牌有一种职业责任感，可约束自己的言行，也利于病人辨认、询问和监督。

3）护士上岗佩戴饰物的要求　护士服饰应以庄重严肃为主，展示护士职业圣洁典雅、沉稳严谨的气质。因此，护士上岗时不能佩戴饰品，如戒指、手链、手镯、耳饰；也不能过分装饰，如将头发染成流行色，留怪异发型和过分化妆；不宜留长甲及涂染手指、脚指甲。

第六节 护士的体态礼仪

一、仪态礼仪概述

达·芬奇说过“从仪态了解人的内心世界，把握人的本来面目，往往具有相当的准确性与可靠性”。仪态是指人们身体所呈现出的各种姿态，它包括举止动作、神态表情和相对静止的体态。在活动中和交往过程中所表现出来的各种姿态可以表现出人类特有的形象美。护理工作者在工作中展现文明、优雅、敬人的仪态不仅表达对他人的尊重，同时也能为病人带来美的享受，使护理工作获得良好的效果。

（一）仪态礼仪的作用

仪态如同一种无声的语言，表现着人类的思想感情变化，而且它更富有真实性。护理人员文明、规范、优雅、美观的仪态能树立护士良好的形象，增强病人的信任度，提高病人的依从性，能让护士在和病人的交往中赢得理解、好感和信任。

1.无声的体态语比有声的口头语表达的内容更丰富、更真实 仪态是一种无声的语言，能表达人类的思想感情变化以及对外界的反应，并且更富有连续性、多样性、深刻性、真实性和可靠性。奥地利作家茨威格说：“在泄露感情的隐私上，手的表现是最无顾忌的。”如当病人极度痛苦的时候，护士紧握病人的手给予安慰和支持，往往能比单纯的语言更好地表达护理人员的人文关怀之情。

2.仪态在人们的交往中具有独特的沟通作用 仪态的沟通作用表现在：可以表达口语难以表达的信息，使对方免于窘态；可以代替口语来与对方交流沟通，可以辅助口语达成“言行一致”的效果，使思想得以强化、深刻；可以适应本人的心理、生理需要；可以发出暗示，调节双方关系，使对方作出积极反应。在护患沟通中，由于疾病的影响或在某些特定的环境下，病人与护理人员只能通过无声的言语传递信息，这时用手势、体态等可以表达对病人的关心和照顾。

3.体态语能够表达有声语言所不能表达的真实情感 仪态得体与否，直接反映出人的内在素养。仪态的规范到位与否，也影响着他人对自己的印象和评价，仪态就像一面折射透视镜，往往能成为人们真情实感的流露，能使人既见其表又窥其内。

4.体态美有助于展现风采，树立美好的自我形象 人们所推崇的气质、风度就是指训练有素的、优雅的、富有魅力的仪态。护理行业是最能发挥力与美的职业，训练有素的举止，得体的护士风度，能显示出护士良好的素质与职业特点，并给人们留下温和、善良、仁爱的“白衣天使”形象。

5.体态美有助于加深对方的第一印象 英国哲学家培根说：“在美的方面，相貌的美高于色泽的美，而秀雅合适的动作美又高于相貌美”。所以，文明、优雅、敬人的仪态往往能够在与人交往时留下深刻的第一印象。

（二）仪态礼仪的实训要求

护理人员的仪态要求：“坐有坐姿，站有站相”，即要求做到文明、优雅、敬人。所谓文明，是要求举止自然、大方、高雅脱俗，有意体现自己良好的文化教养。所谓优雅，是要求仪态美观，得体适度，不卑不亢，赏心悦目，风度翩翩，颇具魅力。所谓敬人，是要求仪态礼让他人，体现出对他人的尊重、友好与善意。

二、护士基本仪态礼仪

（一）站姿

站姿，又称站相，是指人在站立时所呈现的姿势，是人最基本的姿势，是一种静态美，它是其他动态美的基础和起点。形容女士优美的站姿为亭亭玉立，男士为站如松而挺拔。所以良好的站姿能展示优雅的气质和风度。

1.基本站姿

（1）站姿的基本要求　站姿能体现出人的稳重、端庄、挺拔、自信、精力充沛的印象。其要领要掌握：高、挺、直、稳。

1）高　站立时，身体的重心要尽力提高，昂首提气，使其颈椎、腰椎直立。

2）挺　站立时，头平、颈直、肩展、背挺、立腰、收腹、提臀、绷腿使身体各部位要尽量舒展、收紧、挺拔。

3）直　站立时头要正，借助向上的力量，使颈、胸、腰椎及双腿要尽量与地面保持垂直，同时注意收颌、挺胸、收腹、提臀、夹腿。

4）稳　双肩向后展开，两臂尽力靠近躯干，同时两腿绷直，膝盖略放松，身体重心穿过脊柱及双腿，前脚掌轻轻着地，重心落在两脚中间。

（2）站姿的基本要领　站立时要体现高稳挺直，首先从腰部分解成两个力，一个力沿着腰、胸、颈椎向上至头顶，另一个力通过双腿至地面，用相反的力量尽力上下牵引，同时向上提气，头正、下颌微收、颈直、肩下沉后展、挺胸、收腹、立腰、提臀、双腿夹紧、双脚合并、双手下垂、双臂贴于身体两侧，目视前方，目光柔和（图7-3）。

2.常见的站姿　站姿除了展示优美挺拔的静态美之外，在人际交往时还要体现亲和力与舒适感。通过基本站姿的手位和脚位的变化，呈现几种常见的站姿，分别用于不同的场合。

（1）常见站姿的脚位

1）基本脚位　双脚平行并拢，足尖、足跟对齐（图7-4）。

2）“V”字形　即双脚足跟并拢，两脚尖张开半拳至一拳的距离。男女均适用（图7-5）。

3）“丁”字形　即一脚跟在另一脚的脚心的中点，使两脚形成一定的角度。常用于女士（图7-6）。

4）平行步　两脚平行分开不超过肩宽。为男士采用。

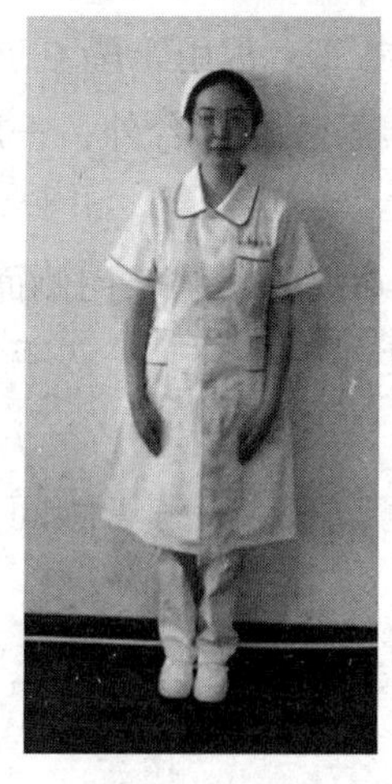

图7-3　基本站姿

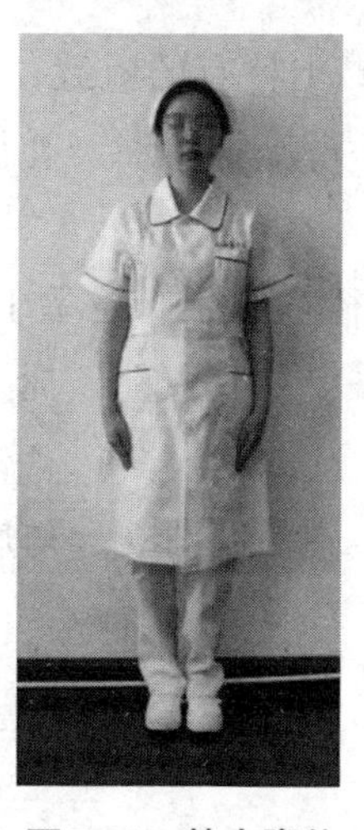

图7-4　基本脚位

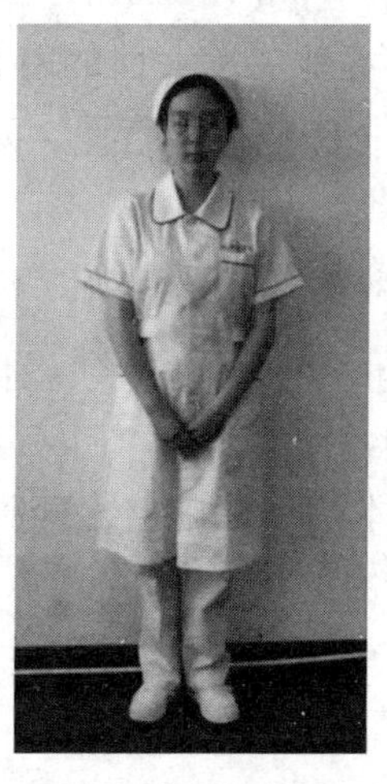

图7-5　“V”字形

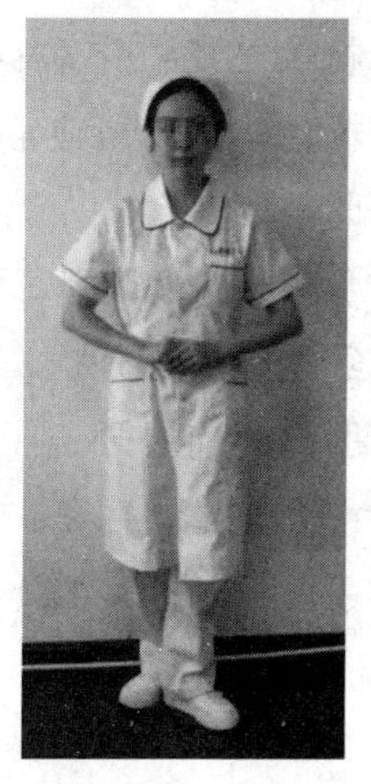

图7-6　“丁”字形

3.工作时常用的标准站姿 通过脚位与手位的变化，体现出女士的优雅、端庄和专业；男士的挺拔、稳健和规范。此站姿多用于接待、等候等工作场合。门诊导诊护士及病房接待病人时常选用此站姿。

（1）女士站姿 站立时要保持头正颈直、下颌微收、肩沉外展、挺胸收腹、立腰提臀，双腿夹紧，左手垂放于下腹部，手尖指向地面，手掌舒展，五指并拢，右手搭在左手指上，拇指交叉，双臂基本伸直，脚呈“V”字或小“丁”字步（图7-7）。

（2）男士站姿 在以上基本站姿基础上，两脚分开呈平行步站立，但两脚之间的距离不超过肩宽，右手垂放于下腹部，手掌略弯曲，左手搭在右手的手腕处，五指并拢，双臂基本伸直（图7-8）。

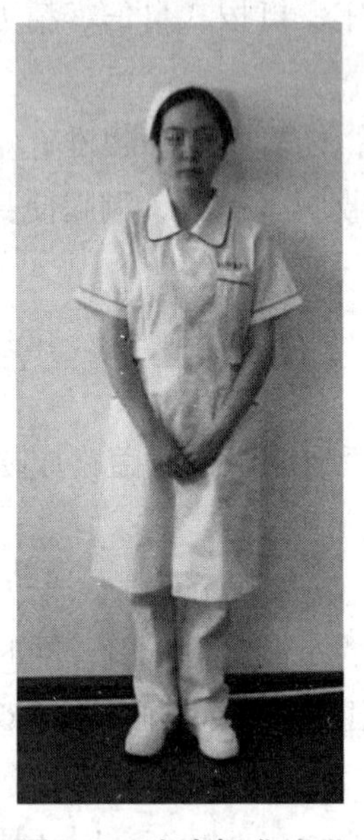

图7-7 女士标准站姿

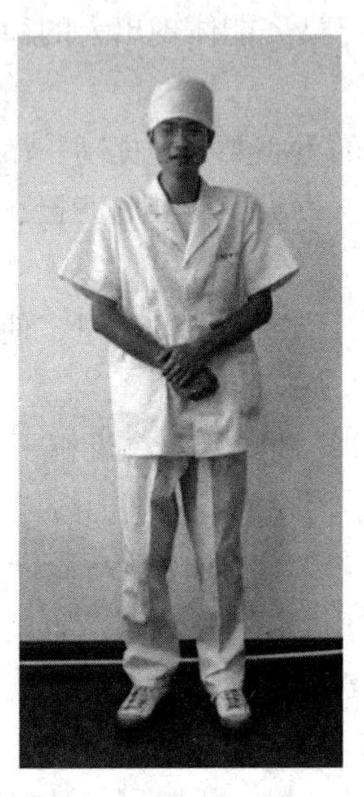

图7-8 男士标准站姿

（3）点头礼 是护士和病人沟通交流时常用的礼节。基本要求是在保持挺拔站姿的基础上，上身带动头部微前倾约5°点头致意，面带微笑，目光注视对方，同时配合“您好”等礼貌用语。

（4）鞠躬礼 是护士在工作中常用的礼节之一。常用于接待和送别病人、来宾、领导及表示抱歉的场合。基本要求是在标准站姿的基础上，以腰为轴，上身及头部前倾15°~30°，保持头、颈、背、腰部呈直线，双手仍呈标准站姿的手势，自然地搭在下腹，面带微笑，目光注视身体前下1~1.5米的地面，同时配合“您好”“谢谢”“抱歉”等礼貌用语。

4.礼仪站姿 此站姿能完美地展示女性的魅力和男士特有的威武、阳刚之气，常用于隆重、热烈、严肃的场合。服务行业常选用，医疗卫生行业，除了举行庆祝活动、礼仪表演等热烈场合外，一般不适合采用此站姿。

（1）女士礼仪站姿 面带微笑，目光柔和，下颌微微内收，脚位呈丁字步站立，身体略向侧面倾斜，左手掌舒展，五指并拢，拇指的外侧靠在脐部，右手搭在左手指上，拇指交叉，虎口相对，双手指轻轻外展，肘部向前展开（图7-9）。

（2）男士礼仪站姿 在基本站姿基础上，两脚分开，平行站立，与肩同宽，双手后背于腰间，左手搭在右手腕处（图7-10）。

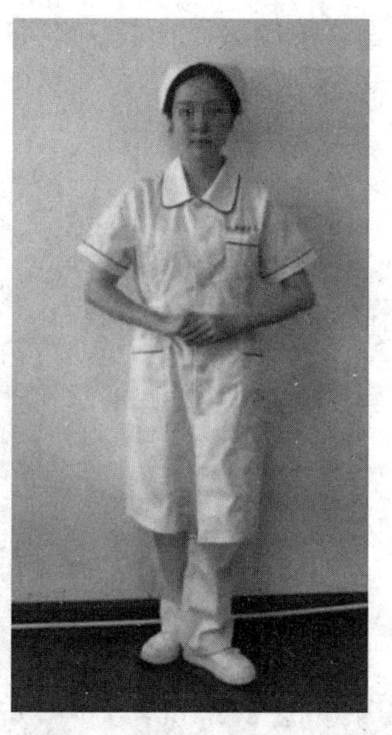

图7-9　女士礼仪站姿

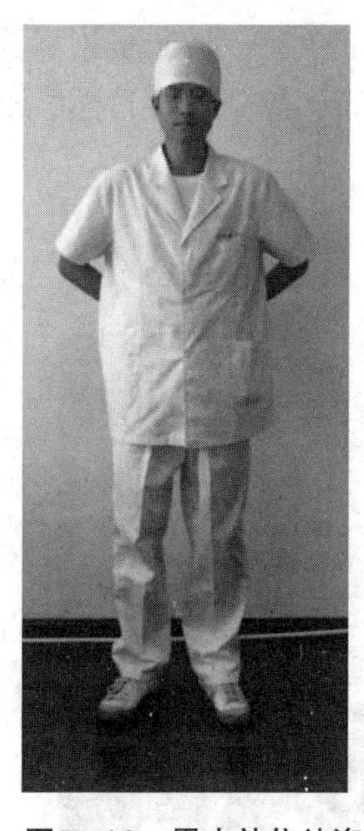

图7-10　男士礼仪站姿

5.交谈站姿　站姿不但体现美感，还要给交往对象一种视觉上自然、大方和舒适感。与人交谈时，在基本站姿的基础上，双脚可并拢，也可呈“V”字或小“丁”字步，将双手臂抬至腰间，双手搭在腹前，左手握空拳，右手搭在左手指上，拇指交叉，手背向上，手心向下。此站姿适用于女士，护理人员在入院指导、采集病史、健康教育、心理护理、出院指导等交谈时常采用此站姿（图7-11）。

6.禁忌站姿　全身不够端正、挺拔，站立时东倒西歪、仰头缩颈、耸肩驼背、含胸凸腹、两腿交叉或分开过大，双手插于兜内或交叉抱于胸前，手脚随意乱动。护士在工作期间，懒散地倚靠在病床、床头柜、墙壁、门口等支撑物上，会给病人留下一种懒惰、懈怠、傲慢、敷衍不认真的印象（图7-12）。

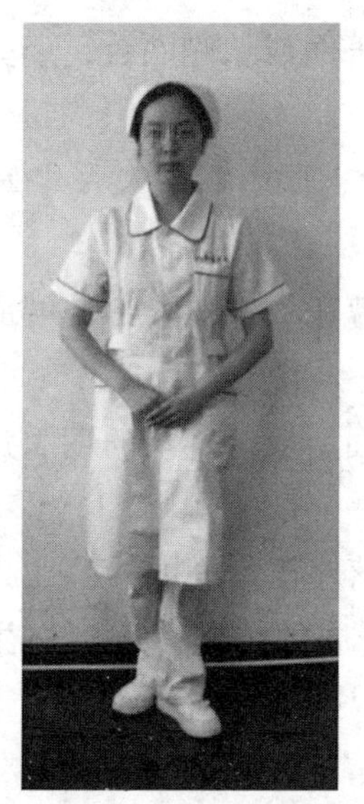

图7-11　交谈站姿

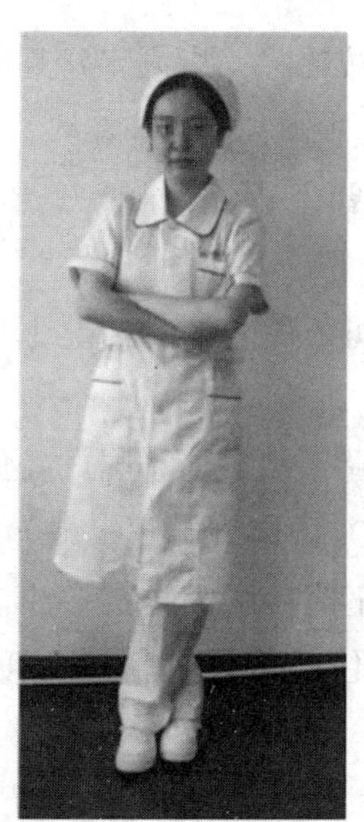

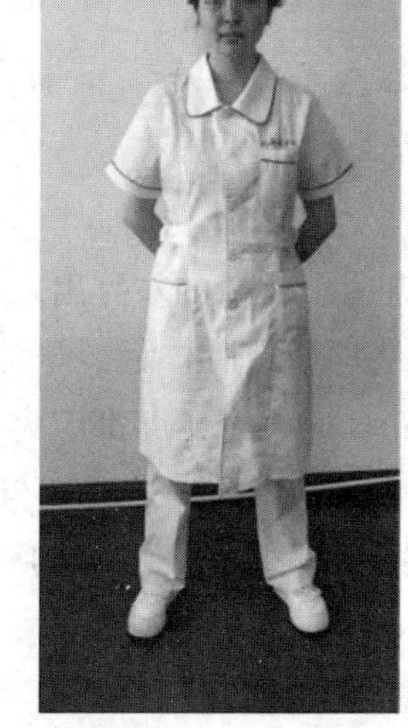

图7-12　禁忌站姿

7.站姿的训练　是仪态训练中最基础的训练，基本站姿的训练方法有以下几种方法。

（1）靠墙训练法　背靠墙站立，使枕部、肩胛骨、臀部、小腿部及足跟紧贴墙壁，肩下沉，手臂尽力向下，大腿夹紧。

（2）背靠背训练法　两人一组，背靠背站立，使两人的后脑、双肩、臀部、小腿及足跟紧密接触（图7-13）。

（3）顶书训练法　面带微笑、目光平视、头正颈直、下颌微微内收，将书本放于头顶上，纸夹于两膝盖中间，使全身肌肉绷紧，躯干保持自然、平稳状态（图7–14）。

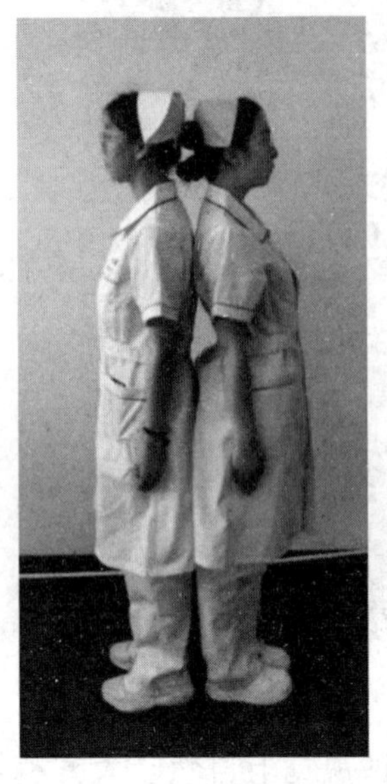

图7–13　背靠背训练法

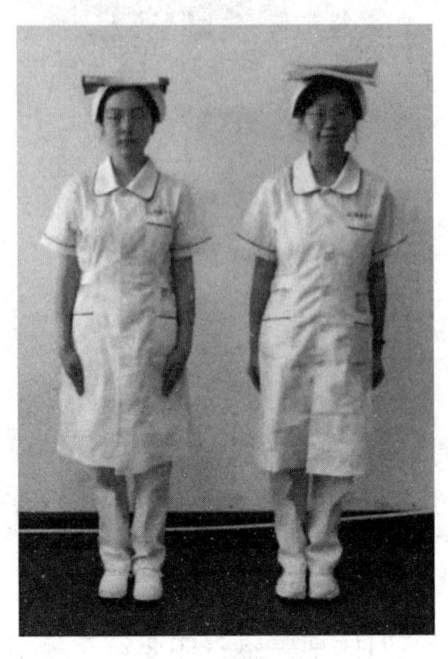

图7–14　顶书训练法

（二）坐姿

坐姿，指人就座后身体所呈现的姿势，属于一种静态的姿势。护士端庄优雅的坐姿，不仅能展现职业特有的娴雅、优美的体态美，还能给病人以稳重、谦虚、冷静、沉着的感觉，而且能展现护士严谨的工作作风和良好教养。

1.基本坐姿

（1）坐姿的基本要求　古人提出"坐如钟"，指人坐定后无论从正面或从侧面看，姿势都是端庄、挺直、稳重的。

1）就座顺序　与他人一起入座时，要讲究先后顺序，礼让尊者，同事、朋友及平辈之间可同时入座，抢先入座是失礼行为。

2）就座方位　在正式社交场合，空间条件允许的情况下，应当遵守"左进左出"的原则，即从座椅的左侧进去，离开时从座椅的左侧出来。

3）就座角度　即坐定后，躯干与大腿、大腿与小腿、小腿与地面所成一定的角度。角度不同，会呈现不同的坐姿。正坐时三个角度都应为90°，体现端正、规范。

4）就座深浅　即取坐位时，臀部与座椅接触面积的多少。一般落座于椅面的1/2～2/3。

5）就座舒展　即入座前后身体各部位的舒展、活动程度。其舒展的程度大小与交往对象双方关系有关。

（2）坐姿的基本要领

1）入座　又叫落座，即走向座位直至坐下全过程，它是由一系列动作构成的。落座时，走到座椅的正前方约一步远，转身背对座位，用右脚后移半步，用小腿轻轻触碰椅子边缘，然后轻稳坐下，落座椅面的1/2～2/3，如女性着裙装入座，应先用右手背自大衣腰部开始向下抚平裙摆，同时左手自臀部抚平另一侧后落座。无论是落座还是移动座椅、调整坐姿，都应落座无声、姿势优雅。

2）坐姿　此坐姿为基本坐姿。落座后，头部端正、目光平视、下颌微收、颈直展肩、上身挺直，躯干与大腿、大腿与小腿之间均呈90°，小腿垂直地面，双脚并拢，双手掌心向下，女士右手搭在左手上，拇指交叉，叠放于大腿中段或中段偏左；男士双脚可平行分开，略窄与肩宽，将两手自然地搭在两侧大腿或座椅两侧的扶手上（图7-15）。

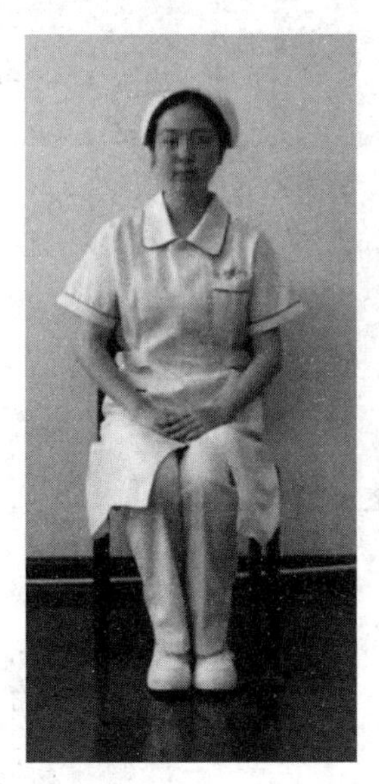
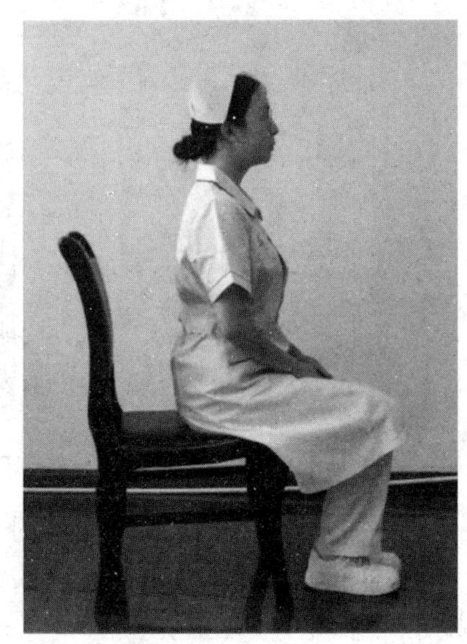

图7-15 基本坐姿

3）离座 要起身离开座位时，先恢复到基本坐姿，然后右脚后退半步，重心前移，起身站稳后，在空间条件许可的情况下，从左侧离开。离座时，动作要轻稳，无声无息，避免动作过快、过猛发出声响；如有其他人在座时，应先用语言或动作示意；同时起身时，注意尊者在先的顺序，以示尊重和礼貌。

2.常见坐姿

（1）正坐位的常见坐姿

1）基本坐姿 男女基本坐姿同上，是体现规范、稳重、端庄的最基本的坐姿，适用于职场和正规的社交场合。

2）前伸后屈式 也叫开关式，上身挺直，双膝合并，一脚向前伸出，另一腿向后屈回，后脚掌着地，脚跟抬起，两脚前后保持在一条直线上，双手自然的叠放于大腿上。此坐姿悠闲、自然，舒适。女士较适用。

3）双脚交叉式 在基本坐姿的基础上，将一脚交叉放在另一脚的足跟外侧，前脚掌着地，足跟抬起。适合于女性（图7-16）。

（2）侧坐位的常见坐姿 侧坐位多用于女性，能展示女士优雅、端庄和秀美。

1）侧位平行式 也叫双脚斜放式，保持基本坐姿，然后以膝盖为轴，将双脚平行移至左侧或右侧，使小腿与地面成45°，身体向另一侧倾斜5°~10°，双手叠放于大腿上。适用于穿裙装。

2）侧位交叉式 同正位双脚交叉式，只是将脚位放在左侧或右侧。

3）双腿叠放式 也叫架腿式（跷二郎腿），将一腿斜放于同侧身体的外侧，另一腿叠放其大腿外侧，使其两小腿平行无缝隙，上面的脚尖向下，脚背、脚腕和小腿成一条直线，双脚的脚尖指向同一方向，手叠放于上面的大腿上。适用于较低的沙发。男士可在正位采用此姿势，注意脚底不要对着他人，脚尖不要朝上，不要抖动（图7-17）。

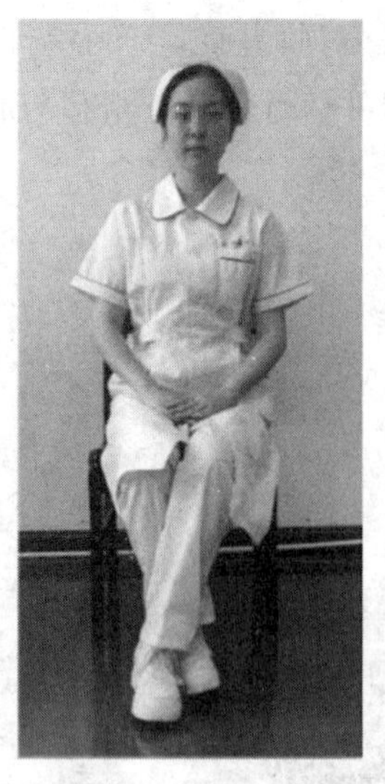

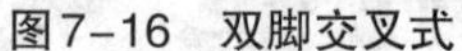

图7-16 双脚交叉式

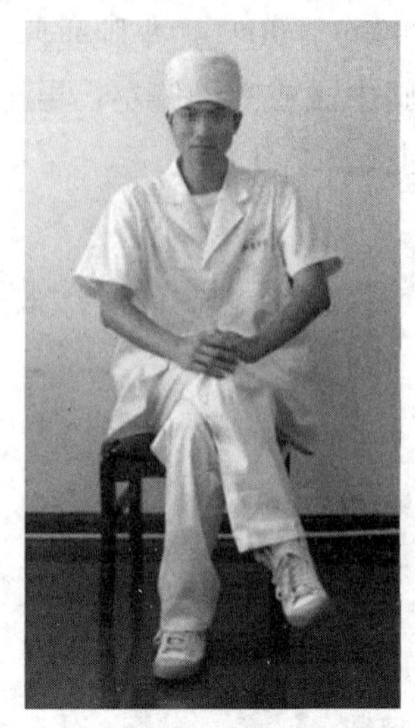

图7-17 男士双腿叠放式

3.禁忌坐姿 护士在护理工作中，根据工作内容的不同，可选择不同的坐姿，如在护理站书写护理病历、进行病案讨论、参加业务学习；在病房与病人谈话等。就座时要充分体现护士文雅、端庄、优美的仪态，尽量避免出现以下不雅姿势（图7-18）。

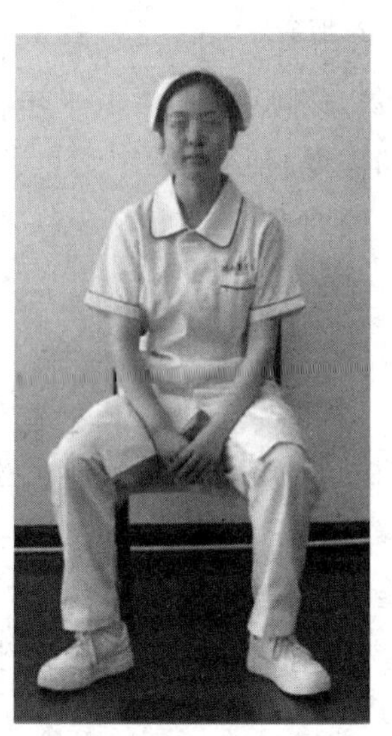

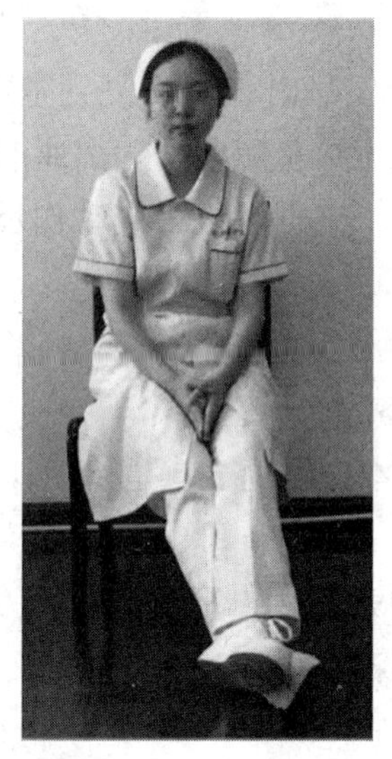

图7-18 禁忌坐姿图

（1）头部 落座后，头部不够端正，靠在椅背上或低头注视地面，左顾右盼、摇头晃脑、闭目养神等。

（2）躯干 落座后，腰部肌肉应保持紧张状态，上身不宜过于前倾、后仰、歪向一侧或趴在桌上。

（3）手部 落座后，手要自然地叠放于大腿上，忌两手抱膝盖、双手夹在两膝之间或双手交叉抱于胸前等动作。

（4）腿部 落座后，女士双腿不宜分开和高翘“二郎”腿，使对方看到鞋底；不宜双腿不停抖动或把腿架在其他的座椅上；久坐时不宜单腿或双腿盘坐在座位上。

4.坐姿的训练 是在基本站姿的基础上，由站姿变为坐姿，落座后保持重心平衡，上身挺拔，脚位轻松，手位美观。练习时可以两人相互监督、矫正、练习，具体坐姿练习方法如下。

（1）落座时的训练 背对椅子，站在椅子的左前方一步，然后平行向右移动脚步至椅子中央，右脚向后伸出，用小腿触碰椅子边缘，双手展裙子或白大衣轻轻落座于椅子的1/2～2/3。

（2）坐姿的训练 落座后，保持上身挺拔、直立，双腿合并，躯干、大腿、小腿、地面所成的夹角均为直角，双手叠放于大腿上，拇指相交，女士分别练习前伸后屈式、双脚交叉式、双脚斜放式、侧位交叉式、双腿叠放式。男士的基本坐姿练习：两腿分开，不超过肩宽，上身挺拔、直立，双手分别搭在大腿上，再练习正位双腿叠放式。

（3）离座的训练　起身离座时，恢复到基本坐姿，右脚向后退半步，重心前移，起身站立，右脚收回，站稳呈基本站姿后，从左侧离开。

（三）行姿

行姿也称走姿或步态，指人在行走的过程中所形成的姿态，是人体所呈现的动态美。护士优美而轻盈的行姿，既能体现护理职业独特的仪态美，也能反映其工作态度和精神风貌。

1.基本行姿

（1）行姿的基本要求　行走时，应以规范的站姿为基础，遵守轻、直、稳、匀的原则，匀速、协调、平稳地向前行进。

1）轻　指行走时抬脚和落脚要轻盈，抬脚的高度要适宜，尽量做到柔步无声，但不是蹑手蹑脚。

2）直　行走时双脚交替行进在同一方向上，两脚的内缘尽量沿着一条直线行走。

3）稳　行走过程中，身体的各部位保持协调、平稳，避免左右摇晃。

4）匀　行走时步幅要适中，两脚之间相距一脚远，有节奏、匀速行驶。

2.行姿的基本要领

1）头正颈直，挺胸收腹　保持基本站姿，在行走时，头部端正，双眼平视前方，目标明确，保持上体挺直，肩沉、挺胸、收腹、立腰、提臀，膝部伸直，避免弯曲，使身体形成一条直线。

2）起步前倾，重心前移　起步行走时，身体前倾，重心应落在反复交替移动的前脚掌上，身体随之向前移动。当前脚落地、后脚离地时，膝盖伸直，踏下脚时稍微松弛，重心随之前移，使步态更加优美。

3）脚尖向前，步幅适中　行进时，伸出的脚尖应保持向前，不要斜向内侧或外侧，即所谓的内八字或外八字步。同时还应注意步幅大小适中，一般行进中的步幅是前脚跟距后脚尖一脚的距离。

4）直线前行，自始至终　行进时，双腿尽量靠拢，双脚的内缘行走的轨迹大体上应为一条直线，前行时要控制身体，避免左摇右摆，使身体自始至终保持直线移动。

5）双肩平稳，两臂摆动　行进时，双肩保持平稳，勿左右摇晃，两臂应自然地、有节奏地前后摆动，向前摆动的幅度以30°~45°为佳，手臂同时带动手掌自然摆动，手自然弯曲，掌心向内，不要横摆或同向摆动。行进间摆动时，双肩、双臂不可过于僵硬呆板，使之保持自然协调平稳。

6）全身协调，匀速行进　行走时，要保持上身平稳，双臂摆动和双腿行走协调，行进速度和步幅均匀，有节奏感，抬足有力，干净利落，全身各部位姿态配合、协调，展现轻松、自然、优美的姿态。

护士在工作时，步幅不宜过大，但频率应稍快，特别是抢救病人时，频率加快，既体现抢救速度快，又使人感到忙而不乱、忙中守节（图7–19）。

2.禁忌行姿

（1）左右摇晃　在行走时，头要端正，目视前方，双肩应保持平稳，不应低头看地或左顾右盼、瞻前顾后，还应避免身体左右摇摆。

（2）八字步态　在行走时，两脚尖始终保持向前，忌内八字步或外八字步，否则很不雅观。

（3）脚步声过大　行走时，应步态轻稳，柔步无声，如用力踏地，发出声响过大，不仅妨碍他人，还会给人留下粗鲁、没教养的感觉。

（4）摆臂不自然　行走时，两臂应自然前后摆动，避免横向摆动、幅度过大或过小摆动以及架臂摆动。

（5）身体不端正　行走时，应当避免低头、颈部前伸、歪头斜肩、夹臂耸肩、含胸挺腹，扭腰摆臀。

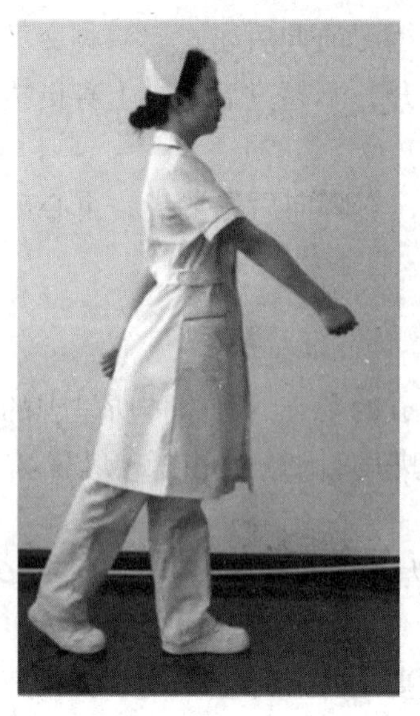
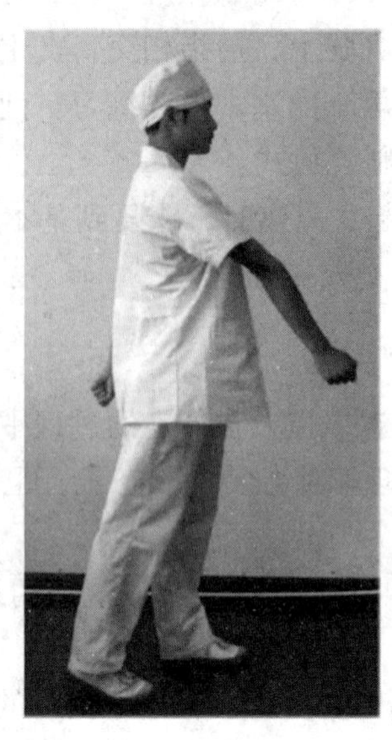

图7-19　走姿

3.行姿训练　优美的行姿是在标准的站姿基础上训练出来的，通过得体的微笑、优美的步态、均匀的步幅和适度的摆臂等协调的动作，体现出的一种动态之美。

（1）训练基本站姿　头正颈直、下颌微收、肩下沉外展、挺胸、收腹、立腰、提臀、双腿夹紧、双脚合并、双手下垂、双臂贴于身体两侧。

（2）训练稳定性　有两种方法，一种是两足跟靠紧，两脚尖向外展开，尽量使两脚的脚尖、脚跟在一条线，身体直立挺拔，目光平视，下颌微收，双手叉腰，双肩尽力后展，身体保持平衡；另一种方法是行走时将书本放在头顶上，同时保持头正颈直，目视前方。

（3）训练步位、步幅　保持基本站姿站好，双手叉腰，在地面上找一条直线，原则是两脚内缘交替沿此直线行走。起步时，按口号分三步完成一个完整动作，1是一脚前伸踏地，重心前移，2是另脚起步时前脚掌沿地面拖至前脚足跟处停止，3是后脚沿前脚内缘移至前方，移动时双膝内侧及双脚内缘均有微微摩擦感，步幅约一脚距离，反复进行练习，使之步态平稳，步幅均匀，纠正“内八字”和“外八字”步。

（4）训练摆臂　第一步，基本站姿站好，左脚成丁字步，左手叉腰，右手自然前后摆臂，摆动时，向前摆动幅度30°~45°，向内勿超过身体的正中线，高度勿超过腰线；第二步，换方向同上进行练习；第三步，取基本站姿，双手自然摆动，摆动时注意幅度、高度及协调性。

（5）训练协调性　配合节奏感较强的音乐练习行走，训练时要面带微笑，充满自信，将优美的姿态融入音乐当中，在标准的站姿基础上，注意步态、步幅、手臂等身体的整体状态协调，使之体现护士特有的仪态美。

（五）蹲姿

蹲姿是动静结合的一种姿态，也是护士工作中常用的姿势，如蹲下拾物、拿取低处物品、为病人整理床头柜等，一般会用蹲姿。

1.基本蹲姿　运用蹲姿时既要美观、文雅，又要省力。工作中常采用的是高低式蹲姿，即双膝一高一低，其基本要求是：下蹲时，一脚在前，一脚在后，后膝内侧紧靠前小腿内侧蹲下，前脚全脚掌着地，小腿基本垂直于地面，后脚前脚掌着地，脚跟抬起，重心向后，臀部要向下。注意，女士蹲下时，双腿必须合并，男士可略微分开；穿裙装或护士穿裙式工作服下蹲时，可用手整理一下裙摆，再缓缓蹲下，上身保持直立（图7-20）。

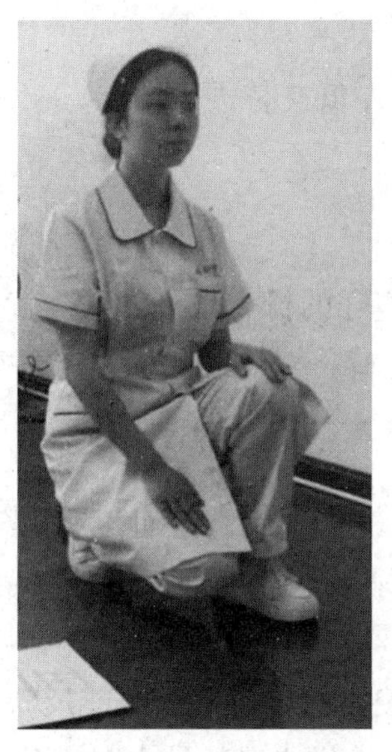
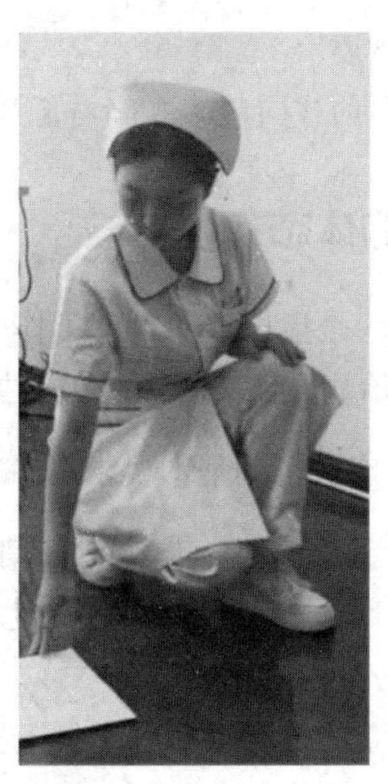

图7-20　基本蹲姿

2.禁忌蹲姿　采取蹲姿时要体现文雅、得体、舒缓，给人稳重、大方、有教养之感，应禁忌以下姿势（图7-21）。

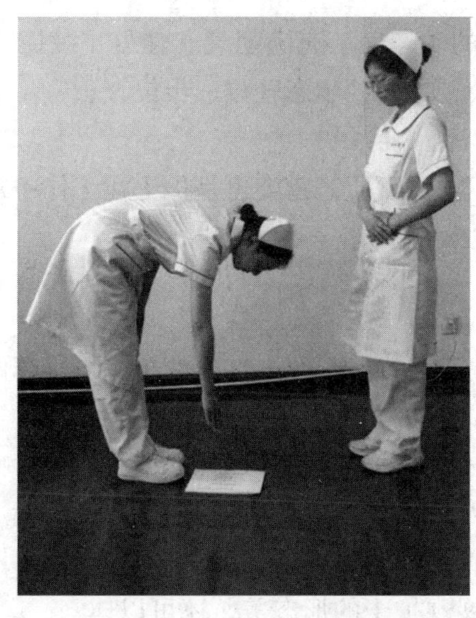
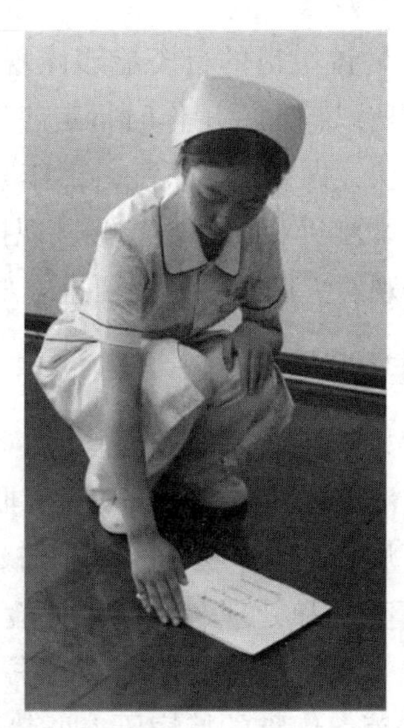

图7-21　禁忌蹲姿

（1）背对他人下蹲，这样对他人不够礼貌和尊重。

（2）面对他人下蹲，这样会使彼此感到不便。

（3）下蹲时双腿平行叉开，这样不够文雅，特别是女士穿裙装下蹲时，双腿必须紧靠，禁忌采用此姿势。

（4）下蹲时不宜低头、弓背或翘臀，特别是女性穿短裙时，这种姿势十分不雅。

3.训练蹲姿

（1）在站姿的基础上，左脚向前迈一步，身体重心落在双腿之间。

（2）上身保持直立，右手整理裙摆，轻轻蹲下。

（3）下蹲时，双腿靠拢，前脚全脚掌着地，小腿垂直于地面，后脚前脚掌着地，脚跟抬起。

（4）调整身体重心，右手拾物，忌低头弓背。

（5）重心上移，挺胸收腹，轻缓起身。

（6）收脚回位成基本站姿。

（7）练习时，可将脚向前或向后、左高右低或右高左低交替进行训练。

三、护理工作中的体态礼仪

护士工作中的体态礼仪是指护士在护理工作中应遵守的行为规范。护士优美的体态能够体现良好的素质和礼仪修养，同时会给病人以美的享受，增加信任感，对疾病的恢复起到重要的作用。

（一）护理工作中的体态礼仪的基本要求

1.举止有礼 护士置身于护理工作中，任何时候都要做到举止有度，遵守体态礼仪规范，以人为本，以病人为中心，遵守尊重、平等、宽容的礼仪原则，努力创造和谐、文明、舒适的医疗护理环境，为病人提供更优质的服务。

2.站姿挺拔 亭亭玉立的站姿能够展示护士挺拔俊秀的静态美，也能反映护士的工作态度。所以护士在工作中的站姿应规范、优美但不呆板，给人以轻松愉悦之感。站立时充分体现高、稳、挺、直。

3.坐姿端庄 稳重、端庄的坐姿能够显示护士谦虚娴静的良好教养。护士在工作状态不应随意落座，否则会流露出倦怠、懒散、疲劳的情绪，必须就座时，注意落座的深浅、角度及舒展度，尽量展示护士优美端庄的优雅姿态。

4.步态轻盈 轻盈敏捷的行姿能够体现护士的动态美。充满朝气、轻盈、敏捷、稳健、优雅的步态能够感染病人，所以护士在工作时行走应保持精神饱满，步态轻盈、步位直正、步幅适中。抢救病人时，步幅小频率加快，做到忙中不乱，工作紧张有序。

5.蹲姿文雅 文雅美观的蹲姿能够显现护士职业的素质。蹲姿也是护士在工作中常用的姿势，运用蹲姿时既要文雅美观给人以美感，又要遵守尊重他人的原则。

（二）护理工作中常见的体态礼仪

护理工作中常见的体态有：持病历夹、端治疗盘、推治疗车、推抢救车、拾捡东西、开关门等。这些姿态的优雅、规范程度能体现护士的基本职业素质。

1.持病历夹 病历是每一位病人入院时建立的，伴随整个诊疗过程的重要的医疗文件，包括病人的病史、用药、病情变化和处理、各种化验检查以及护理措施等各项资料。护士也会因为执行医嘱、了解病情等原因随时书写、查阅病历，因此病历夹在临床上使用率很高，规范、优雅的持病历夹姿势不仅展现护士的形态美，还可以体现护士严谨、缜密的工作态度。随着科技的发展，纸质病历将逐渐被电子病历所取代，但是目前持病历夹仍是护士常见的持物姿态。

（1）正确方法

1）行走时持病历夹的方法　在站姿和行姿的基础上，肩部呈自然放松状态，上臂放松贴近躯干，一手握住病历夹的边缘中部，病历夹前部略上抬，持物手靠近腰部，正面向内，另一手呈自然下垂状态，还有一种常见的姿态一手握住病历夹长轴中部，放于同侧腰部，病历夹与躯干呈45°角，正面向内，另一只手自然下垂。

2）书写或阅读时的持病历夹方法　一手持病历夹的上端边缘中部，将病历夹放于前臂内侧，手臂自然稍外展，上臂靠近躯干，另一手可进行书写或翻阅等（图7-22）。

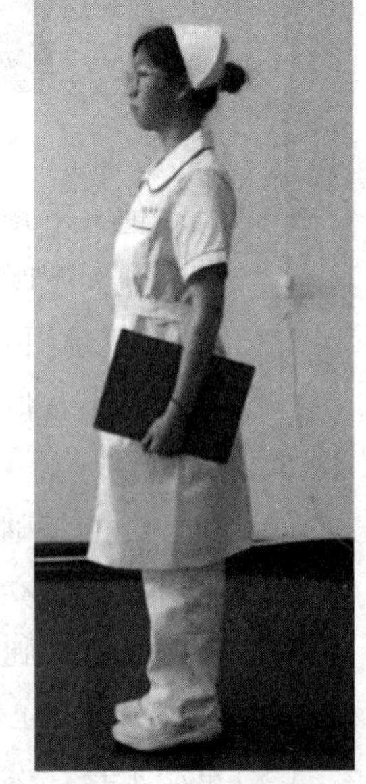

图7-22　持病例夹

（2）注意事项　①病历夹是重要的医疗文件，护士在持病历夹时应表现出严谨的工作态度，不可拎着病历夹随意走动。②除必须使用如了解病情、翻阅病历等情况外，持病历夹时不应做与治疗无关的事。③病历夹应规范管理，妥善保管，不得随意乱放。

2.端治疗盘　治疗盘是护士在日常护理工作中是最常用的物品，护士在护理操作如静脉穿刺、肌内注射、采血等无菌操作时，需要端治疗盘前往病人床边，因此正确优美的端盘姿势、轻盈平稳的步伐、得体的着装，都会给病人带去一种精神慰藉，从中体会得到安全感和信任感。

（1）正确方法　保持优美的站姿和行姿的基础上，上臂贴近躯干，前臂与上臂垂直，双手手掌及四指托于治疗盘两侧底部，四指自然分开，拇指置于治疗盘沿下中部。双手端盘时与腰部平齐，治疗盘内侧缘距躯干2～3cm。

（2）注意事项　①端治疗盘时手指勿触及治疗盘内面，拇指在治疗盘边缘下，其他四指保持自然分开。②治疗盘应与身体保持一定距离，同时注意治疗盘不可倾斜，切勿触及工作服。③端治疗盘开门时，应用肘部或肩部轻轻推开门，切勿用脚踢门或用膝盖顶门。④在端治疗盘行走过程中，如果遇到病人，应礼让病人。⑤端治疗盘去病人床边进行操作时，要注意无菌原则，不可将治疗盘随意放于病人床上，或者让病人及其家属端盘。取放治疗盘动作都要平稳。

3.推治疗车　治疗车也是护理工作中最常用的物品，护士经常会推治疗车到病人床前进行一些护理操作，如口腔护理、中心静脉导管换药、气管插管或气管切开处换药等，推治疗车要保持优美的站姿和行姿，车速要适中，运行要平稳、安全。

（1）正确方法　护士位于治疗车无护栏的一侧，躯干略前倾，双手扶于车缘两侧，双臂要均匀用力，这样重心集中到前臂，行进时要步伐均匀、保持匀速，抬头、挺胸、直背。停放时要平稳（图7-23）。

（2）注意事项　①推车在走廊上遇到病人时，应先将车停在一侧，请病人先行。②推车进入病室时，应先将车停平稳，用手轻轻推开门，再推车入室，关上门，再推车至病人床旁。③推治疗车时身体与车保持一定距离，自然前倾，不可触及治疗车边缘。④定期检查治疗车的性能，经常给治疗车车轮润滑，避免在使用中发出噪声。⑤抢救病人时，要快中求稳，要步幅小、频率快，也要避免用手拽车走。

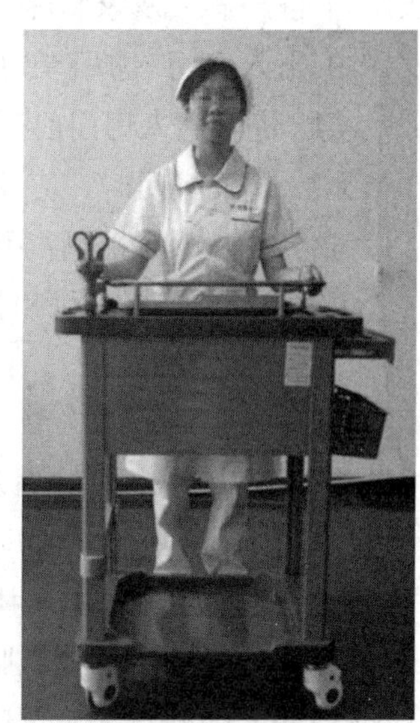

图7-23　推治疗车

4.推平车　平车通常用于运送急需抢救、手术前后、需要转科或外出检查的病人。推平车时要匀速、平稳。推平车运送病人时，病人头部应位于大车轮一端，以减少病人头部震动，同时便于护士随时观察病人呼吸、意识等状态，躁动的病人应妥善进行保护性约束。

5.推轮椅　轮椅用于运送年老体弱、行走不便的病人。使用轮椅推送病人时，护士应站在病人身后，手扶车把固定轮椅，病人安全落座后，放下脚踏板，将病人的脚放好。推动轮椅时双手用力均匀，重心前移，步幅适中，步态平直稳妥。帮助病人下轮椅时，先将车轮固定，站在轮椅左侧，用左手示意下轮椅，然后双手搀扶病人（图7-24）。

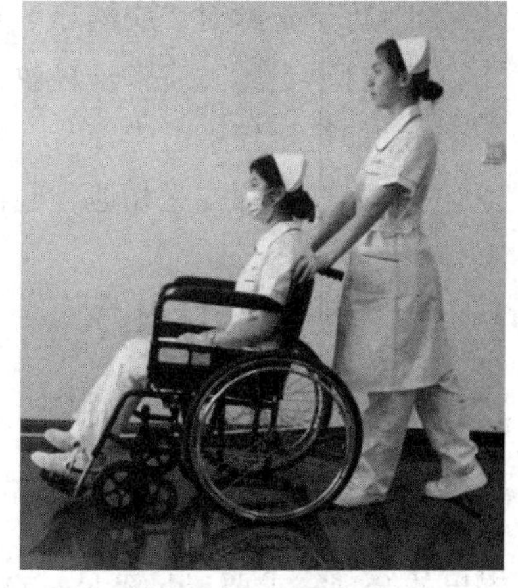

图7-24　推轮椅

6.陪同引导　即陪伴并带领服务对象一同行进。护士会经常陪同引导病人出入病室、外出检查等。在陪同引导时应注意以下问题。

（1）双方横排行进时，遵守“右为尊”的原则，护士应位于病人的左前方，双方距离为0.5～1m。

（2）引导老年病人或虚弱病人时，行进速度应保持与被引导者同步，切勿时快时慢。

（3）陪同行进过程中如在照明欠佳、转弯、上下楼梯等环境时，应随时提醒并给予适当照顾，以保证病人安全。

7.上下楼梯 在陪同引导病人行进时可能会上下楼梯，为了保证病人安全，避免跌倒或意外的发生，在上下楼梯时应注意以下几点。

（1）要陪同引导病人走专门指定的楼梯，避免与货物发生碰撞。

（2）上下楼梯时坚持“右上右下”的原则，自楼梯的右侧而上，自右侧而下，切勿并排行走，以保持楼梯的通畅。上楼梯时，护士应礼让病人使之先行，下楼梯时，以保证病人的安全，应自己先行。

（3）在上下楼梯时，应尽量避免在楼梯上休息、与人交谈等，减少停留时间，以免楼梯通道的阻塞。

8.进出电梯 医院内很多地方都配置了电梯，护士在乘坐电梯时应遵守电梯礼仪。

（1）乘坐专用电梯，一般医院都配备了运送工作人员、病人或物品的专用电梯，护士应根据工作内容选择专用的电梯，避免打乱运送秩序而造成拥挤。

（2）护士进出无人管理的电梯时，应该先进后出，以便控制电梯；出入有人管理的电梯时应后进后出。不可与病人及家属等争抢或强行挤入。

9.出入房门 护士在出入病房时，要尊重病人，礼貌出入，应注意以下问题。

（1）进入病人房门前，护士应先轻轻叩门，通报一下，以免贸然进入惊扰病人。

（2）开关房门时，应用手轻开、轻关，避免用脚踢门、膝盖顶门。离开病房时，应面向病人关严房门，微笑或点头示意后离开，以示礼貌。

（3）护士在进出病房时要礼让病人，后入后出。

10.搀扶帮助 护士在日常护理工作中，经常搀扶身体虚弱病人上下病床、出入病房、外出检查等，以保证病人安全。

（1）正确方法 一般站在病人左侧，一只手臂穿过对方的腋下，支撑其胳膊，另一只手扶与前臂或手掌。

（2）注意事项 ①搀扶前要评估病人身体状况，以决定采取何种搀扶方式，注意病人搀扶一侧上肢是否允许承受压力，如乳腺癌术后病人禁止搀扶患侧上肢，做到既省力又要安全。②护士在搀扶病人前应征得病人的同意，尊重病人的意愿。③搀扶病人行进过程中，应保持与病人步伐一致，不可过快，保证病人舒适和安全。

11.通过走廊 护士在护理工作中，每天在进行操作时往返于病房的走廊中，也会多次遇见病人及其家属，所以通过走廊时应注意以下几点。

（1）行于走廊时，应遵守“右侧通行”的原则。

（2）行于走廊时应脚步轻盈，大声喧哗。

（3）如行于较窄的走廊时，要礼让他人，面向墙壁，侧身相让。

（4）如在走廊与人相遇，应根据对象采取行进间或停下脚步点头示意或问候。

四、护理操作礼仪

病人在接受治疗的过程中需要进行许多的护理操作，如晨间护理、口腔护理、皮肤护理以及静脉注射、导尿等护理措施。在执行操作过程中，护士应言语热情，表现出对病人的关心，多用安慰性的语言，同时护士在进行护理操作时，应保持举止自然大方、表情亲切温和、动作准确、操作娴熟，对病人提出的合理需求要尽量满足。在对病人进行护理操作过程中，护士以礼貌的态度对待病人，也有助于建立良好的护患关系，使病人更积极地配合护理操作。护士在操作时遵守礼仪规范，也可以使病人增加信赖感，既有助于各项操作的顺利进行，也有助于病人树立治愈疾病的信心。

（一）在操作前的护理礼仪

护士对病人进行各种操作前，要有一个操作前解释。在做各种检查前，护士进入病房时，应该轻轻地叩门以表示对对方的尊重，并轻声地致以问候："你好""早上好""晚上好"。同时举止要端庄大方，热情友好，让病人能感觉到亲切和温暖。在执行留治胃管、导尿、灌肠等操作前，应该处处为病人着想，如拉好窗帘，遮挡屏风，耐心给病人做好解释、安慰工作以取得病人的配合等。

同时要给病人心理上的安慰。如输液前，护士要和颜悦色地用亲切自然的语气告诉病人："阿姨，您好，现在给你输液，你是否需要上厕所，需不需要去一下洗手间。"如果是卧床病人，还要问一下是否需要便器，同时给病人安排好舒适的体位，细心地选好血管。输液治疗的时候，病人往往因为活动受限，在床上卧床的时间过长，感到疲乏焦虑，希望尽快地接受输液治疗。有的病人甚至还自行地调节输液的速度。所以护士一定要提前告诉病人和家属输液的量和时间，让病人有心理准备，避免用命令式的语气强加给病人。要向病人讲解，输液的速度过快，会给心脏带来负担，以请病人配合安全输液。

护士应作好充分准备，仔细核对医嘱，严格三查七对。在进病人病房之前应先轻轻敲门，以表示对病人的尊重，在得到病人允许后进入病房，并致以问候，亲切礼貌地问好，应表现得态度亲切友好、举止端庄大方，这样可以使病人产生温暖的感觉，可以消除病人的距离感。到病床旁轻声告知操作目的，取得病人的配合；为病人拉好窗帘，遮挡屏风，并对病人的精神和健康状况进行评估。

（二）在操作中的护理礼仪

护理操作中最高的礼仪就是对病人的尊重，"珍视生命，以病人为重"。要最大限度地给病人以安全感。护士在操作中动作轻柔规范，有条不紊，边操作边询问病人的感受，注意随时与病人进行沟通，向病人解释操作的步骤并询问病人的感受，当病人出现异样的时候要立即停止操作，并马上通知医生。在进行操作的同时应给予病人安慰，消除病人对护理操作的恐惧感和疑惑感，给病人带来安全感，争取得到病人积极的配合。护士上岗禁止携带手机，以免手机鸣响，分散护士注意力，造成病人不安情绪。作为一名合格的护士应具备熟练的操作技术和灵活的应变能力，温和的态度、稳重轻柔的动作也可以使病人感受到被尊重。

（三）在操作后的护理礼仪

操作结束后，及时嘱咐、安慰、询问病人，了解病人的感受及操作效果，交代相关的注意事项。尽快安置好病人的体位，对于造成病人痛苦的操作，给予及时的安慰。对病人的合作，护士应诚恳地表达谢意。

总之，护理操作礼仪必须遵循以下五个原则：①省时原则；②省力原则；③生理原则；④医学原则；⑤美学原则。只有遵守这些原则，才能确保操作技术精湛，有效地为病人服务，使病人在充满协调与美的环境中，对角色的适应感到轻松、温暖，愉快地配合治疗，促进康复。

五、护士交往礼仪

护士在工作中要与医院内的病人、医生、其他护士等人员交往，学习必要的交往礼仪常识，可以建立良好的人际关系。

（一）护士之间交往的基本礼仪原则

1.尊重同仁，举止文明 同事间往来，互相尊重、互相支持、文明相处、礼貌相待，是为人处事的基本道德，也是最基本的职业要求。

2.信守诺言，以诚待人 诚信是中华民族的传统美德，要取信于人，首先要尊重自己。一般情况下，不要轻易答应没有把握完成的事情，一旦允诺就要尽一切努力做好。如果由于特殊原因未完成则应诚恳道歉，并解释事情的原委，以求谅解。

3.宽以待人，严于律己 每个人都希望得到别人的关爱，但只有从自身做起，处处为别人着想，以礼相待，才能营造出一个温馨的工作氛围。与人相处要做到：①避免在无原则的小事上纠缠不休，每个人都有自己的性格特征、处事方法，不必因他人某些小缺点、小毛病耿耿于怀。②杜绝挑拨离间，搬弄是非，“人无完人”，要对他人的短处宽容大度，而不是把别人的短处作为背地里的笑料。③态度和蔼，同事相处要相互尊敬、相互关心和帮助，不能以冷漠的态度对待同事。

4.善待个性，幽默有度 个人之间的能力、水平、教育、个性均有差异，应正确对待，不必自卑，也不要骄傲。要学会善待他人，对同事的成就和幸运，要真诚地表示祝福，绝不能产生嫉妒或报复行为。在单调重复的工作中，幽默风趣的交流会给同事间的交往带来可贵的情趣，但避免油嘴滑舌和低级趣味。

（二）护士之间的交往礼仪

1.以诚相待，与人为善 是指真心诚意地对待他人，友好善意地与他人相处。这是人与人交往的基本规范和总体要求，也是护理人员处理人际关系的首要原则。古人云：“精诚所至，金石为开”，只要真心诚意对待他人，就会使人感化。护理人员的职业目标使得护士之间成为志同道合的同志；朝夕相处、紧密配合使之成为休戚与共的姐妹。在和同事交往时，护士应当以“吾心换您心”的真诚坦诚相待。当同事取得成绩时，应当真诚地祝贺和感到欣慰，当同事遇到挫折或不幸时，应当主动表示关心和同情；当同事遇到困难时，应当积极地给予帮助和解决。

2.互相尊重，取长补短 高年资护士在体力、精力上不如年轻人，但他们有着丰富的临床经验，办事稳重，分析、解决问题能力强。年轻护士有理想、有热情、接受新事物快，有创新精神，但自控能力差、办事好冲动，吃苦精神不强等。年轻护士应多向老同志虚心学习、请教，遇事多征求他们的意见。资历高的护士要看到年轻护士的长处，在护理实践中带动年轻护士树立积极的工作态度，通过传、帮、带，帮助他们掌握正确的护理技巧，弥补缺乏临床实践经验的不足，从而形成互相学习、取长补短、谦虚谨慎、彼此尊重的和谐的人关系。

3.宽以待人，善于制怒 护理人员应具有宽广的胸怀和气度，对于别人的缺点和短处应持包容的态度。包容并非无原则的迁就，而是在相互交往中的彼此宽容。遇事能够站在对方的角度考虑问题，多替别人着想，才能宽容他人。喜怒哀乐是人之常情，在宽容他人的同时，也要善于“制怒”。由于护理人员在性格、修养、思维方式、生活方式上的不尽相同，发生摩擦和冲突是很难免的，激动、愤怒的情绪处理不好，对工作是丨分不利的。要处理好同事间的矛盾就必须善于制怒，善于制怒不仅需要有“忍人所不能忍”的宽广胸怀和以大局为重的精神境界，而且还需要强烈的自我控制意识，遇事需冷静地思考，尽量减少情绪失控。

4.关心他人，团结协作 护理人员在工作、生活、学习中相互支持和帮助是圆满完成护理工作的前提。支持体现在各种护理实践中，如对工作优异同事的祝贺和称赞，对不正确观点和做法提出诚恳、善意的帮助，对工作中的难题协助解决。积极配合、团结协作也是处理同级间人际关系的一条重要原则。现代社会中，任何一个部门或岗位的工作都需要与其他部门和个人相互配合。积极主动的配合，齐心协力地工作，充分发挥团队精神，才能获得最佳效应。

（三）护士与医生之间的交往礼仪

在护理工作中，护士为了病人的健康与安危而与医生建立和发展起来的一种工作性的人际关系称为医护关系，它是医务人员关系中最重要的一种关系。医生与护士是工作上的合作伙伴，既相互独立又相互补充、协作，共同组成了医疗护理团体。虽然职责分工不同，但服务的对象和性质是一致的，即救死扶伤，治病救人。近年来，随着医学科学的发展，特别是整体护理的实施，使得护士的工作范围不断扩大，其工作的自主性和独立性不断提高，医护之间通过有效的沟通，建立和维持良好的医护关系，既是医护人员医德修养的具体体现，也是完成各项诊疗工作、促进病人康复的重要保证。护士应该利用各种机会（科室例会、交接班、研讨会等）向医生介绍护理技术的新进展和发展趋势及科室护理工作情况，随时征求医生意见，必要时邀请医生参加，使全体医护人员为了一个共同目标团结协作，互相帮助，互相支持，提高医疗护理质量。护士与医生交往时，应注重与医生交往的艺术和交往礼仪。

1.向医生报告病情时的礼仪

（1）有礼貌地敲门进入医生办公室，找到主治医师或值班医生。如××医生您好，3床××病人病情变化，血压78/50mmHg，您看如何处理?

（2）医生正在写病历或讨论病例时，为避免惊扰多人，应以轻稳的脚步走到医生面前，低声说："××医生对不起，打扰一下，××病人病情又有变化……"。

（3）医生与病人或家属交谈时，汇报病情应注意避免负面影响。

（4）必要时，备好抢救的药品、器械，以备抢救。医嘱有疑问时的礼仪：执行医嘱是护士的工作内容之一，但不能盲目被动执行。

2.对有疑问的医嘱要及时与医生沟通时的礼仪

（1）注意时间、场合，保持医生在病人心目中的"权威性"。

（2）注意语言的表达方式，以询问或商讨的方式进行沟通。如××医生您好，这个医嘱我这样理解对吗？麻烦您看看；这样既体现了对医生的尊重，又解决了执行医嘱中遇到的实际问题。

（3）以诚相待，对有疑问的医嘱要查实后再执行，切忌把主观看法、埋怨、责怪等情绪渗入话语中："怎么开的医嘱，让我们如何执行？"更不能用讽刺、挖苦的语言对待医生。

PPT

第七节　护理服务礼仪

护理服务礼仪是护士在工作中，为病人提供护理服务的过程中应遵守的行为规范，因此它是一种职业礼仪。

一、门诊护理服务礼仪

门诊是病人就医的主要场所，是医院服务的窗口。门诊病人具有流动性强、人数多的特点，护士良好的服务礼仪能让病人感受到贴心服务，减轻恐惧、焦虑等悲观情绪，增加良好的就医体验。

（一）门诊导诊护士礼仪

1.导诊护士的职责　门诊导诊护士的主要职责是引导、咨询、观察突发应急情况、维持门诊秩序等工作。导诊护士应熟知门诊布局、就诊流程、专科诊治范围、信息化就诊服务、应急处理措施等，以便为病人提供专业咨询与服务。

2.导诊护士的仪容仪表 病人到医院就医，最希望得到医护人员的理解、同情和关心，因而他们对医护人员的言行，甚至面部表情都非常敏感。护理人员礼貌周到的工作态度、文明端庄的仪表等，就成了抚慰病人的良方，成为解除病人心理恐惧的重要因素。导诊护士应注意良好的护士形象，淡妆上岗，站姿挺拔，面带微笑，行为举止优雅大方，声音轻柔。如遇到不遵守诊疗秩序的病人，应耐心劝导，不能大声吵闹。

3.提供便民服务 导诊护士应主动提供人性化服务，想病人所想，急病人所急，切实解决病人困难。如遇到行动不便的病人主动提供轮椅，下雨天则主动提供雨伞等服务，让病人感受到医院的温暖。

（二）门诊治疗护士礼仪

1.业务精湛，有效沟通 门诊治疗室接诊病人多，而且病种较杂，护士应具有广博的专业知识、精湛的操作技能和良好的沟通能力。特别是对于一些潜在的护患纠纷，应及时沟通，将其扼杀在摇篮里。此外，门诊经常会遇到突发事件需要抢救，这时就需要门诊护士沉着冷静、忙而不乱，准确地做好各项工作。

2.操作守礼，关心嘱咐 护士对病人进行治疗前应礼貌地对病人做一些关于治疗措施的科学解释，要充分尊重病人的知情权，让其了解治疗措施的意义。注意在整个治疗操作过程中要求病人配合时一定要使用文明用语，不可以命令式的口气对病人说话。进行操作时既要严格执行操作规程，又要做到动作轻柔，态度和蔼，在操作过程中注意密切观察病人，保护病人的隐私。病人在门诊治疗结束离去前，除了必要的医嘱交代外，还需礼貌地嘱咐病人注意保重身体，给病人留下急需帮助时的联系方式，把病人送到诊室外。

3.健康教育，形式多样 随着人类健康需求的不断提高，健康保健知识的宣传已经成为护理工作中必不可少的一部分。由于门诊的独特性，病人一般都会有门诊候诊时间，门诊护士应抓住时机，结合专科特色，利用电视、宣传手册、板报、集体讲授或个体咨询等方式向病人宣传专科以及科普知识，增强人群的健康保健意识。

二、急诊护士的服务礼仪

急诊的服务对象多为发病较急、病情较重或者需要紧急抢救的病人。因此，作为一名优秀的急诊护士，除了具备高尚的职业道德、良好的身体心理素质和精湛的护理技术外，沟通协调能力、人文关怀能力也是至关重要的。急诊护士应具有同理心，针对不同病人给予个性化的护理，以满足病人需求。

1.急诊接待护士服务礼仪 由于急诊服务对象的特殊性，病人和家属存在着紧张、焦虑不安等情绪，他们希望医护人员能尽快给予救治。这就要求急诊接待护士认真、耐心、细心地对待病人及家属，能够运用专业知识进行科学、快速、准确、高效的急诊预检分诊，为病人及家属做好沟通、解释工作，稳定、消除其不良情绪，果断、及时处理病情，不仅提供专业上的支持，也要做好信念上的支持，使病人及家属积极配合。

2.急诊救护礼仪 急诊病人发病急，急诊护士必须有较强的应变能力，敏锐的洞察力，要沉着、冷静、果断地为病人采取最佳的急救措施，始终保持急而不慌、从容礼貌的工作态度，以稳定病人和家属的情绪，争取得到更好的配合，有利于进一步的救护，做到急不失礼、忙中守节。

急诊救护是一项涉及医疗、护理、化验、放射、收费、药房、挂号及行政等多个方面的工作，这些工作往往是一环扣一环的，在涉及多个科室的病情救治时，各科医护人员要紧密配合、团结协作，注意同事间的文明礼貌，互相理解、互相尊重，共同协作完成急救工作。

三、病房护士工作礼仪

病房是病人住院接受治疗的主要场所，病人和家属的心情往往比较沉重，一是感到自己身患重疾，二是人地两生的医院环境，增添了病人许多的不安。此时，病房护士要热情礼貌地接待病人，使病人焦虑不安的心情得到缓解和安慰。这同样要求病房护士必须具备良好的职业道德和人文修养，能善解人意，礼待病人，使病人能安心住院治疗，树立战胜疾病的信心。

（一）入院时的护理礼仪

首先，热情接待病人，帮助病人及家属办理入院手续。其次，要护送病人进入病区。护送病人进入病区时要主动与病人交流沟通，尽可能了解掌握病人更多的疾病信息，解决他们的实际困难。对能步行的病人可扶助步行，不能行走或病情危重的病人可用轮椅或平车护送，要根据病情安置合适卧位，保证病人安全。根据需要给予吸氧、心电监护等措施。最后，送入病区后，护送人员还要礼貌、耐心、仔细地与值班护士就病人病情、物品进行交接，做到有始有终，服务环环相接。

（二）进入病区后的护理礼仪

病房护士要热情迎接入院病人。当新入院病人来到病房时，护士要起身迎接，微笑相迎，亲切地予以问候和自我介绍："您好，我是您的责任护士李红，现在由我来接待您，请您先把病历交给我"，同时双手接过病历以示尊重。如果病人由急诊或其他病房转入，则应与相应科室的护理人员进行交接，交接时应详细了解病人病情、治疗、检查、护理等。接待后应尽快安排病人入住病房。

病人入住后，应向病人作入院介绍。病人来到病房这个陌生的环境，会有紧张和不安的情绪，特别是开展优质护理服务后，很多病房往往不允许有家属陪同，病人会感到情绪低落。这时护士的热情介绍可以帮助病人尽快熟悉环境，消除陌生感，增加其归属感。责任护士对新入院病人进行入院介绍时，可以首先向病人简单介绍一下自己及医生的情况："您好，我是您的责任护士李红，您在住院期间有任何事情都可以随时找我。您的主管医生是王医生，他一会儿就会过来看您的。"然后询问病人是否有需要帮助解决的问题，如果病人病情允许，可以带着病人熟悉病区环境，如护士办公室、医生办公室、卫生间、治疗室、处置室等，然后送病人到床旁，介绍住院有关制度时（作息时间及住院规则等），需注意语气和尽可能多用"请""谢谢"等文明用语，避免使用"必须"等命令式的祈使句，使病人在愉悦的心情中接受护士的介绍。

在护理工作中，要求护士做到亲、轻、稳、准、快。

（1）亲切温柔　亲切温柔的话语能缓解病人内心的恐惧，给病人以安全、优雅、轻松的感受。护士镇静、自然的神态能使病人对护士的水平和能力产生信任感。护士应善于控制自己的情感，不能将个人的不良情绪带到工作中，以免增加病人的心理负担。

（2）轻快轻盈　护士应做到步态轻盈，身轻似燕，在紧张繁忙的工作中，保持姿态的优雅大方，给病人以感染，也以轻松、愉快的心态对待疾病。

（3）稳重娴熟　病人入院后都有一种安全感的需要，他们会顾虑到医院的医疗水平，医疗措施等能否保障其健康安全，减轻或消除病痛，恢复身心健康。护士娴熟的技术是消除病人顾虑，树立病人的信心和安全感的重要因素，同时也是护士完成护理任务的关键。因此，一名合格的护士，要熟练掌握操作技能，并不断钻研业务，学习掌握广博科学知识，掌握现代护理新理念、新技术。责任护士还应针对病人的具体情况给予健康指导，介绍相关知识，根据病人病情需要采取恰当的护理措施，并感谢病人的理解和配合。

（4）敏捷准确　快速及时、安全准确的服务无疑会获得病人的信赖和尊重。护士在临床护理中，必须做到思维敏捷、动作准确无误。特别是遇到病人病情紧急的情况下，凭借科学的态度和丰富的知识经验，给予及时准确的判断和处理，是为病人赢得治疗时间的关键，也是护士职业素质的基本要求。

（三）病人出院时的护理礼仪

1.出院前的祝词　病人将要出院前，医护人员要对病人康复出院表示祝贺，感谢病人在住院期间对医护工作的支持和配合，并表达对病人的关怀之情等。

2.出院的指导　病人出院时，责任护士要做好出院指导。指导和帮助病人办理出院手续，告知出院后应如何服药，如何随访，如何进行康复锻炼，如何控制自己的饮食起居以及出院后的注意事项和复查的时间等。针对不同的病人，出院指导应体现个性化，不能千篇一律。

3.送别病人　出院手续全部办清，必要的医嘱、健康指导详细交代妥当后，准备出院时，责任护士将病人送到电梯口，嘱咐病人多保重身体等，并向病人行握手礼、挥手礼或行鞠躬礼告别。

四、手术室护士服务礼仪

手术室是医院的重要科室。手术对病人是一种创伤性的治疗手段，病人往往都会有应激性反应，如紧张、焦虑，出现血压升高等症状。因此手术室护士与病人之间的沟通显得尤为重要。

（一）术前宣教，因人施护

手术前，手术室护士往往会去病房访视病人，护士应耐心与病人沟通，告知病人手术方式，术前应作好哪些准备，手术的大概过程、时间、术后的注意事项，以及一些快速康复的理念等。护士也应及时了解病人的心理想法、接受手术的态度和对医疗护理工作的配合程度等，启发病人说出自己对手术的看法，有哪些顾虑、要求，根据病人的具体情况因人施护，有针对性地给予恰当地说明和解释，给予病人激励和安慰，消除病人的不安和顾虑，使病人在手术前作好充分的心理准备。

交谈时要注意言谈的礼仪要求，用通俗易懂的语言温和缓慢地与病人交流沟通。选择恰当的时间，沟通时间不要过长，以不引起病人紧张和疲劳为宜。护士对不知道的事情，不要含糊地回答病人，应请医生或其他有权解释的知情人作解答。交谈中避免使用易引起病人不安的话语，如癌症、死亡等。术前谈话应当全面客观地讲清情况，要讲究语言的科学性和艺术性，既要让病人及家属理解手术的意义、过程，又要把可能发生的问题说明白，让病人心中有数，同时也为自己留有余地，千万不能因措辞不当而引起误会，成为引起纠纷的隐患。

（二）术中护理，体现关爱

护士对待每一个病人，都应像对待自己的亲人一样，始终保持高度的责任心和细心，照顾手术病人。如护士推着或扶着病人进入手术间时，可边走边向病人介绍手术间的布局、设备、以打消病人对手术室的恐惧感。进入手术间后将病人扶到手术床上，帮助病人摆麻醉体位，同时向病人介绍正确体位对手术、麻醉及预防术后并发症的重要性。要以亲切、鼓励的话安慰病人，如“请放心，我在这儿”等。护士应注意观察病人有无寒冷，如果病人较冷时护士应及时为其保暖。当手术结束，病人进入麻醉苏醒期间时，护士应轻声对病人说“先生（或女士、小朋友）您醒醒，手术已经做完了，您感觉还好吧”，促使病人早些苏醒过来。

手术中，由于麻醉方式不同，病人的心理反应也不同。在非全身麻醉的手术中，病人对医护人员的言谈很留心，对器械的撞击声和自我体验都非常敏感。所以参加手术的人员，除认真进行手术外，还要尽量做到举止适宜，不要在非全身麻醉病人面前说与手术无关的话语，或露出惊讶、可惜、无可奈何等表情，以免病人受到不良的暗示，造成心理负担。

（三）术后访视，密切观察

手术完毕，关心、重视术后病人的病情，及时发现问题。术后病人身体虚弱，切口疼痛，往往情绪烦躁，心境不佳，护士要体谅病人的心情，关心爱护病人。除了通过用药物和心理暗示法减轻病人的痛苦外，还应细心地照顾好病人，鼓励病人早期活动，减少并发症的发生，促进切口愈合等。

严密观察病人术后情况，科学礼貌地解释术后的并发症，争取得到病人和家属的理解和配合，让病人意识到术后病情是逐渐好转的，以增强病人的信心。告诉病人术后不适是暂时现象，以减轻病人紧张的心理。正确指导术后病人的活动，如鼓励肺部手术后的病人多深呼吸、有效咳嗽、排痰，保持呼吸道通畅；腹部手术后病人取半卧位，适当活动，以加速血液循环，以防止各种并发症；骨科手术后患肢要保持功能位，加强功能锻炼；颈部手术后病人要防止大出血，影响呼吸等。

五、社区护理服务礼仪

社区卫生服务中心（服务站）的服务礼仪除与医院服务礼仪相同之外，护士尤其应当注意深入家庭进行健康指导时的礼仪。

1.提前预约　当今社会生活节奏较快，护士上门服务也应提前与病人或家属预约，选择合适的时间。一般在正常上班时间，尽量避开主人吃饭、休息的时间。

2.佩戴胸卡　做社区家庭访视时，有时不需要穿工作服，但必须正确规范佩戴胸牌或工作证，以便于病人识别。注意恰当称呼病人及家属，主动介绍自己，取得信任。

3.备齐物资　护士应提前了解病人的情况，准备好物品，以备为病人提供护理。

4.注意礼仪　遵循入户礼仪，向病人及家属问好，并说明来意。按照主人指定座位落座，和主人说话时前倾身体，不可随意走动及挪动主人的物品。若需要进行环境评估，必须征得主人的同意。

5.掌握时间，适时礼貌告别　注意病人的健康状况，入户时间不宜过长，谈话内容目的明确，适时告辞。

六、电话回访礼仪

延伸护理服务时，责任护士或专门人员对出院病人实行电话回访。回访前应了解病人的入院诊断及出院时疾病的治疗情况。电话接通时，护士要先介绍自己，再确认接电话者身份，并说明致电目的。护士应热情、礼貌，询问病人疾病康复情况、按时服药情况、饮食与运动情况等，耐心倾听病人反馈，并认真记录，如果病人有不懂的地方应及时回应，并给予解决，如果解决不了，可以请病人回院检查，切不可不懂装懂，随意敷衍。通话结束时，对病人或家属的配合表示感谢，等对方挂机后再挂电话。

（高星　朱薇）

参考文献

[1] 余雨枫.护理美学[M]. 北京：中国中医药出版社，2016.

[2] 李小英，黄红玉，李春艳.护士人文修养[M]. 长沙：湖南科学技术出版社，2019.

[3] 马嫦英.护士人文修养[M]. 北京：科学技术文献出版社，2019.

[4] 史瑞芬，刘义兰.护士人文修养[M]. 2版.北京：人民卫生出版社，2017.

[5] 刘义兰，翟惠敏.护士人文修养[M]. 3版.北京：人民卫生出版社，2022.

[6] 张学林，王嘉文，王磊.社交礼仪[M]. 秦皇岛：燕山大学出版社，2021.

[7] 靳希，赵颖.社交礼仪[M]. 北京：高等教育出版社，2022.

[8] 刘晓芬，敖丽芳，罗敏.大学生社交礼仪[M]. 镇江：江苏大学出版社，2018.

[9] 艾卫平，叶耀辉.大学生就业创业指导教程[M]. 上海：上海交通大学出版社，2021.

[10] 秦东华.护理礼仪与人际沟通[M]. 2版.北京：人民卫生出版社，2019.

[11] 王磊，金姬，丁永霞，等.“大医精诚 爱心仁术”办学理念的哲学思考[J]. 护理研究，2023，37(01)：1-4.

[12] 周英华，庄严.多元文化对儿童安宁疗护实践的影响[J]. 医学与哲学，2021，42(19)：49-54.